黄文镇临床经验集

黄永岱 李 辉 王 刚 主编

甘肃科学技术出版社

图书在版编目(CIP)数据

黄文镇临床经验集 / 黄永岱,李辉,王刚主编.--
兰州:甘肃科学技术出版社,2011.8（2021.8重印）
ISBN 978-7-5424-1507-3

Ⅰ.①黄… Ⅱ.①黄… ②李… ③王… Ⅲ.①中医药学：
临床医学－经验－中国－现代 Ⅳ.①R249.7

中国版本图书馆CIP数据核字(2011)第175570号

黄文镇临床经验集

黄永岱 李 辉 王 刚 主编

责任编辑 刘 钊
封面设计 冯 渊

出 版 甘肃科学技术出版社
社 址 兰州市读者大道568号 730030
网 址 www.gskejipress.com
电 话 0931-8125103(编辑部) 0931-8773237(发行部)
京东官方旗舰店 https://mall. jd. com/index-655807.html

发 行 甘肃科学技术出版社 印 刷 三河市华东印刷有限公司
开 本 880毫米×1230毫米 1/32 印 张 9 插 页 4 字 数 248千
版 次 2011年11月第1版
印 次 2021年8月第2次印刷
印 数 1001~1750
书 号 ISBN 978-7-5424-1507-3 定 价 58.00元

振兴中医
造福桑梓

王伯云
1999年8月

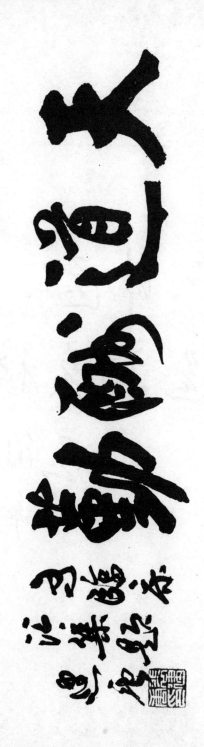

序

在秋风送爽之际，高台县中医院院长黄永岱同志，送来为其父黄文镇老先生整理编著的《黄文镇临床经验集》书稿。观其书便知其人，为他如此挚爱中医所感动，也为他深厚的中医学理论基础所折服。黄永岱同志自幼聪颖好学，受家庭的熏陶，从小就对中医充满着热爱和向往之情。从十多岁即受其父的影响，耳濡目染，诵记《药性赋》、《汤头歌诀》。1976年考入甘肃中医学校后更增加了对中医的热爱，终日如痴如醉的钻研中医。毕业后，始终致力于中医事业，刻苦研修《黄帝内经》、《金匮要略》、《伤寒杂病论》等中医经典，并得其父言传身教，经三十多年临床实践的磨砺，终成名医。黄永岱同志治学严谨，勤学善思，崇尚理论，注重辨记与辨病相结合，无流派之争，无门户之见，广纳百家，又独树一帜，形成了自己独特的学术风格和临床体系。他精于辨证，思路开阔，诊治疾病，唯善是从；临床辨证，执简御繁；应用经方，博采众长；组方用药，进退有据，充分体现了他深厚的中医理论基础和丰富的临床经验，救治了大量的疑难危重患者，培育了大批中医子弟，为弘扬祖国传统医学，发展中医事业作出了自己不懈的努力。

黄文镇老先生在48年的行医生涯中，始终注重理论和实践相结合，对中医内外、妇儿诸科，有着宝贵的临床经验，现已病故，其子黄永岱及其弟子恐其经验失遗，认真整理，将其临床经验及医案，分门别类，整理成册，编辑为《黄文镇临床经验集》，为我们的中医文化又增添了一份宝贵的财富。此书付梓出版，将成为中医药爱好者的良师益友,也为广大患者使用中医诊治提供了指南。

　　黄永岱同志秉承父业,几十年如一日,怀着对中医事业的无限忠诚,以坚定的信念发展和弘扬中医事业,以精湛的医术造福广大患者,以高尚的医德全心全意为病人服务,谱写了一名优秀中医医师全心全意为人民服务的高尚情怀,深受当地群众的爱戴和好评。此书是他在院务缠身的情况下,继主编《千家妙方》之后的又一次贡献,他对中医事业孜孜以求的精神令同仁敬佩。为此,我感到十分欣慰,略书数语,愿为之序。

甘肃省卫生厅厅长 刘維忠

2011 年 9 月 5 日

前　言

　　家父是高台中医界的一代名医。早在上世纪 50 年代,从事教育工作时就潜心钻研中医,自拟方药治病。六三年考取中医师资格,先后在罗城、城关卫生院、县医院从事中医临床工作四十余年,积累了丰富的临床经验,现对家父行医四十年载的中医治疗病例进行选择整理,供中医工作者借鉴。

　　本书整理形式以中医为主,采用中西医结合的方式,按西医内外妇儿划分,遵西医病名,找中西医结合点,多以中医病名,辨证论治,尤为突出的是辨证施治,把临证所见病例,分门别类,并一一列出临床有效组方,方简效佳。记得他为一鼻出血患者诊治,多方医治无效,用耳内吹之法,方到病除;还有一耳道息肉,脑砂外用即省了手术之痛,方简效奇,也是家父治疗之特点。此类方法,书中举不胜数,基层中医工作者值得借鉴。

　　本书分二十一章,第一章阐述了中医学的辨证基础;第二至九章、十四、十一章记录了父亲临证时的内科病例治验;第十章妇科、第十一章儿科、第十三章五官科、第十七章皮肤科、第十二至十八章详细记录了外科诊治经验。另外用两章内容,归纳阐述了对经典方的临床应用和丸散膏丹的配制方法,并用一章的内容,编辑并推荐临证单偏验方,实为我们中医同仁的治病锦囊。

　　《黄文镇临床经验集》是家父一生辛勤劳动的结晶。每一点,每一滴都是他亲自临证,多次验证,临床确有实效的案例验方,他半道学医,却医术精湛,终归一个"勤"字,他勤于学习,勤于思考,勤于实践,勤于积累,勤于总结,数年如一日,坚持学习,永不松懈。他知道,学而不思则罔,他不断地思考,去粗取精,把每每学到的好方药,在临症工作中不断地实践。他不迷信书本,不迷信前人,尊古而不泥古，始终把中医药知识和临床实践结合起来，临证验证，不断积累。本书的编辑，也无时不体现父亲精于医道，终成大医。他为我们后辈留得这本经验集，也是对社会，对人民做的一点有益贡献。

整理经验集的过程，也是我们继承和学习的过程，目的是希望有所提高。但由于时间仓促，我们只对病例的治疗过程做了详尽的记录，注重记载了治疗方药，未一一加以按语，有待我们细细体会，认真思考。另外，由于我们的理论水平有限，不能深入和全面的加以阐明和提高，在编辑整理过程中还有诸多不足，尚希大家批评、指正。

本书的出版得到了甘肃省中医院名老中医王自立先生的大力支持，甘肃省卫生厅刘维忠厅长在百忙中热情审读，多次提出宝贵意见，并为本书作序，特此致谢。

2011 年 7 月

目　录

第一章　辨证施治

第一节　八纲辨证

凡致病,不外乎阴阳之分,总不离表、里、虚、实、寒、热六字。八纲辨证,即辨阴、阳、表、里、寒、热、虚、实。若发热恶寒,鼻塞头痛,咳嗽,脉浮,舌无苔,口不渴,其病在表;若潮热恶寒,口燥,舌黄,腹痛,便涩,脉沉,其病在里;若气短,体弱,多汗,惊悸,四肢畏寒,脉来无力,此为本虚;若无汗,或狂躁不卧,腹胀拒按,脉实有力,此为实证;若唇舌俱白,口渴,喜热饮,鼻流清涕,小便清,大便溏,手足冷,脉迟,此为寒证;若舌红,目红,口渴喜饮,烦躁,尿短,便秘或唇燥舌干,此为热证。凡此皆阴阳之分。

1. 表、里、寒、热、虚、实应用方药谨守规则

治表以发散,初感风寒,发热头痛,用苏梗、防风、荆芥、川芎、甘草,生姜以散之。若头痛甚者加羌活;若流清涕加半夏、陈皮、茯苓;如咳嗽加桔梗、前胡、生姜、大枣;若寒热往来,小柴胡汤加味治之。

治里以归经,有虚实,有寒热,要辨明在何脏腑。要细看脏腑,唯喜、怒、忧、思、悲、恐、惊为七情,其里证难治者,给病家宽心,对症下药。大忌发散,散者虚寒脱,必慎。

治虚宜补,大体分阴虚、阳虚。血虚属阴虚,多用生地、当归、川芎、酒芍、鳖甲、绿豆衣、海参、沙参、菟丝子、熟地、山萸肉、枸杞子等补血。气虚为阳虚,用党参、白术、茯苓、山药、生姜等补阳气,气脱者加附子、干姜回阳固脱;气血均虚则阴阳并补,以十全大补汤、八珍汤为首选药方。

治实宜泻,因心有火邪,肺有风寒,脾有食积、虫痞、湿热,肝有郁、怒之气,胆、胃、心包络、膀胱、大小肠各能受邪,皆为实证,治法详见各脏腑门,用方用药,以速为攻。

2. 延日久,病未去而伤元气虚,难以消导

治寒宜温。寒在表则恶风寒,宜用苏叶、藿香、荆芥、防风、前胡、杏仁、生姜之属以散其邪,甚则加桂枝、麻黄、细辛;寒在里则喜热,宜用半夏、藿香、白术、厚朴、吴茱萸、麦芽、砂仁温其中,甚则加附子、干姜、肉桂。凡寒证,唇舌必白,脉迟,便利,腹痛或冷痛,服寒凉药入口即脱,必慎。

治热宜凉。热证有实火、虚火之分。实火之证,或因外感,或因内伤,或因内郁,宜分脏腑治之。火微者,栀子、石斛、地骨皮、青蒿、丹皮、连翘、麦冬、银花、竹叶之属,甚者加黄连、黄芩或石膏、知母。极甚者加大黄,龙胆草等。虚火证或阳虚外热、舌红或绛红,头痛或目干,大便过干,宜用四物汤、六味地黄汤以补其阴。

第二节　内伤外感杂症辨治

表、里、虚、实、寒、热六字病,前面已叙。其中表里之中又有内伤、外感之分。内伤者属里证,而有气、血、痰、郁四字之分。外感者是表证,有风、寒、燥、火、暑、湿六字之分。

一、内伤证治

一曰气,气虚者四君子汤主之,若气实而滞者,宜用香苏散、平胃散。二曰血。血虚者四物汤主之,若血实而凝者,宜用手拈散。三曰痰。若痰郁互结,腹胀肿满,二便不通,宜用神佑丸、大承气汤之类。此乃内伤之治法。

二、外感证治

一曰风

真中风是也，非表证中之偶感风寒。风有中腑，中脏，中血脉之殊。中腑者与伤寒同，太阳用加味香苏散，阳明用葛根汤，少阳用小柴胡汤。中脏者眩仆昏闷，痰声如锯，内有热风、寒风两种，热闭先用搐鼻散，次以牛黄丸灌之。便结腹胀用三花汤。冷脱则汗珠头摇，以附子理中汤急救之，或三生饮。中血脉者口眼歪斜，半身不遂，大秦艽汤加竹沥、姜汁、钩藤。

二曰寒

伤寒在表。则与风中腑同治，寒入里，用附子理中汤，请详阅伤寒论。

三曰暑

暑轻者但烦渴，益元散足矣；暑重者，汗喘昏闷，以消暑丸灌之。寒包暑者，头痛恶寒而烦渴，以四味香苏饮加荆芥、秦艽。若暑天受湿而霍乱，以藿香正气汤主之，更有干霍乱症，吐泻不得，俗名绞肠痧，粥饮入口即吐是危症，陈香园汤救之。

四曰湿

或受潮，或食冷，面黄身重，平胃散治之。若黄疸则目溺色黄，以茵陈大黄汤、茵陈五苓散、茵陈姜附汤主之。若发肿，五苓散、五皮饮主之；若渗入筋络，肩背臂痛，用秦艽天麻汤、蠲痹汤主之。

五曰燥

此症唯秋冬时，晴有之，吸烟重者更易犯。此症鼻干，口咽痛，舌燥，目红，便秘干热。不宜发表，宜用天冬、麦冬、生地、花粉、沙参、元参、梨、藕、蔗汁之类以润之。

六曰火

治法详于前热治中，更审其脏腑投凉则得矣。然中寒者暴痛，中暑者猝闷，中湿者痰寒，中火则窍闭皆能猝然昏倒。非中风似中风，谓之类中，勿既作中风治。此以外感治之。其他伤寒虚劳疫痢再不述也。

第三节　五脏六腑的辨证

　　脏腑理论,吸收清人的《笔花医镜》脏腑论治的一部分,纲举目张,浅近意精,述不繁琐,对读书少、医历浅者,易学易懂,录本汇集,以供参考。

一、心部

　　(一)理论

　　心体属于火,位南方,色现赤,胸下歧骨陷处其部位也。凡额上手足心,皆其所辖,得血以养之。方能运慧思,用才智,心无表证,皆属于里。

　　(二)辨证论治

　　1. 心之虚,血不足也

　　脉左寸必弱,其证为惊悸,为不得卧,为健忘,为虚痛,为怔忡,为遗精。

　　惊悸者,惕惕然恐,神失守也,七福饮,安神丸主之。不得卧者,思虑太过,神不藏也,归脾汤,安神定志丸主之。健忘者,心肾不交,神明不充也,归脾汤,十补丸主之。虚痛者似　似饥,似手撼心,喜得手按,洋参麦冬汤主之。怔忡者,气自下逆,心悸不安,归脾汤主之。遗精者,或有梦,或无梦,心肾不固也,清心丸,十补丸主之。

　　2. 心之实,邪之入也

　　心不受邪,其受者胞络耳,脉左寸必弦而大。其证为气滞,为血痛,为停饮,为痰迷,为暑闭,为虫啮。

　　气滞者,或食胀,或怒冲,烦闷而痛,沉香降气散主之。血痛者,血凝于中,痛有定处,转侧若刀针刺,手拈散主之。停饮者干呕吐涎痛,作水声,小半夏加茯神汤主之。如有饮囊,则加苍术,名倒仓法;痰迷者顽痰壅闭,不省人事,清膈煎灌之。暑闭者汗喘昏闷,先以消暑丸灌之,再用香薷饮加益元散。虫啮者,饥时作痛,面白唇红,化虫丸主之。

3. 心之寒,脉左寸必迟,其症为暴痛

暴痛者肢冷,气冷,绵绵不休,僵附汤加肉桂主之。

4. 心之热,火迫之也

脉左寸必数,舌尖赤,此症为目痛,为重舌,木舌,为烦躁,为不得卧,为癫狂,为谵语,为赤浊,为尿血。

目痛者,赤肿羞明,导赤散加连翘、菊花、蝉衣主之。重舌、木舌者泻心丸主之。烦躁者泻心丸加竹卷心主之。不得卧者,暑热乘心也,导赤散加益元散主之。癫狂者弃衣骂言,生铁落饮主之。谵语者,邪热攻心,亦泻心丸主之。赤浊者萆薢分清饮加灯芯草、丹参主之。尿血者阿胶散主之。

二、肝部

(一)理论

肝与胆相附,东方木也,其性刚,赖血以养。自两胁以下及少腹阴囊之地,皆属其部,最易动气作痛,其风又能上至巅顶而痛于头。色属青,常现于左颧目眦,于妇人为尤甚。肝无表证,皆属于里。

(二)辨证论治

1. 肝之虚,肾水不能涵木而血少

脉左关必弱或空大,其症为胁痛,为头眩,为目干,为眉棱骨眼眶痛,为心悸,为口渴,为烦躁发热。

胁痛者,血不养筋也,四物汤主之。头眩者,血虚风动也,逍遥散主之。目干者,是水不养木,六味地黄丸主之。眉棱骨眼眶痛者,肝血虚是见光则痛,逍遥散主之。心悸者,血少而虚火煽也,七福饮主之。口渴者,是血虚液燥,甘露饮主之。烦躁发热者虚火亢也,六味地黄丸主之。

2. 肝之实, 气与内风充之也, 脉左关必弦而洪

其症为左胁痛, 为头痛, 为腹痛, 为小腹痛, 为积聚, 为疝气, 为咳嗽, 为泄泻, 为呕吐, 为呃逆。

左胁痛是肝气不和, 柴胡疏肝散并栝蒌散主之。头痛者是风热, 清空膏或柴胡疏肝散主之。腹痛者是肝木乘脾, 芍药甘草汤主之。小腹痛者, 癥瘕之气聚也, 奔豚丸主之, 有热者去附桂。积聚者, 肝积在左胁下, 名曰肥气, 和中丸加柴胡、鳖甲、青皮、莪术主之。疝气者是气结聚于下也, 橘核丸主之, 寒则加吴萸、肉桂。咳嗽者是木火袭金, 止嗽散加柴胡、枳壳、赤芍主之。泄泻者是木旺克土, 四君子汤加柴胡、木香主之。呕吐者是木火袭胃, 二陈汤加炒黄连主之。呃逆者是气郁火冲, 橘皮竹茹汤主之。

3. 肝寒之症, 脉左关必沉迟

其症为小腹痛, 为疝瘕, 为囊缩, 为寒热往来。小腹痛者寒结下焦也, 暖肝煎、奔豚丸主之。疝瘕者是寒气结聚, 橘核丸加吴茱萸、肉桂主之。囊缩者, 寒主敛故而缩, 奔豚丸, 四逆汤主之。寒热往来者, 欲化成疟也, 小柴胡汤主之。

4. 肝热之症, 脉左关必弦数

其症为眩晕, 为目赤肿痛, 为口苦, 为消渴, 为头痛, 为胁痛, 为瘰疬, 为聤耳, 为筋痿拘挛, 为气上冲心, 为偏坠, 为舌卷囊缩, 为小便不禁。

眩晕者是风热上升, 逍遥散主之。目赤肿痛者风热入目, 蝉花无比散主之。口苦者胆味苦, 肝胆湿热, 小柴胡汤主之。消渴者是风燥其液, 一柴胡饮主之。头痛者, 旺火上冲也, 柴芩煎主之。胁痛者是肝火郁, 柴胡疏肝散加栝蒌霜主之, 左金丸亦可。瘰疬者血燥筋急而生也, 消瘰丸主之, 兼服逍遥散。聤耳者是风热相搏津液凝聚而痒痛, 逍遥散去白术, 加荷叶、木耳、贝母、香附、菖蒲主之。筋痿拘挛者, 血气热也, 五痿汤加黄芩、丹皮、牛膝主之。气上冲心是火逆, 柴芩煎主之, 甚则小承气汤。偏坠者, 热而睾丸舒纵也, 柴胡疏肝散主之。舌卷囊缩是邪入厥阴而血涸, 大承气汤主之。小便不禁

者,肝气热,阴挺,失职也,逍遥散主之。

三、脾部

（一）理论

脾属土,中央黄色,是后天之本。下受命门之火,以蒸化谷食,上输谷食之液,以灌溉脏腑,故人生存之原,独脾土之功为最大。然其性喜燥而恶湿,一受湿渍,则土力衰,而肝木却乘以侮之。位中焦眼胞鼻准及四肢,皆其分野,与胃相表里,脾无表证,皆属于里。

（二）辨证论治

1. 脾虚者右关脉必细软

其症为呕吐、为泻泄、为久痢、为腹痛、为肢软、为面黄、为发肿、为肌瘦、为鼓胀、为恶寒、为自汗、为喘、为积滞不消、为饮食化痰、为脱肛、为肠血。

呕吐者,中空也,六君子汤加煨姜主之;泻泄者,土不胜湿也,五味异功散加木香主之;久痢者,是气虚下陷,补中益气汤主之;腹痛者肝木乘脾,芍药甘草汤加木香主之;肢软者,脾属四肢,五味异功散主之;面黄者,是本色虚现,六君子汤主之;发肿者,皮不亮,手按成窟,补中益气汤去升、柴主之;肌瘦者,脾主肌肉,十全大补汤主之;鼓胀者,中空无物,是气虚,六君子汤主之;恶寒者阳虚不达于表,附子理中汤主之;自汗者,脾主肌肉表虚不摄,五味异功散加黄芪、五味子主之。喘者土不生金,五味异功散加北五味子、牛膝主之;积滞不消者,消化无力,六君子汤加谷芽、砂仁、肉桂主之;饮食化痰者,是土不胜湿也,六君子汤主之;脱肛是气虚下陷,补中益气汤主之;肠血者,脾不统血也,归芍六君子汤主之。

2. 脾实者右关脉必洪实

其症为气积,为血积,为食积,为痞积,为虫积,为痰饮,为蛊胀,为腹痛,为不能食。

气积者是气郁发闷,沉香降气丸主之。血积者,蓄血作痛,如刺,有定处,泽兰汤主之。食积者,坚滞胀满,大和中饮主之。痞积者,血滞成痞,癥瘕疝癖可按,太无神功散、和中丸主之。虫积者湿热所化,唇内有白点,化虫丸主之。痰饮者或停下,伏两胁有声,咳则痛,小半夏加茯苓汤主之。蛊胀者中实有物,非蛊即血也,和中丸主之。腹痛者中有积滞,香砂二陈汤加山楂、麦芽、厚朴主之。不能食者,宿食未消,保和丸主之。

3. 脾寒之症,右关必沉迟,唇舌必白

其症为呕吐、为泻泄、为白痢、为腹痛、为身痛、为黄疸、为湿重、为肢冷、为厥脱。

呕吐者食不消而反胃也,平胃散主之;泻泄者,土失职也、六君子汤加炮姜主之;白痢者,积寒伤气,六君子汤加木香主之;腹痛者绵绵不减,香砂理中汤主之,如夹食拒按者,木香丸主之;身痛者拘急为风,重坠为湿,风用香苏散,湿用苍白二陈汤;黄疸者土为湿制,有阴寒之象,熏黄色暗,茵陈五苓散;湿肿者不烦渴,喜热,五苓散主之;肢冷者阳气不营于血末也,附子理中汤主之;厥脱者,气衰火息也,附子理中汤加大剂人参主之。

4. 脾热之症,右关必数,舌苔薄而黄,唇赤

其症为热吐、为流涎、为洞泄、为泻渤、为赤痢,为腹痛、为目胞肿痛、为酒疸、为眩晕、为阳黄疸。

热吐者,食不得入,橘皮竹茹汤加姜汁炒黄连主之;流涎者睡中出沫,脾热蒸湿,黄芩芍药汤主之;洞泄者,暑湿胜土,一泄如注,四苓散加益元散主之;泻渤者,暑湿内搏,利如蟹渤,将变痢也,黄芩芍药汤主之;赤痢者暑热伤血,治痢奇方或葛根治痢散主之,噤则开噤散;腹痛者,乍作乍止,芍药甘草汤加黄连清之;目胞肿痛者,火上升也,柴芩煎主之;酒疸者,酒湿积而为疸,加味枳术汤加茵陈葛根汤主之;眩晕者酒湿生热上蒸也,葛花清脾汤主之;阳黄疸者,黄汤如橘皮有光,目溺皆黄,栀子蘗皮汤主之,如便闭,茵陈大黄汤。

四、肺部

（一）理论

肺主气，属西方而色白。其形如华盖，为诸阳之首，凡声之出茵入，气之呼吸，自脉司之，其性娇嫩，故与火为仇。其体属金而畏燥，故过寒亦咳，凡目白及右颊鼻孔皆其分野。然肺气之衰旺，关乎寿命之短长，全恃肾水充足，不使虚火烁金，则长保清宁之体。而寿臻永固，肺有里证也有表证。

（二）辨证论治

1. 肺主皮毛，邪在表，右寸脉必浮

其症为发热，为喷嚏鼻塞，为咳，为嗽，为畏风，为胸满痛，为喉痛，为鼻燥，为伤暑风，为中时疫。喷嚏鼻塞者肺窍受邪，二陈汤加苏叶、生姜主之。咳者无痰而有声，气为邪遏，桔梗前胡汤主之。嗽者有声而有痰，液已化痰，止嗽散主之。喘者风寒闭塞，加味柑橘汤主之。畏风者，邪在皮毛，香苏散主之。胸满痛者，气郁而胀，贝母瓜蒌散主之。伤暑风者，恶寒头痛而烦渴，香薷饮加荆芥秦艽主之。中时疫者，初头痛发热，渐呕恶胸满，或胀闷谵狂，唇焦口渴，先用香苏散，次则神术散，又治疫清凉散，便闭加大黄。

2. 脉虚之症，右寸脉必细

其症为自汗，为咳嗽，为气急，为咯血，为肺痿，为虚劳。

自汗者，气虚表之不同，八珍汤加黄芪、北五味子、麦冬主之。咳嗽者肺虚不宁，五味异功散主之。气急者，金不生水而虚火上炎，知柏八味丸主之，或紫菀散、人参燕窝百合汤亦可。虚劳者吐血而成。月华丸，归脾汤，六味地黄汤并主之。

3. 肺实之症，脉右寸必有力

其症为气闭，为痰闭，为暑闭，为水闭发喘，为风闭，为火闭，为咽痛，为右胁痛，为肺痈。

气闭者气壅塞其络而满闷，加味柑橘汤主之。痰闭者顽痰壅塞，清膈煎主之。暑闭者，暑邪中肺而烦渴，消暑丸加香薷木通主之。水闭发喘者,胃经蓄水作肿而浸肺,五皮饮主之。风闭者,风郁于肺而哮嗽,麻黄汤主之。火闭者火郁于肺而喘胀,白虎汤加桑白皮、葶苈子主之。咽痛者,诸闭皆能作火,加味柑橘汤主之。右胁痛者,肝移邪于肺,推气散主之。肺痈者,隐隐而痛,吐痰腥臭,桔梗汤主之。

4. 肺寒之症,外感居多,脉右寸必迟

其症为清涕,为咳嗽,为恶寒,为面色痿白。清涕者,寒搏其液,二陈汤加苏梗主之。咳嗽者金元畏寒,止嗽散主之。恶寒者为阴,香苏散主之。面色痿白者,寒伤正气,六君子汤主之。

5. 肺热之症,脉右寸必数

其症为目赤,为鼻衄,为咽痛,为吐血,为咳嗽脓痰,为酒积,为龟胸,为小便不利,为便血。目赤者是火克金,泻白散加黄芩、菊花、连翘主之。鼻衄者,血热妄行,茜根汤主之。咽痛者,火逼咽道,加味柑橘汤主之。吐血者,火动其血,四生散、犀角地黄汤主之。咳嗽脓痰者,火刑金而灼肺液,黄芩知母汤主之。酒积者鼻赤鼻疮,湿热内蒸,黄芩清肺饮加葛花主之。龟胸者,肺热而胀,白虎汤主之。小便不利者,火铄金化气而窒,黄芩清肺饮加豆豉主之。便血者,肺与大肠相表里,火迫血行,芍药甘草汤加黄芩、丹皮、生地主之。

五、肾部

(一)理论

肾者,天一之水,先天之本也,位北方,故黑。其体常虚。处腰左右,介其中,有命门火蒸化谷食,名曰真阳,肾水充足,自多诞育,享大寿。凡夙夜宣劳,毫而不倦者,皆肾气之固也;好色之流,先竭肾水。丧其本矣。瞳神下颏两腰。皆其部位,望气者,觇之。肾无表证,皆属于里。

(二)辨证论治

1. 肾之虚,脉左右尺脉常细软

其症为头痛,为耳鸣,为盗汗,为夜热,为健忘,为咳嗽,为喘,为吐血,为腰痛,为腿酸足软,为目视无光,为大便结,为小便不禁,为戴阳,为久痢久疟。

头痛者,血不能充髓海,六味地黄丸主之。耳鸣者,血虚火旺,六味地黄丸加牛膝、知母主之。耳聋者为虚闭,六味地黄丸加枸杞、人参、石菖蒲、远志主之。盗汗者为虚热,生地黄煎八珍汤加黄芪、北五味子主之。夜热者,为虚火,四物汤加丹皮、地骨皮、青蒿主之。健忘者,心肾不交,归脾汤十补丸主之。咳嗽者虚火铄金,六味地黄丸加白蜜胡桃主之。喘者,水亏火炎,知柏八味丸主之。吐血者,血虚血热,生地黄汤主之。腰痛者,水不足,六味地黄丸加杜仲、川断主之。腿酸足软者,血不营筋,十全大补汤主之。目视无光者,水不足,六味地黄丸主之。大便结者、血虚液枯,六味地黄丸加白蜜胡桃主之。小便不禁者,肾气虚不固,十补汤主之。戴阳者,阴火上亢,阴燥似阳燥,金匮肾气丸主之。久痢久疟者,脾肾皆虚,王母桃主之。

2. 肾之寒为肾之虚,脉左右尺必迟沉

其症为命门火衰,为不欲食,为鸡鸣泄泻,为天柱骨倒,为蜷卧厥冷,为奔豚。

命门火衰者,虚象百出,左归饮、右归饮主之。不欲饮食者是火力微,八味地黄丸主之。鸡鸣泄泻者为肾虚,加味七神丸主之。天柱骨倒者,督脉冲也,右归饮主之。蜷卧厥冷者,火衰也,右归饮理中汤并主之。奔豚者,肾气上冲也,奔豚丸主之。

3. 肾之热,水将涸,伤寒门有之

而杂症罕见,左尺右尺必沉数,或浮而空,舌黑无液,其症为口燥咽干,为目不明,为小便不利,为便浊,为小便出血,为大便秘。

口燥咽干者为水涸,大承气汤主之。目不明者为目无血养也,知柏八味丸主之。小便不利者,滋肾丸主之。小便浊者湿热结于下焦,草薢分清饮主之。小便出血者,肾水热也生地黄汤主之。大便秘者液涸也,大承气汤主之。

六、胃部

（一）理论

胃属中土，主受纳腐熟水谷，有"太仓"、"水谷之海"之称。其性喜润恶燥，而畏木侮，舌之中及牙床并环唇口而交人中，皆其分野，色现黄。

（二）辨证论治

胃为阳明，有经有腑，故有表证，右关脉必浮，伤寒邪入阳明经，其症为目痛鼻干唇焦，嗽水不欲咽。若他表证，为面浮肿而痛，为瘢疹。目痛鼻干唇焦者，邪热作火，葛根汤主之。面浮肿而痛者为风，葛根汤主之。瘢疹者，邪热所化，葛根汤加牛蒡子主之。

胃之虚，其唇必白，脉右关必软弱，其症为吐，为噎膈，为不能食，为胃脘痛，为停滞，为湿肿，为痰，为嘈杂。

吐者，土虚木侮也，香砂六君子汤加柴胡主之。噎膈者，胃脘干槁也，上脘槁，能饮水而食难进；下脘槁，食可入而久复出，启膈散主之，佐以四君子汤，有郁则逍遥散主之。不能食者，胃气虚而难受，六君子汤主之。胃脘痛者，心悸怔忡喜按，归脾汤或四君子加柴胡、木香。停滞者土虚不化，枳术丸主之。湿肿者，土不胜湿，香砂六君子汤主之。痰者土衰湿化，六君子汤主之。嘈杂者躁扰不宁，得食暂已，气促食少，中虚挟痰，五味异功散主之。

1. 胃之实，脉右关必洪，按胸则痛

其症为结胸，为痞气，为食积，为痰饮，为水肿，为胸胀闷，为胸胀痛，为胸痛呕脓，为不得卧，为便闭谵语发狂。

结胸者，伤寒下早，邪热结聚，大小陷胸汤主之。痞气者，脾之积，在胃脘，腹大如盘，和中丸加厚朴主之。食积者胀痛拒按，保和丸主之。痰饮者，咳则痛，转则有声，小半夏加茯苓汤主之，外台茯苓饮尤效。水肿者，先肿后喘，或肿而不喘，胃经蓄水，五皮饮主之。甚则金匮肾气丸，胸胀闷者，积滞，保和丸主之。胸胀痛者蓄血，泽兰汤主之。胸痛呕脓者，胃脘痛，不必治而自愈，不得卧者，胃不和则卧不安,二陈汤加砂仁主之。便闭谵语发狂者,胃有燥失也,大承气汤主之。

2. 胃之寒,唇舌必白,脉右关必沉迟

其症为胃脘痛,为呕吐,为霍乱,为吞酸嗳腐。

胃脘痛者,肢冷,气冷,绵绵不休,姜附汤加肉桂主之。如吐蛔,加川椒、乌梅、川连、焦白术、川楝子。呕吐者,食入复出,平胃散加煨姜、砂仁主之。霍乱者,寒湿伤胃,和胃饮主之。吞酸嗳腐者,寒不消食,香砂二陈汤主之。

3. 胃之热,唇舌红口臭。脉右关必洪数

其症为三消,为嘈杂,为吐血,为齿痛,为黄胖面肿,为自汗,为舌黑燥渴,为癍疹,为便闭,为呃逆,为头痛。

三消者,燥热结聚也,口渴消水为上消,二冬汤主之;消谷易饥为中消,生地八物汤主之;口渴小便如膏为下消,六味地黄汤加生脉散主之。嘈杂者,烦扰不宁,口燥唇焦,痰火为患,二陈汤加山栀、黄连主之。吐血者,胃火迫血妄行,白虎汤主之。齿痛者,阳明有余,少阴不足,玉女煎主之。黄胖面肿者,湿热,和中丸主之。发癍疹者,火郁而化,初用葛根汤加牛蒡子以散之,次用犀角大青汤加石膏,或三黄解毒汤,甚则白虎汤、调胃承气汤。自汗者,热而蒸溽也,抽薪饮主之。舌黑燥者,胃火炽盛,白虎汤主之。呃逆不止者,胃火上冲也,安胃饮主之。头痛者,头筋扛起,胃火上冲,加味升麻汤主之。

七、膀胱部

(一)理论

膀胱者,州都之官,津液藏焉,气化则能出矣。然肾气足则化,肾气不足则不化。入气不化,则水归大肠而为泻泄;出气不化,则闭塞下焦而为癃闭。小便之利,膀胱主之,实肾气主之。伤寒传经之邪,每自膀胱入,一见太阳头痛等症,即宜发散,不使邪气入,为诸经害,则膀胱为第一关隘矣。

(二)辨证论治

（1）膀胱为太阳腑,有表证,左尺脉必浮,其症为头痛,为项脊强,为身痛,为发热,为恶寒无汗,为喘嗽。

头痛者,头脑痛而连项脊也,加味香苏散主之,甚者加羌活、葱白。项脊强者,太阳经所过之地,香苏散主之。身痛四肢拘急者,风伤卫,寒伤营,寒主收引,桂枝汤主之。发热者腠理闭塞,香苏散主之。恶寒无汗者,寒侵表也,麻黄汤主之。喘嗽者,寒邪客于皮毛,肺气不得升降,麻黄汤主之,轻者止嗽散。

（2）膀胱之虚,肾气不化,脉左尺必细沉,其症为小便不禁,为劳淋,为老淋。

小便不禁者气虚不能统摄,十补汤主之。劳淋者,劳力辛苦,气虚不化,补中益气汤主之。老淋者,老人思色,精不出而内败大小便牵痛如淋,宜萆薢分清饮去黄柏,加菟丝、远志,以去其精,再服六味地黄丸。

（3）膀胱之实,脉左尺必洪大,其症为气淋,为血淋,为关格,为膀胱气。

气淋者,气滞水道阻塞,脐下胀痛,香苏散主之。血淋者,蓄瘀茎中,割痛难忍,生地四物汤加桃仁、红花、花蕊石主之。关格者,溺闭而吐逆,鸡苏散主之。膀胱气者,一名胞痹,气结膀胱少腹,热涩于小便,橘核丸主之。

（4）膀胱之寒,左尺必沉迟,其症为冷淋,冷淋者,寒气坚闭水道,肢冷喜热也,金匮肾气丸主之。

（5）膀胱之热,左尺必数,其症为小便不通,为膏淋,为石淋,为便脓血,为发狂。

小便不通者,渴则热在上焦,四苓散加山栀、黄芩,不渴则热在下焦,滋肾丸主之。膏淋者,滴液如膏,萆薢分清饮主之。石淋者,下如沙石也,益元散加琥珀主之。便脓血者,心气移热于膀胱也,阿胶散主之。发狂者,伤寒热结膀胱,下焦蓄血少腹硬满也,调胃承气汤主之。

八、胆部

(一)理论

胆者清虚之府,居半表半里之交,与肝为表里。气血足则胆气壮,气血虚则胆气怯,胆受邪即阴阳交战之争。而寒热往来,故疟症之来不一。然其担事之力,犹中正之官,不偏不倚,决断出焉。

(二)辨证论治

(1)胆有表证,右关脉必浮而弦,其症为头汗,为寒热往来。

头汗者,寒邪将化火也,小柴胡汤加丹皮主之。寒热往来者,阴阳相争也,小柴胡汤主之。

(2)胆之虚,左关脉必细软,其症为惊悸,为太息。

惊悸者,心血不足以壮之也,安神定志丸主之。太息者,气虚,四君子汤主之。

(3)胆之实,左关脉必洪大,其症为胸满,为胁痛,为耳聋。

胸满者,邪气结聚也,小柴胡汤加枳壳,桔梗主之。胁痛者,邪入胆经也,布之胁下也,小柴胡汤加山栀、枳壳主之。耳聋者气火上冲而闭也,逍遥散加蔓荆子、香附子、石菖蒲主之,或小柴胡汤。

(4)胆之寒,脉左关必迟,其症为精滑,为呕吐,为舌苔滑。

精滑者,肢肿食少,心虚烦闷,坐卧不安,温胆汤主之。呕吐者,邪正相争,小柴胡汤加藿香汤主之。舌苔滑者,邪未化火,二陈汤主之。

(5)胆之热,脉左关必弦数,其症为口苦,为呕吐,为盗汗,为目眩。

口苦者,热在胆,胆汁泄也,小柴胡汤主之。呕吐者胆移热于胃,小柴胡汤加姜炒竹茹主之。盗汗者,热开腠理也,小柴胡汤加丹皮主之。胆附于肝,肝窍在目,热故眩也,小柴胡汤加山栀主之。

九、大肠部

(一)理论

大肠者,肾阴之窍,传道之官,受事于脾胃,而与肺金相表里。

故肺气虚则肠下坠,而气为之陷,肠液少则肺亦燥而鼻为之乾,其呼吸甚密迩也。然肠口上接小肠,下通谷道,为诸脏泄气之门。启闭一失职,而诸脏困矣。大肠无表证,皆属于里。

(二)辨证论治

(1)大肠虚者,气虚也,脉右尺必沉弱,其症为久痢,为脱肛。

久痢者,气血不足,归脾汤、十全大补汤,补中益气汤加乌梅均可。脱肛者,气虚下陷也,补中益气汤加荷叶主之。

(2)大肠实者,胃实移热,脉右尺必洪实,其症为便闭,为脏毒,为燥渴谵语发狂,为肠痈。

便闭者,实火闭也,小承气汤主之。脏毒者,肠胃不清,下如鱼肠,如豆汁也,芍药甘草汤主之。燥渴谵语发狂者,燥屎不出也,小承气汤主之。肠痈者,当脐而痛,溺数如淋,千金牡丹皮散主之。

(3)大肠寒者,积冷也,脉右尺必沉迟,其症为久痢,为便血。

久痢者,腹绵绵痛,寒积在肠也,鸦胆子包粉团吞之。便血者,肢冷喜热,寒在肠也,附子理中汤加当归、白芍等主之。

(4)大肠热者,肺经移热居多,脉右尺必数同,其症为便血,为肠风,为脱肛。

便血者,口燥唇焦,热在肠也,芍药甘草汤加黄芩、丹皮、生地。肠风者,脏腑有热,风邪乘之,故下血而腹不痛,清魂散主之。脱肛者,肠有火则脱出难收,肿而痛也,三黄解毒汤加知母、荷叶主之。

十、小肠部

(一)理论

小肠者,受盛之官,化物出焉,其上口即胃下口,水谷由此而入,其下口即大肠上口,此处泌别清浊,脾水液注入膀胱,滓秽流入大肠,是腑中之有鉴别者,故与心相表里,脉附于膀胱而在左尺,小肠无表证,皆属于里。

(二)辨证论治

(1)小肠虚,左尺脉必细软,其症为溺赤短,为腰痛。

溺赤短者,水不胜火,生地黄汤主之。腰痛者,水不足,六味地黄丸主之。

(2)小肠实,左尺脉必洪弦,其症为小肠气,为交肠。

小肠气者,气滞下焦,脐下转痛,失气则快,橘核丸主之。交肠者阴阳拂逆,大小肠交也,五苓散主之。

(3)小肠寒,左尺脉必迟,其症为咳嗽失气,咳嗽失气者,小肠嗽也,止嗽散加芍药主之。

(4)小肠热,左尺脉必数,其症为溺涩溺短。溺涩溺短者,湿热蕴滞也,导赤散主之。

十一、三焦部

三焦者,人生三元之气,脏腑空处是也。上焦心肺居之,下焦肝肾膀胱大小肠居之。其气总领脏腑营卫经络,内外左右上下之气。三焦通则竟体调和,斯其职已。三焦之病,属于脏腑,并无另立病名。

第四节 望闻问切的理论歌诀

一、望闻问切的理论根据

我因半路学医,根基很浅,有些脉理不易捉摸,而以请江涵暾《笔花医镜》为临床指导,现简录于下:

望者看形色,闻者听声音,问者访病情,切者诊六脉。四者不能缺,望闻最重要。闻声不过审其音之低高,以定虚实,嗽之闷爽,以定升降;切脉不过变其浮沉,以知表里。迟数以定寒热,强弱以定虚实。唯细问病情,则先知病之来历;细问近况,经过望闻问病情,已得七八。而在切其脉,果相符合,默思其故,即可定断。慎思术往,其无所失。

望舌色:舌者心之窍,凡病俱现于舌。舌尖主心,舌中主脾胃,舌边主肝胆,舌根主肾。假如津液如常,口不烦渴,虽发热尚属表证;若知苔粗白见厚而腻是寒邪入胃,挟浊饮而欲化火,此时已不知滋味,宜用半夏、藿香。苔厚腻转黄色,是邪已化火,用半夏、黄芩,热性失治则变黑而是火甚,用石膏、半夏,黑而燥裂去半夏,纯用石膏、麦冬、知母、花粉以润之。厚苔退,舌底红色阴水亏,用生地、沙参、石斛养之。表邪已转里,脾胃虚寒,舌白无苔而润,连接唇口面色痿白,或泄或受湿,脾无火力,速以党参、白术、木香、大枣以振之。舌黑而润泽为肾虚,六味地黄汤主之。若满舌红紫而无苔者为绛色,亦属肾虚,用生地、熟地、天冬、麦冬等。

诊脉:病人双腕仰,高骨定为关,寸脉量虎口,尺脉准臂弯。左寸心胞络,左关肝与胆。左关似何职,膀胱肾系焉。右寸胸中肺,脾胃属右关。要知大肠肾,右尺自昭然。

口鼻一呼吸,脉来四五至。此时无病者,平和气血调。三至为迟侯,六至作数脉。迟则寒之象,数则热之标。一二寒愈盛,七八热更饶。轻取得皮面,表邪脉主浮。若是病在里,重取须沉求。洪长微实健,细弱识虚柔。水湿并痰饮,滑利又弦道。紧促气内乱,伏涩气凝留。妊娠中止代,失血中空芤。(代脉中止,芤脉中空)至此尚易见,其它渺以幽。

二、望闻问切的临床应用

(一)望诊

望诊就是医生用眼睛观察病人全身或局部的神、色、形态的变化,使医生一看到病人就有一个初步的印象。

1. 望神

指精神或神气,神气是人体生命活动的主宰及其外在表现。比如病人的精神状态是正常的,言语清楚有序,目中有光彩,虽受邪,但正气(指人体的抗病能力)未损,预后一般良好。如果病人精神委靡不振,面色无华,气低懒言,目中无神,说明正气已虚,预后较差。如果病人神志昏迷,胡言乱语,循衣摸床,甚至口开,遗尿,这是神气很差的表现,说明正气已损,病人抗病能力低下,预后较差。

2. 望色

就是颜色和光泽。色即青、黄、赤、白、黑五种颜色。泽是指五色的润泽与晦暗而言。

3. 精神

兴奋,烦躁不安,多属热证、实证;乏力,懒言,肢困,多属寒证、虚证。起病不久,神昏不清,多属实证、热证;病久不愈,神志不清者,多属虚证、寒证。胖人多痰,瘦人多火。

手脚抽动或肌肉颤动,多是风证;手脚活动受限,动则疼痛,多属风湿。病人皱着眉头,以手按住腹胸部,多是虚寒痛证;若胸腹部疼痛拒按,多属实热痛症。睡觉目开,多属虚证;坐卧难安,心里烦躁,不能入睡,多属实证。

4. 局部情况

对局部的望诊,主要是看面部以及五官(眼、鼻、耳、舌、口的总称)的颜色。色分五种:青色多见于风寒证痛证;红色多见于热证;黄色多见于寒证,面色光亮鲜明,多属热证、实证。面色晦暗枯燥,多属虚证。口眼歪斜,口噤不开,多见于风证。眼目发红或有红线,属于血证。眼白发黄属湿证。眼眶下陷,则病情危险。鼻流清涕是感冒风寒;鼻孔干燥,流黄稠鼻涕的,属热证,鼻翼煽动属痰热证。口唇枯燥带紫红色属瘀血证。

5. 望舌

舌诊是中医临床诊断中极为重要的一项,不但是望诊中的重点,也是四诊中的重点。舌诊包括看舌质和舌苔两部分。

舌质:舌质主要看它的颜色和形态的变化。正常的舌质是淡红色的。舌质较正常稍红的是热证、实证;较正常淡的是虚证、寒证。绛色(深红色)是血中有热。紫色是有寒热的分别;深紫干枯属热,浅紫湿润属寒。舌面干燥起小的红色肉刺或裂纹,多属热证。舌头颤动或出口外舔的,多属风证。舌肿胀,色紫的,多属瘀血。舌卷缩色淡的,多属虚证。

舌苔:指舌面上的一层苔状物,由脾胃之气蒸化胃中食浊而产生,正常为薄白苔,主要看厚薄、润燥、腻腐、有无剥落、真假等方面。舌苔薄而润滑的属表寒证;干燥黄苔属热证;舌苔厚腻的属湿证;黄苔厚腻的属湿热证;黑苔润滑的属大寒证;干燥黑苔属大热证。

(二)闻诊

闻诊包括听声音和嗅气味两个方面。

听声音:说话声高,谵妄,属热证、实证;话语声低不连续,属寒证、虚证。声音嘶哑属肺病,惊叫属惊风,喊哎哟属痛证。呼吸气粗属热证,实证。呼吸声低,接不上气的属虚证,寒证。打喷嚏属风寒,呃逆、嗳气属胃病。

嗅气味:口中有臭味属胃病,大便腥臭属热证。妇女的月经或白带腥臭属湿热证。嗳气且有酸味为胃弱,有腐臭气味为停食不化,矢气恶臭是消化不良。小便黄浊有臊味为爆热。

(三)问诊

问诊主要是医生问病人,病人不能说清楚时,就要问病人的家属。在问诊时注意有次序、有目的、有重点的问。

1. 寒热

一般来说,恶寒属寒证,恶热属热证。白天发热或手背发热是外感证;午后和夜间发热或手心发热是内伤证或虚热证。乍寒乍热,来去有一定的时候,反复发作的多属疟疾。

2. 头身

头痛、身痛、发热、恶寒是外感。头痛在早晨、耳鸣是气虚;头痛,在晚上更厉害的,多半是血虚。四肢关节游走痛,遇寒加重的是风湿。腰部隐隐作痛的是肾虚。腰部像针刺样痛,有外伤史多半是瘀血,腰痛牵连到下肢痛的多半是风湿。

3. 汗

怕冷没有汗,多属表寒证,怕热汗多属里热证。睡觉时出汗,醒来了又不出汗的,是虚证。

4. 胸腹

胸腹痛没有一定的部位,一时痛在这里,一时痛在那里的,是气痛。痛有定处,夜间更甚是血痛。疼痛喜按,按之则缓属于虚寒证。痛甚拒按属实热证。痛时腹部有条索状,按后消散者多有蛔虫。腹中有块,手按不动的属瘀血积滞。

5. 饮食

喜冷饮者多属热证,喜热饮者多属寒证。纳差、不思饮食为脾虚或久病,消谷善饥多因胃中有火。口苦是肝胆病,口中甜腻者多因脾病,口中酸多因伤食或胃病,口淡不知味,多因胃气虚弱。

6. 大小便

大便腥臭不解,多属实热证;大便色灰白或稀,水分多,粪便无特征气味,多属寒证;小便黄,尿道痛,多属热证或湿热证;小便色白,味淡频数,量多而色淡,多属虚寒证。

7. 经带

月经先期、色紫、有血块者多属热证;月经后期,色淡红,量少,多属寒证。经前腹痛多属血气滞;经后腹痛多属气血虚。如果平素月经正常,突然停经,呕吐、喜酸,就要考虑是否怀孕。带下色白或淡黄,没有腥臭,多因脾虚;白带稀薄,冷滑,量多,腰酸多因肾虚;带下色黄或有红有白,黏稠,有腥臭味多因湿热下注。

8. 渴

问渴与不渴,主要分别寒热二证。口渴,喜冷饮,里热证;口渴喜热饮是里寒证。大喝、大饮的是内热证,是火盛的表现。

(四)切脉

古人把脉分为28种,每脉都有一定内容,表现正气旺盛的脉为阳脉,即浮、数、实、长、洪、紧、动、促等八种。

表现正气不足的脉为阴脉,如沉、迟、涩、虚、短、微、缓、革、濡、弱、散、细、伏、结、代等15种。

表现虚中夹实的脉(阴中阳脉),如牢脉。

表现实中夹虚的脉(阳中阴脉)),如滑、芤、弦等。

这种分类方法主要说明脉的虚实分类问题。

我理解的还不深,但从实际应用上,常从浮、沉、迟、数、有力、无力六个脉象上用于临床作为诊断治病的依据。

中医是以阴阳五行说明生理诊断方法的,把复杂的症状和无穷的病变,概括为阴、阳、表、里、寒、热、虚、实八个证型。因此把浮、沉、迟、数、有力、无力六个脉象配合六个证象在临床上使用,比较确切易懂。如:

六脉:浮、沉、迟、数、有力、无力

六证:表、里、寒、热、实、虚

根据上述内容编成口诀:

三迟六数四五平,有力无力分虚实。

轻举易得是表证,病若在里沉里寻。

为什么把虚实用有力、无力来形容呢? 因为二十八脉中的滑、大、洪为实,为阳脉。细、小、微、涩为虚,为阴脉。因此归纳为六个脉象来应用容易懂,避免贪多、求少、求详反无的毛病。

第二个口诀是,有力为实为阳,无力为虚为阴,把有力、无力贯串在数、沉、迟、浮四脉中,把所代表的病证编成第三个口诀:

浮主在表,浮而有力为表实,浮而无力为表虚。

随附"频湖脉学"浮、沉、迟、数、歌诀于后。

1. 浮脉为阳病表居,迟风数热紧寒拘

浮而有力多风热,浮而无力是血虚,寸浮头痛眩生风,或有风痰聚在胸,关上土衰兼木旺,尺中溲便不流通。

2. 沉主在里,沉而有力为里实、沉而无力为里虚

沉潜水蓄阴经病。数热迟寒滑有痰。无力而沉虚与气,沉而有力积并寒。

寸沉痰郁水停胸,关主中寒痛不通,迟部浊遗并泄痢,肾虚腰孕下元痛。

3. 迟则为寒,迟而有力为积滞,迟而无力为虚为寒

迟司脏病或多痰,沉痼症瘕仔细看。有力而迟为冷痛,迟而无力定虚寒。

寸迟必是上焦寒,关主中寒痛不堪,尺是肾虚腰脚重,溲便不禁疝睾丸。

4. 数则为热,数而有力为实热,数而无力为虚热

数脉为阳热可知,只将君相火来医。实宜凉泻虚温补,肺病秋燥却畏之。

寸数咽喉口舌疮,吐红咳嗽肺生疡,当关胃火并肝炎,尺属滋阴降火汤。

这样边学边用边提高,逐渐地达到凭脉辨证的目的。"难经"望而知之谓之神,闻而知之谓之圣,问而知之谓之工,切而知之谓之巧,这说明诊脉的重要性。

三、证

证是人得病后的体态反应,古人早已总结性的分为八纲:阴、阳、表、里、寒、热、虚实的八个类型。

证即是人体受外界风、寒、暑、湿、燥、火和内在喜、怒、忧、思、悲、恐、惊的刺激,而反映出疾病的表现。把病人的症状和八纲紧密地配合起来,在临床上,把虚实两纲贯串在其余的六纲中,凭脉象的有力,无力分析疾病的盛衰、进退、缓急,作为处方用药的标准,这样才能把凭脉认证落在实处。

表 里 寒 热

表、实、热三者为阳;里、虚、寒三者为阴。

在病人的正气与邪气斗争胜败对比上,就常出现表实、表虚、里实、里虚、虚寒、实寒、虚热、实热。

依脉判吉凶。诊脉定生死,以胃、神、根为准绳。三者无亏,五脏安和,倘若或有一失则有病。有神,有根,有胃气,脉缓和之象。无根全失为绝征兆。

胥自来"三字经",对妇人脉法尤重两尺,尺脉若微而涩,主月经不调,寸关尺脉象平和,月经无衍期,若尺脉有力有神,主身确胎孕。孕妇尺脉数弦多有血崩,下血者若按尺脉如鼓名革脉,主前症同。女子两尺脉浮滑有神,易孕,倘沉弱而涩,下无元阳,不易受孕。老年妇女得为血枯之象,叔和《脉经》云:"人迎紧盛为伤寒,气口紧盛为伤食。"

四、对内外因六经脉象分辨

(1)内因人伤七情,病分五脏,脉各分途,脉濡散虚微主气虚;实大弦牢主气实,邪闭,脉弱主血虚,芤主血脱。动主失血,滑主痰为病,短结郁为患。伏有力主饮食停留,此为辨气、血痰、郁食之脉,初学者细酌思量。

(2)外因天之六气伤人,伤风脉浮迟,伤寒脉浮紧,伤暑脉浮虚,伤湿脉浮濡,伤燥脉浮革,伤火脉浮洪。

(3)六经脉,太阳病脉浮,阳明病脉大,少阳病脉浮弦,太阴病脉沉迟,少阴病脉微细,厥阴病脉沉弦,六经为病大约如此。

第二章　呼吸系统疾病的治疗

第一节　急性支气管炎的治疗

急性支气管炎是由生物、物理、化学刺激过敏等因素引起的急性气管及支气管黏膜炎症,中医属"咳嗽"范畴。多为风热犯肺,肺失清肃,热熬津液,故咳嗽痰黄而稠,或咳而不爽;邪客于表,故有头痛、恶寒、发热等表证。分为风寒型和风热型。

(一)风寒型

除见外感风寒的表证外,咳痰色白清稀,苔薄白,舌红,脉浮滑。

方用:止嗽散加减

组成:款冬花 9 克、紫菀 9 克、前胡 10 克、白前 10 克、杏仁 9 克、苏叶 6 克、防风 10 克、陈皮 6 克、远志 6 克、桔梗 9 克、甘草 6 克。水煎服日一剂,服二次。

(二)风热型

发热重,恶寒轻,头痛,咽干。咳痰黏稠不爽,舌红苔黄,脉浮数。

处方:芦根 10 克、忍冬藤 10 克、连翘 10 克、黄芩 9 克、薄荷 6 克、枇杷叶 9 克、杏仁 9 克、蒌皮 15 克、冬瓜子 12 克、贝母 10 克、陈皮 6 克、甘草 6 克。水煎服,日一剂,服二次。

【附】止咳验方:

(1)干性、痉挛性咳嗽。

处方:麦门冬 15 克、半夏 10 克、粳米 10 克、大枣 6 克、人参 4 克、甘草 4 克、每日一剂,水煎分两次服。

(2)痰多易咳,咳嗽日久。

处方:黄芩 150 克、桔梗 150 克、陈皮 150 克、桑皮 150 克、贝母

150 克、杏仁 150 克、栀子 150 克、云苓 60 克、连翘 150 克、天冬 150
克、竹茹 150 克、当归 60 克、五味子 30 克、生姜 30 克、甘草 20 克。
将上药放入大砂锅内浸 3 小时后煎汁 1500ml 分 6 次温服,每日三
次。

（3）治疗老年性咳嗽痰多。

处方:连皮鲜橘一个、冰糖 15 克、生姜 2 片、水煎一小时后连橘
皮服下。

【附】关于外感咳嗽与慢性咳嗽分型辨证施治。

外感咳嗽,因外邪自口鼻或皮毛侵入体内,影响肺气清肃,聚液
为痰,上逆为咳。因外邪性质不同,治疗分 4 种类型用药,现分述于
后:

（三）外感咳嗽分型

（1）风寒咳嗽:痰白而稀,咳嗽爽利,恶寒或有低热,以辛温宣肺
治疗,杏苏散加减。

处方:杏仁 9 克、苏叶 10 克、桔梗 10 克、枳壳 10 克、云苓 9 克、
陈皮 9 克、前胡 10 克、半夏 10 克、生姜 3 克、大枣两个,水煎服。

（2）风热咳嗽:口干,有低热,痰脓色黄不易咳出,口渴咽干,小
便黄,治宜辛凉宣肺法,桑菊饮。

处方:桑叶 10 克、菊花 9 克、杏仁 10 克、连翘 10 克、薄荷 6 克、
桔梗 9 克、芦根 10 克、甘草 5 克,水煎服。

（3）秋燥咳嗽:发病多在初秋,干咳无痰或痰如粘胶,难以咳出,
鼻燥咽干。治宜清肺润燥,桑杏汤。

处方:桑叶 10 克、杏仁 10 克、沙参 10 克、贝母 6 克、豆豉 6 克、
栀子 6 克、梨皮 9 克,水煎服。

以上三种咳嗽证见脉象多浮滑,舌苔薄白或薄黄。

（4）外感久治不愈咳嗽,喉痒,咳痰不利,甚则气短面红,治宜辛
温宣肺,止嗽散加味。

处方:桔梗 9 克、荆芥 10 克、防风 10 克、紫菀 9 克、冬花 9 克、
百部 6 克,水煎服。

慢性咳嗽,是由肺气失宣,加外邪频袭所致。原因其一是脾阳虚,肺失所养,津液内停成为痰湿;其二是肾阳虚,津耗肺燥以寒湿为主,分六型治疗。

(1)肺寒型:外邪,内饮相夹,以解表蠲饮小青龙汤加味治疗。处方:麻黄 6 克、白芍 9 克、半夏 9 克、细辛 3 克、五味子 6 克、生姜 3 克、桂枝 9 克、甘草 5 克,水煎服。

(2)痰郁型:上型失治,表邪内饮淹滞不解,以厚朴麻黄汤散邪蠲饮,煎服。(组成厚朴、麻黄、桂枝、杏仁、甘草)二三剂后改用苓桂术甘汤(组成茯苓,桂枝、白术、甘草)

(3)气喘型:病渐及肾,关门不利,饮邪渍肺,属肺、脾、肾三者兼虚,以加味肾气丸煎服。组成:桂枝、附子、熟地、山药、山萸肉、车前子、牛膝、泽泻、茯苓、丹皮。

(4)肺热型、肺阴内亏、复感外邪、邪随燥化,以养阴清肺汤煎服。组成:玄参、麦冬、生地、白芍、甘草、贝母、丹皮、薄荷。

(5)痿燥型:上型失治,误用温燥药物,肺叶灼焦,以琼玉膏加味(生地、人参、云苓、白蜜)水煎服。

(6)水泛型:肺津耗竭,肾水上泛,再投以温燥药物,致肺、肾燥热受损导致二脏水绝。以滋水润肺,加酸敛摄纳方用都气丸加味。处方:熟地 12 克、山药 10 克、茯苓 9 克、泽泻 6 克、丹皮 10 克、五味子 6 克、贝母 10 克、百合 10 克,水煎服。

第二节　慢性支气管炎的治疗

慢性支气管炎根据其咳痰喘的临床表现,可归于祖国医学的"咳嗽","痰饮","气喘"等病证的范畴。本病的形成主要是由于六淫外邪的侵袭和脏腑功能的衰退,两者相辅相成,互为因果,以后者为主导。六淫之中尤以风寒两邪为甚。脏器中尤以肺、脾、肾的功能衰退与慢支炎的发生有密切关系。肺为娇脏,外合皮毛,外邪首先侵袭犯肺,肺气不宣则发为喘咳气逆。若久病不愈,则肺气虚损,并累及脾肾,因肺为气之主,肾为气之根,脾为后天之本,为气血生化之源,故肺气虚日久则脾肾并虚。

临床中,我曾用温肺健脾,补肾纳气,治愈二例。

患者马某,城市居民,1987 年因咳嗽,咳痰,气喘面色青紫,动辄气促,西医诊断为慢性支气管炎,肺气肿,久治无效,经服自配末药两料后痊愈。

处方:蛤蚧 1 对、冬虫草 15 克、冬桑叶 30 克、党参 120 克、怀山药 120 克、鸡内金 30 克、橘红 15 克、橘络 15 克、桔梗 15 克、半夏 15 克、龟板 60 克、鳖甲 60 克、炙甘草 15 克、川贝母 30 克、白术 30 克、当归 30 克,研为细面,每日 2~3 次,每次 9 克。

例二:患者盛某,家属因患慢性支气管炎,肺气肿,动辄气喘,咳嗽,不能活动。后用蛤蚧散治愈。

处方:蛤蚧一对、枸杞子 9 克、石斛 9 克、冬花 10 克、前胡 10 克、百部 10 克、紫菀 9 克、青皮 10 克、女贞子 10 克。三剂后气喘缓解,又用上药三倍蜜制丸药。一月后病愈。久未复发。

咳、痰、喘、久治不愈者,收集有下面几个验方。

(1)咳嗽不得卧。心跳气促,面目浮肿。

处方:五味子 12 克、玉片子 6 克、杏仁 12 克、白芍 10 克、大黄 6 克、枳壳 9 克,上药共为细末,红消梨 6 两、冰糖 6 两,同上药煎熬成膏,每日服三次,每次服 6 克。

(2)咳嗽、咳痰、喘息、以喘为主、呼吸困难喘不得卧。

处方:蜜麻黄 3 克、蜜冬花 9 克、炒苏子 6 克、杏仁 6 克、粟壳 6 克、甘草 3 克、黄芩 9 克、贝母 6 克、桑皮 9 克、白果 9 克、麦冬 9 克、半夏 9 克,水煎服,每日两次空腹服,一般十剂见效。同时可配合下方巩固疗效,方如下:白芨、白糖、贝母、蜂蜜各 90 克。将蜂蜜,白糖熬开,将白芨、贝母研为粉末,撒入糖浆拌匀成膏,早晚服 5 克。

老年人肾阳虚，纳气不足，咳喘气促，可用下方：苏子 100 克、莱菔子 30 克、杏仁 100 克、白芥子 100 克、五味子 15 克、苏油 90 克、冰糖 30 克、蜂蜜 1 斤、猪板油 3 两，将各药研末，撒入溶化的油内搅拌均匀，储入瓶中，每日早晚服膏，开水送下。（席梁承方）

【附】肺心病并呼吸衰竭病危治验一例。

患者丁某，患肺气肿，多年不能劳动，常气喘。于 1991 年 6 月临危时，邀我诊治，表现为阴亏阳衰，用温肾回阳法治之。经上方治疗病症缓解。处方：人参 15 克、炙甘草 6 克、桃仁 6 克、红花 5 克、淡附片 6 克、干姜 6 克、白术 10 克，配独参汤并服两剂后病症缓解，起床活动，又给予生脉散加六神丸调理。

第三节　支气管哮喘的治疗

支气管哮喘为一种常见的肺部过敏性疾病，简称"哮喘"。本病在中医中多属"哮""喘"的范畴。中医认为脾虚气衰，健运无权，饮食不化精微，反为痰浊，痰浊阻肺，气道受阻，故咳嗽，多痰，气促，痰气相搏，喉中有哮鸣声，肺主气，邪实气壅，肺之升降失常，因而不能平卧，端坐呼吸。治宜宣肺平喘，止咳化痰。

（1）宣肺平喘，止咳化痰，主治支气管哮喘。

组成：麻黄 33 克、紫菀 33 克、杏仁 33 克、川贝 15 克、旋覆花 15 克、桔梗 20 克、鲜姜 30 克、百部 20 克、川椒 3 克、香油 30 克、蜂蜜 30 克。

用法：鲜姜切细末煎姜水一碗。把香油炼沸加蜂蜜，倒入姜水，余药研为细末，拌入，熬至成膏。饭后一小时服用，每次一茶匙，每日 3 次。

例如文化馆顾某，经服上药三料后，哮喘明显缓解，行动自如。

（2）蒌贝定喘汤组成：蒌仁、生百合各 15 克，川贝母、炙杏仁、莱菔子、桑白皮、天门冬、炙枇杷叶、炒远志各 9 克、冬虫夏草 4.5 克、炒苏子 3 克、葶苈子 3 克、大枣 5 枚,每日一剂,两次煎。

麻柏定喘汤:净麻黄、生黄柏各 3 克,生白果 12 枚(连皮杵碎)三味先水煎,先服头煎,30 分钟后加冰糖、茶叶各三克,再用沸水冲泡代茶,日服 3~5 次,二方同时服用。

(3)乌贼骨 1 斤,焙黄研末,砂糖 1 斤,调匀,成人每次服 15~24 克,一日三次,儿童酌减。

(4)白果、麻黄、萹蓄各 9 克、灯芯 1 克、甘草 4.5 克、生姜 3 片、葱白一根、细茶叶为引,用水煎服。恶寒发热加紫苏 9 克,久咳不止,去茶叶加冰糖一两烊化冲服。

(5)黑芝麻 250 克(炒),生姜取汁 250 克,二者浸拌均匀后入锅内炒,放凉,另用冰糖 120 克、蜂蜜 120 克,相互溶化混匀,与黑芝麻、生姜汁一同放入广口瓶内,每日早晚各服一汤匙。

(6)银花 15 克、百合 15 克、丹皮 15 克、川贝母 15 克、红茶 50 克,用红皮大萝卜煎汁,去渣,再煎上药,温服三次,轻者一剂而愈,重者三剂后可愈。

(7)治小儿哮喘方:凤仙花 12 克、桑叶 6 克、百合 6 克、枸杞根 12 克,共研细放入鸡内金加冰糖少许,蒸后服用。

第四节　肺结核病的认识和治疗

肺结核中医属"痨"范畴,又称"肺痨"。肺为清肃之娇脏,不耐邪侵;清肃之令不行则咳。虚火灼津而成痰,损伤肺络则咳血。肾阴不足,水不济火,心火扰动,影响心神。迫津液外泄,则心烦不安,心悸盗汗,阴精亏损,阳不敛阴,则低热两颧潮红,形体消瘦,体重减轻,脾肺气虚,故食欲减退,精神疲乏无力。气血不和,影响冲任,妇女月经不调,潮红高热,肺萎缩,肺气肿等为变证,临床必辨之条件。

（1）临床上，我将肺结核分为三型施治。

初期轻型：表现为低热，盗汗，干咳无痰。治宜甘寒养肺，用清肺理痨汤。处方：天冬9克、生地9克、百部9克、冬花9克、杏仁9克、桔梗4.5克，橘红4.5克。

中期较重型：表现为低热、消瘦、盗汗、两颧潮红，干咳无痰。治宜滋阴清肺，潜阳安神，方用百合固金汤。处方：百合12克、玄参12克、百部12克、川贝母9克、麦冬9克、杏仁9克、白芍9克、生地6克、熟地6克、桔梗4.5克、白芨9克、甘草3克。

末期，养阴清肺，滋液润金。

用救肺挽痨汤，处方如下：茯苓24克、山药12克、白芍24克、龟板24克、鳖甲24克、冬虫夏草9克、沙参9克、贝母9克、天冬9克、阿胶9克、青蒿9克、牡蛎24克、五味子4.5克、白芨20克。

在治疗中，对肺结核我还收集了一些验方现介绍如下：

（2）百紫膏治疗肺结核验案之一，处方：紫河车粉30克、鸡蛋壳90克、党参120克、白芨120克、冰糖1000克，百部120克，上药除白芨、冰糖其余均研为细粉，白芨炒黄色碾粉同冰糖放入砂锅煎熬，再将余药放入拌成糊状成膏，每日2~3次，用条匙，开水冲服。上药曾治愈县农行公某和文教局干部邢某，治疗两月后痊愈。

（3）冬蜈膏治愈顽固性肺结核经验之二，处方：黄连18克、泽泻18克、白芨180克、百部180克、冬虫夏草60克、蜈蚣120条、全蝎90克、血竭60克、阿胶60克、鳖甲120克、冰糖1000克。用法：将冰糖加水2斤，上药磨细粉放入水内，煎稠状，日服3次，每次一匙。

（4）治疗肺结核咳血经验之三，处方一：百部9克、白芨9克、白果6克、黄瓜子9克、海浮石9克、研为细末，每日三次，每次6克用白糖冲鸡蛋一个调开水冲服。

处方二：代赭石、大力参、丹皮、贝母、生地、栀子、黄芩、瓜蒌仁、白芍、当归、苏子；化瘀血用、赤芍、丹参、桃仁、花蕊石。

（5）治愈纤维空洞性肺结核一例（培土生金法）：定西移民王

某,患纤维空洞性肺结核来我处医治,给予培土生金汤,肺肾双补取得疗效。处方:北沙参 120 克、玉竹参 120 克、太子参 120 克、山药 120 克、茯苓 120 克、杏仁 120 克、生地 120 克、熟地 120 克、生甘草 120 克、紫菀 60 克、百合 60 克、贝母 30 克、白茅根 240 克、五味子 30 克、天冬 120 克、取上药浓煎两次。去渣另加冰糖 1500 克,熬至滴水成珠,用瓷盆封闭埋土中七天后用,每日三次,每次用大匙开水送下,连服三料痊愈。治空洞性肺结核处方二:百部 9 克、丹参 12 克、黄芩 12 克,桃仁 9 克,水煎服日一剂,一日二次。

肺结核咳嗽,咳脓痰腥臭恶食,称"肺脓肿"。处方:桔梗 9 克、桑皮 6 克、地骨皮 3 克、贝母 6 克、防己 3 克、甘草 1.5 克、枳壳 3 克、元参 6 克、水煎服。

(6)马钱子煎鸡蛋治疗纤维性肺结核胸膜炎观察。方法:马钱子 12 克砸碎,开水浸泡 2 小时,再放入 7 个鸡蛋文火煎 1 小时将蛋捞出,用凉水浸泡半小时,再放入原药液中浸泡 1 小时,捞出放凉备用,每天早晨服药鸡蛋一个,7 天为一疗程,间隔 7 天再继续下一疗程,2~4 疗程效果满意(药蛋不能破,破者不能用)对结核性胸膜炎、腹膜炎,淋巴结核均有效果。用药时观察患者反映,呕吐者,停服。

第五节　肺炎的治疗

(1)清热解毒,主治大叶性肺炎,支气管肺炎。处方:金银花 15 克、紫花地丁 10 克、野菊花 10 克、蒲公英 15 克、大青叶 10 克、金钱草 10 克、连翘 20 克、栀子 10 克、水煎服。

(2)清热宣肺,化痰止咳,主治大叶性肺炎。

处方:麻黄 10 克、杏仁 10 克、甘草 6 克、陈皮 10 克、前胡 10 克、赖冬花 15 克、蒲公英 15 克、石膏 15 克、知母 10 克、荆芥 10

克、远志 10 克、黄芩 10 克、用水煎服。

第六节　肺脓肿的治疗

骆驼城乡移民马某,40 岁,症见恶寒,发热,呼吸不利,咳而胸痛,有脓血,痰腥臭味,给以清肺解毒,排脓止嗽治疗后痊愈。

处方:当归 9 克、二花 15 克、花粉 10 克、桔梗 10 克、枳壳 10 克、薏苡仁 25 克、瓜蒌仁 12 克、杏仁 9 克、甘草 6 克、生黄芪 25 克、贝母 10 克。三剂后咳脓血痰消失,后期服用六君子汤加黄芩 10 克、桔梗 9 克、蒲公英 25 克、百合 12 克、元参 10 克、经治疗痊愈。

治疗肺脓肿处方 2:清热解毒。

组成:金银花 30 克、蒲公英 30 克、芦根 30 克、败酱草 30 克、紫花地丁 30 克、薏苡仁 30 克、鱼腥草 30 克、桔梗 20 克、知母 15 克、连翘 15 克、桃仁 10 克、甘草 6 克,用水煎服。

加减:发热恶寒表证者加荆芥 10 克、牛蒡子 10 克。体温达39℃以上者加生石膏(先煎)30 克、黄芩 15 克、栀子 10 克,胸胁疼痛者加乳香 10 克、没药 10 克、合欢皮 15 克、咯血咯痰带血者加三七粉(冲服)3 克、白芨 10 克、血余炭 10 克、藕节炭 10 克;气虚多汗者加黄芪 30 克、麻黄根 20 克、党参 15 克、治疗后期,高热已退。脓痰消失,改用益气养阴,清除余毒的方药为下:沙参 1 5 克、麦冬 1 5克、黄芪 30 克、党参 15 克、地骨皮 15 克、丹皮 10 克、山药 6 克、百合 10 克。

第三章　心血管系统疾病的治疗
第一节　冠心病的治疗

冠心病,西医称为"冠状动脉粥样硬化性心脏病"。有胸闷、胸痛、气急等表现。在中医上属于"胸痹"、"心痛"、"心悸"、"怔忡"等证范畴。近年来,由于人们生活水平的提高,饮食结构的改变,其发病率已跃居首位。在临床中我曾治愈 2 例。

1995 年 6 月,县农委干部张某,患有冠心病,且屡治屡犯。某日,心绞痛突然发作,故来我处求中医治疗,症见:胸痛、气短、面色青黑,舌红有瘀点,脉细弱而涩,食欲不振,精神欠佳,按中医"胸痹"、"心痛"之法而治,诊为气滞血虚,血脉瘀阻,痰郁气滞不通所致,宜化痰通脉,行气化瘀止痛。

(1)用胸痹汤加味治之。

处方:黄芪 20 克、丹参 20 克、党参 15 克、当归 15 克、赤芍 10 克、瓜蒌 15 克、薤白 12 克、檀香 6 克、桂枝 10 克、三七粉 1.5 克,用水煎服,后下檀香,冲服三七粉,经服三剂后疼痛未复发。为了巩固疗效,在上方中又加入元胡 9 克、焦楂 15 克,又服三剂。因出外活动,煎药不便,随配丸药一料,以益气活血,温阳通脉,以祛痰利气为主治疗。

处方:炙黄芪 50 克、丹参 50 克、益母草 40 克。桂枝 40 克、甘草 20 克、茯苓 30 克、党参 40 克、川芎 20 克、麦冬 30 克、五味子 20 克、枳壳 30 克、半夏 30 克、元胡 30 克、焦楂 40 克、炒麦芽 40 克、紫河车 20 克,以蜜为丸,每丸 10 克,每日三次,服完丸药后精神明显好转,食欲大增,到省医院检查,作心电图与以前对照,效果明显;本证属于气虚血亏、心阳不振、气为之帅、血为气母、气不足血亏致瘀。痰触阻络,气血不通。方中黄芪善补胸中六气,丹参、赤芍、益母草活血化瘀而不伤新血,瓜蒌、薤白、桂枝温通心阳,枳壳入气分,善调气机。紫河车血肉之品,有大气补血并有养血、治虚损、安心定神之功效。故用之,效果显著。

1990年5月收到省邮局徐某来信,内述她丈夫患有下后壁心肌梗死。住院半年,病情不稳,常诉胸闷、胸痛、心慌气短,阵发性发作,时好时坏。根据来信分析。此病主要由心阳不振、气血亏损、气滞血瘀。六淫寒邪所侵,七情所伤,以致寒凝脉涩。拘紧收引,为致病因素。气血津液不足,血行缓慢,心阳虚,导致血瘀痰凝,而致胸痹,给以温养补虚,益气养心,活血去痰的心梗恢复汤治疗。

处方:黄芪15克、太子参15克、川芎15克、丹参20克、麦冬10克、红花10克、仙灵脾10克、五味子9克、桂枝9克、刺五加15克、菖蒲15克、吴萸5克、半夏9克、三七粉1.2克(冲服),患者服五剂后,病情好转,胸闷、胸痛减轻,来信求再寄一方。

处方如下:党参15克、炙黄芪15克、黄精15克、丹参15克、太子参15克、川芎15克、乳香6克、没药6克、莪术6克、珍珠母30克、元胡12克、吴萸5克、五味子8克、香附子8克、红花10克,用水煎服10剂后,病久未复发,一年后来信致谢。

治疗冠心病,本人经验不足,常借鉴先贤临床验方,在临床中,我多次使用,效果俱佳。现记录于下,供后学者参用。

(2)方一:三合汤治验心绞痛。

处方:丹参30克、百合30克、砂仁3克、香附子9克、高良姜9克、台乌9克、檀香6克(后下)用水煎服,血瘀明显者,加五灵脂6克、蒲黄9克。

(3)方二:温冠方。温阳益气,通脉,主治冠心病。

处方:黄芪30克、桂枝10克、赤芍10克、全当归15克、党参15克、全瓜蒌15克、细辛5克、沉香5克、薤白12克、丹参30克用水煎服。加减,气虚者党参换红参加附子、干姜。气滞者,加柴胡、枳壳。痰湿者加藿香、佩兰、半夏。分析:中医学释冠心病病机是本虚而标实,虚指阳虚、气虚。实指由虚而致的气滞血瘀,气虚则寒凝气滞,气滞则血瘀,心痛。治疗上着手于温阳益气,疏凌脉络,使气血通畅消除心痛。

(4)方三:开封方。化痰通脉,行瘀止痛,主治心脉瘀阻型冠心病、心绞痛。

处方:木通、刘寄奴、王不留各9克、瓦楞子15克、莱菔子6克、远志6克、白芥子6克,用水煎服,加减:阴虚加生地、枸杞子、麦冬、女贞子。阳虚加仙灵脾、巴戟、干姜、桂枝、紫河车。

(5)方四:化死血方,活血化瘀,通畅行气,主治死血作梗的心绞痛。

处方:当归尾15克、川芎9克、丹皮、苏木、红花、元胡、桂枝、桃仁、赤芍各9克,降香3克、通草3克、炒麦芽6克、穿山甲9克。用水煎服。此方治疗心绞痛效果较好。

(6)方五:除痰化瘀汤,化痰通脉,活血化瘀,主治心绞痛。

处方:制半夏、麦冬、五味子各9克、炒枳实、丹参、北沙参各15克、云苓30克、川芎12克、赤芍、小麦6克,用水煎服,每日一剂。

(7)方六:主治冠心病、心绞痛。附子3克、川黄连3克、生白芍10克,加水煎服,一日2~3次服。

(8)方七:治胸痹、心绞痛。

处方:黄芪30~45克、丹参30克、桂枝9克、甘草9克、枳壳9克、瓜蒌15克、薤白12克,用水煎服。方解:黄芪补气,当归、川芎活血,气为血母,血为气用,大补阳气以通血。丹参入心经,理血专品。瓜蒌、薤白、桂枝、甘草,温通心阳,宽胸祛痰。枳壳入气分,善调气机。

第二节　高血压病的治疗验方

高血压病西医上说是一种由于高级神经中枢,调节血压功能紊乱,以动脉压血增高为主要表现的疾病。中医认为本病属于"眩"头痛"、"肝阳"、"肝风"等范畴。

高血压病是上实下虚、肝、脾、肾亏损之症,在临床上常从以下几方面加以治疗:①补养精血,常用首乌、杜仲、白芍、枸杞子、鸡血藤等。②镇静,平肝潜阳,常用珍珠母、牡蛎、龙骨、石决明、磁石等。③活血化瘀,常用丹参、牛膝、赤芍等。④苦寒药,阳亢过盛者可用苦寒直折如用,黄芩、栀子应适量,多选用甘菊、夏枯草、青葙子、谷精草。⑤补气,常用黄芪、炙甘草。⑥在平肝熄风的基础上加适量消导药如山楂、厚朴。下面就介绍几个验方:

1. 方一

淮山药 18 克、首乌 24 克、怀牛膝 15 克、龙骨 15 克、牡蛎 15 克、代赭石 1 5 克、珍珠母 24 克、白芍 12 克、生地 15 克、钩藤 9 克、菊花 9 克、石决明 15 克,用水煎服,每日一剂,分两次服,一般 3~5 剂后均可获得疗效。(席梁承方)

2. 方二

白芍、生龙骨、生牡蛎、谷精草、川楝子各 12 克、天冬、钩藤、菊花各 6 克,牛膝、茵陈、元参各 12 克、夏枯草 12 克,每疗程四剂,日服一剂,分两次服。

外洗脚方:黄芪 24 克、当归、牛膝、牡蛎、丹皮、枳壳、台乌、磁石、首乌、桑枝各 3 克,丹参 24 克、独活 9 克、白芍 24 克、石决明 12 克,上药水煎取汁等温,每日一剂,洗脚两次,每次半小时,每疗程四剂,用两疗程后,血压均可恢复正常,内服药与外洗方同日用。上方县林业局干部孙某,于 1980 年 2 月经用两个疗程后,效果显著,杖步行自如。

3. 方三

熟地、石决明各 30 克、丹皮、槐米、夏枯草、牛膝各 15 克、桑寄生 24 克、女贞子 20 克,用水煎服,每日两次,每日一剂,服药五剂后,一般均可获得疗效。

4. 方四

丹参、丹皮、山楂、粉葛、泽泻、首乌、黄芪各 30 克,地龙、五味子、赤芍、川芎、夏枯草各 15 克,冷水泡 1 小时,文火煎 30 分钟,每剂服 1~2 日。加减用法:痰湿壅盛者,减黄芪、加苍术、佩兰、桑皮、菖蒲。肝火旺减黄芪,加栀子、莲蕊及白虎汤、承气汤,酸枣仁汤。阴虚加枣皮、寄生、元参、白芍。头痛加蔓荆子、石决明。身痛肢麻加威灵仙、独活、防己、秦皮,用水煎服,此方阴阳失调,气血逆乱,情志内伤,血脉阻塞,长期服用,疗效显著。

5. 方五

菊花 12 克、夏枯草 15 克、牡蛎 15 克、决明子 15 克、杜仲 15 克、生甘草 6 克、青葙子 9 克、黄芩 9 克、白芍 9 克、薄荷 3 克,每日一剂,分两次用水煎服。

6. 方六

桃胶(或杏胶)适量,加水煎服,一日 2~3 次饮服。

第三节　风湿性心脏病治疗二例

风湿性心脏病是心脏瓣膜的病变,分瓣膜狭窄、瓣膜关闭不全及瓣膜双损。中医学中属"喘症"、"怔忡""心悸""心痹"等范畴。

曾有 2 例"风湿性心脏病"患者,在我处经服中药后症状明显好转。

例一:患者张某患有"风湿性心脏病二尖瓣双损"多年,来我处求方治疗,见患者,气短面黄、舌红苔白、黄腻、心悸怔忡、脉细弱,出现结代并有规律性,每分钟结代 2~3 次,精神差。随根据"金匮""心伤"症候原理给予二加龙牡汤合复脉汤,温养心肾以制寒水,平肝。

处方一:制附子 4.5 克、白薇 9 克、生白术 9 克、白芍 9 克、泽膝 9 克、党参 20 克、天冬 9 克、龙骨 20 克、牡蛎 30 克(先煎),桂枝 15 克、炙甘草 10 克、茯神 10 克以上药服用两剂后,自觉病情好转。二次来诊,每分钟结代脉 1 次,在原方中又加入灵磁石 30 克、五味子 3 克、熟地 12 克、枣仁 8 克,又服药三剂后前症状不见,患者自诉精神尚好,食欲较以前均有明显增强。为巩固疗效又给予炙甘草、合双仁养心汤加味,以养心安神、健脾利湿、复脉。

处方二:炙甘草 30 克、阿胶 30 克、党参 60 克、生地 40 克、桂枝 30 克、五加皮 30 克、麦冬 30 克、丹参 50 克、柴胡 15 克、黄芪 60 克、山药 60 克、黑芝麻 50 克、炒枣仁 40 克、柏子仁 40 克,赤小豆 40 克,将上药研为细面,每天早晚饭前开水冲服。日服三次,每次 10 克。经服完药,效果显著。

例二,患者陈某,女,20 岁,原在甘肃师大学习,因患"风湿性心脏病"休学回家治疗。求我诊治,见颧而青黑、唇舌青紫、苔白腻、脉细无力,脉搏每分钟 40~50 次,结代每分钟 2~3 次。诊断为外邪寒湿直犯心络。内舍于心,心脉痹阻、气血失养、心神不安而治之。

处方一:生脉定律汤:太子参 30 克、川芎 15 克、丹参 10 克、赤芍 20 克、麦冬 10 克、五味子 10 克、炒枣仁 10 克、郁金 10 克、山药 15 克、茯苓 10 克、人参 10 克、黄芪 20 克、阿胶 15 克、附子 6 克、夜交藤 20 克、合欢皮 20 克用水煎服。先服三剂,服完后患者胸闷、气短、心悸好转,呼吸容易,又在上方中加桑皮 10 克、苏子 12 克、附子 15 克。(先煎)服完五剂后再一次来诊,结代脉少见,食欲增加,睡眠好,脉搏每分钟 60~70 次,给予归脾汤加味治疗。处方:党参 30 克、黄芪 30 克、枣仁 10 克、远志 10 克、木香 6 克、茯苓 10 克、圆肉 6 克、当归 12 克、白术 12 克、焦三仙各 10 克、山药 20 克、桂枝 12 克、五加皮 10 克、丹参 15 克、附子 15 克、炙甘草 6 克、大枣 2 个、桔梗

10克。又用五剂,症状已全消失。为巩固疗效,另配制一料炙甘草双仁汤混合药物,制成蜜丸。服完两料后于1998年2月回校复课。

【附】治风湿性心脏病验方

桂枝尖6克、茯苓9克、生白术9克、炙甘草6克、党参9克、牡蛎15克、紫丹参18克、红花6克、当归9克、桃仁9克、生铁落30克,用水煎服,每日一剂,20剂后炼蜜为丸。

第四节　心律失常的临床分析及治疗

心律失常是多种心脏病的并发症,后遗症,严重时不仅能加重病情,甚至危及生命。因而治疗心律失常是治疗心脏病的重要措施之一。

心为阳脏,主血脉,鼓动营血环流全身,使脉搏缓和均匀而有神。血液的盈亏,心气的盛衰,易受内外病因影响,尤其是寒热二邪的影响。脉象迟而有力为阴寒内盛,气滞血瘀的寒证,因寒则气收,脉道凝滞。迟而无力者为阳虚内寒的虚症;数而有力者为实热证;数而无力者为虚热证。

心律失常,在临床上常分为六型加以施治。

(1)阴寒内盛的实寒型。治则:温经散寒,通络复脉。常用麻黄附子细辛汤加减。

(2)阳虚内寒的虚寒型。治则:温阳散寒,益气复脉。常用温肾复脉汤。

处方:仙灵脾、补骨脂、当归各12克、熟附子、细桂枝各9克、炙甘草、麦冬、黄芪各15克。

(3)实热型。治则:清热泻火、凉血安神,常用清心汤。

处方:生地、麦冬各24克、黄芪、栀子、苦参各9克、莲子心6克。

（4）虚热型。治则：益气养阴,增液清热,常用益气生脉汤。

处方：西洋参 9 克、麦冬、生地各 15 克、五味子 6 克、玄参 18 克、莲子心、生甘草各 3 克。

（5）阴阳两虚型。治则：益气通阳,养血复脉,方用炙甘草汤加减。

处疗：炙甘草、麦冬、柏子仁、党参各 15 克、桂枝 1 2 克、生地 30 克、阿胶 9 克、生姜 6 克、大枣 5 枚、炒枣仁 24 克,丹参 18 克。

（6）阴虚火旺型。治则：滋肾舒肝,清心安神,方用滋水清肝饮。

处方：生地、桑寄生、麦冬各 18 克、茯苓、泽泻、柴胡各 12 克、栀子、丹皮、苦参各 9 克。

现将我在临床中常选用的抗心律失常方介绍如下：

方一：调心汤,活血化瘀,镇静安神。主治各种早搏。

处方：丹参 30 克、紫石英 25 克、党参 25 克、麦冬 12 克、川芎 12 克、炙甘草 9 克、连翘 10 克、桂枝 3 克,用水煎服。日服一剂,分两次服。

方二：二参麦冬汤,主治各种心律失常。

处方：炙黄芪 12 克、党参 10 克、桂枝 10 克、丹参 12 克、五味子 6 克、炙甘草 6 克、当归 10 克、麦冬 10 克,用水煎服。①失眠者加枣仁 10 克、茯苓 10 克、夜交藤 15 克。②胸闷、心痛加鸡血藤 15 克、苏梗 10 克、红花 6 克、瓜蒌 12 克。③心动过速加磁石 30 克、生龙牡各 20 克。④心动过缓加干姜 6 克、附子 3 克、鹿角胶 12 克。⑤外邪未清加银花 12 克,连翘 10 克、板蓝根 10 克。

方三：调律丸,主治风心病、冠心病、心肌炎等引起的各种房性、室性、交界性早搏。

处方：红花 30 克、苦参 30 克、炙甘草 18 克、生姜 3 克,共研细末以蜜为丸。每丸重 2 克,每日 3 次,每次一丸。

方四：病毒性心肌炎所致早搏。

处方：炙黄芪 25 克、党参 25 克。丹参 15 克、桂枝 9 克、防风 9 克、蝉衣 9 克、僵蚕 9 克、白附子 9 克、龙齿 13 克、炙甘草 12 克,用水煎服。

方五：益气养阴,活血化瘀,复脉宁神,主治各种心律失常。

处方：党参 30 克、黄精 30 克、甘松 15 克、琥珀粉 1 克、三七粉 1 克,共研细末,每日三次,每次服 10~12 克。

方六：参杞阿胶丸,补心气,益精血,主治病窦综合征。

处方：党参 50 克、黄芪 50 克、阿胶 40 克、枸杞子 40 克,制成丸药服用,效果显著。

第五节　高脂血症的治疗

中医认为阴虚血滞,气血失调所致。现代医学诊断先进,借助西医经验辨证治疗。

近年来,冠心病,脑血管意外的发生率明显增加,而高血脂则是导致冠心病、中风的主要原因之一,故而临床上对高脂血症的治疗已明显重视了。著名心血管专家胡大一教授说胆固醇每下降 1mg/dl,冠心病发病危险就下降 2%。因鉴于此,现就对高脂血症的治疗验方列举如下。

方一：血脂宁方,功能消食化瘀,养肝利胆,主治高脂血症。

处方：山楂 15 克、首乌 15 克、决明子 9 克、橘皮 4.5 克、猪胆汁粉 0.2 克。共研粉,分装胶囊为 1 日量。每日 3 次,每次 4 丸,3 个月 1 疗程。

方二：首乌合剂。

处方：生首乌 15 克、杭白菊 10 克、熟地 15 克、麦冬 15 克、夜交藤 15 克、鸡冠花 10 克、北沙参 15 克、元参 15 克、合欢皮 15 克、杭白芍 10 克,用水煎服,每日一剂,治疗后血清胆固醇下降明显。

方三：三七复方。

处方：三七 3 克、山楂 24 克、泽泻 18 克、石决明 15 克、虎杖 15 克,以上为基本方,随症加减,每日一剂,疗程 1 个月。对高胆固醇血症和高脂血症有较明显降脂效果。

【附】心衰方,治验心力衰竭

功能:泻肺利水、益气养心、活血通络。

主治:充血性心力衰竭

处方:葶苈子 30 克、桑白皮 30 克、车前子 30 克、泽泻 15 克、生黄芪 30 克、太子参 30 克、五味子 10 克、麦冬 15 克、紫丹参 30 克、全当归 10 克。以上为一日剂量,每日浓煎成 200ml,病重时每日服 2剂,分 4 次服。病轻时,每日 1 剂,分 2 次服。心力衰竭缓解后,可继续服用,以巩固疗效。

【附】五皮饮加味治疗肺心病一例 。

李某,50 岁,咳、痰、喘近 3 个月,伴胸闷、心悸、面青尿少、下肢浮肿、不能平卧、给予五皮饮加味,以温阳强心、健脾利水、宣肺降逆。

处方:茯苓皮 12 克、大腹皮 12 克、生姜皮 4 克、桑白皮 9 克、冬瓜子皮 12 克、泽泻 12 克、白术 9 克、车前子 9 克、杏仁 9 克、沉香 3克,连服六剂后,咳喘缓解,肿消,能步行。又加服六神丸,每日 3 次,每次 5~10 粒,经治疗,病情缓解。

【附】血栓闭塞性脉管炎

血栓闭塞性脉管炎是周围脉管的一种慢性持续性、进行性血管炎症病变,导致血栓形成,使血管腔闭塞,肢体缺血损害性的疾病。在中医上称此病为"脱骨疽"。在"黄帝内经"中记载"发于足指名脱疽,其状赤黑,死不治"。后世医书"医宗金鉴"中也有较详细叙述。根据中医观点,认为本病多属虚寒症为气滞血瘀所致,故以活血化瘀为基本治则,结合不同症状大致分为四型:

1. 阴寒型

患肢喜暖怕冷,触之发凉,皮肤苍白或紫红,但无溃疡或坏死,足背动脉搏动微弱或不能触及,舌质淡红苔薄白。脉沉细或沉迟,大致相当于局部缺血期,治宜温经散寒,活血化瘀。治宜主用阳和汤加减治疗。

处方:熟地、黄芪、鸡血藤各 30 克、党参、当归、干姜、赤芍、怀牛膝各 15 克、肉桂、白芥子、熟附子、甘草、鹿角霜(冲)各 9 克,地龙12 克、麻黄 6 克,用水煎服,每日一剂。

2. 气滞血瘀型

患肢活动以后皮肤呈紫红或有瘀血斑点,伴有持续性胀痛。舌质红、苔薄白、脉沉细、此型大致相当于局部营养障碍期。治则疏通经络,活血化瘀。

处方:丹参、赤芍、金银花、土茯苓各 30 克、当归、川芎、刘寄奴各 15 克、三棱、莪术、桃仁、红花各 9 克,用水煎服。表现有湿热症者,患肢沉重、乏力、足部红肿、小腿有反复发作的游走性静脉炎,舌质红、苔黄腻、佐以清热利湿,加连翘、黄芩、黄柏、莪术等药。

3. 热毒型

患肢剧痛,昼轻夜重,局部有溃疡、坏疽,可因感染而红肿发热:治则:清热解毒、活血化瘀,处方以四妙活血汤加味。

处方:银花、蒲公英、紫花地丁各 30 克、元参、黄芪、生地、丹参各 1 5 克、怀牛膝、连翘、漏芦、防己各 12 克,黄芩、黄柏、贯众、红花各 9 克、乳香、没药各 3 克,水煎服,每日一剂。

4. 气血两虚型

外病气血耗损,身体虚弱、憔悴萎黄、消瘦无力、舌质淡白、苔薄白,脉沉细无力。治宜补气养血,扶正祛邪,处方人参养荣汤加减为主。

处方:黄芪、当归、人参各 9 克、石斛、怀牛膝各 12 克,杭芍、白术、云苓、陈皮各 9 克、肉桂、远志各 6 克、甘草 3 克,水煎服,每日一剂。

血栓闭塞性脉管炎治验 2 例:

例一:雷某,花墙子村农民,因患闭塞性脉管炎,第二趾骨营养性溃烂。应以清热解毒。处方:生地 15 克、二花 1 5 克、元参 15 克、野菊花 15 克、白芍 10 克、公英 30 克、牛膝 15 克、当归 12 克、黄连6 克、丹皮 10 克、甘草 6 克。服法每日一剂,煎服三次。三剂后又改用温经散寒通络法。

处方:炙黄芪 30 克、当归 12 克、丹参 15 克、红花 6 克、桂枝10克、赤芍 10 克、炒桑皮 15 克、牛膝 15 克、二花 10 克、连翘 10 克、丹皮 10 克、乳香 8 克、没药 8 克,每日一剂,用水煎服。营养性溃疡大补气血,滋养肝肾,佐和营解毒,收效很好。处方:炙黄芪 9 克、川杜仲 9 克、党参 9 克、白术 9 克、白芍 9 克、熟地 9 克、枸杞子 9 克、补骨脂 9 克、何首乌 9 克、肉苁蓉 9 克、生甘草 9 克、元参 6 克、二花 6 克、当归 6 克、云苓 6 克,每日一剂,水煎服三次。

例二:盛某,张掖电厂干部,患闭塞性脉管炎,后趾第一二趾,青紫痛,溃烂,长期不愈,故来我处就诊。见患者气血俱虚,并患糖尿病、胃病。补气养营,通脉活血。方用黄芪健中汤加味。

当归 12 克、白芍 12 克、炙黄芪 15 克、党参 15 克、太子参 15克、生姜 5 克、红枣 2 枚,每日一剂,水煎三次。

此患者服三剂后效果显著,又托人取药五剂,配藤黄膏熏洗患处,又配末药冲服。

末药组成:琥珀 15 克、没药 15 克、乳香 15 克、麻黄 15 克、朱砂 5 克、甘草 6 克。共研细末,每日用黄酒冲服三次,每次 4.5 克。

【附】血栓性静脉炎的治疗

血栓性静脉炎是指静脉内腔的炎症,同时伴有血栓形成,是一种较为多见的周围血管病。

在临床上我曾治愈 2 例:赵某,女,右下肢,踝骨外侧青黑,足底有杏核大的溃烂,深度 3~5mm,化脓长期不愈,时经三年,久治无效,来我处就诊,给予活血化瘀,软坚通络方内服,外用三仙丹粉,拔毒膏药,脱管生肌散,象皮生肌散,经治月余,恢复健康。(外用药另章介绍)

内服方:生黄芪 30 克、当归尾 15 克、银花 15 克、桃仁 12 克、赤芍 9 克、红花 9 克、皂角刺 9 克、虻虫 6 克、蒲公英 15 克、穿山甲 9克、水蛭 9 克、甘草 9 克,用水煎服,服药三十余剂后,另配末药冲服,并配外敷药。

末药组成:当归 100 克、赤芍 100 克、川芎 80 克、炙乳香 45 克、炙没药 45 克、红花 45 克、苏木 45 克、泽兰 45 克、郁金 45 克、炙黄芪 100 克、络石藤 45 克。共研细末冲服 8~10 克,每日冲服 2 次。

外敷药组成:苏木 15 克、乳香 15 克、没药 15 克、干姜 15 克、花椒 10 克、桂枝 10 克、透骨草 30 克、千年健 15 克、鸡血藤 15 克、银花 15 克、樟脑 15 克。

用法:取上药 2 剂,分别装入两个小布袋,倒入白酒少许,缝好后放入锅内蒸热,先取一袋,敷患处,5 分钟更换一次,反复十次,五天换药一次。经换药三次后,索状硬结,变软,疼痛消失,溃疡痊愈。

郑某,男,教师,患血栓性静脉炎近三年,多方求治无效。来我处后治疗同上,两月后痊愈。

附

【附 1】"清心散"治疗脱疽(趾端皮色紫黯酱色)

处方:麻黄、甘草、朱砂各 0.7 克,乳香、没药、琥珀各 1.5 克,共为细末,临服药时黄酒二两煎沸,冲药下。为一次量,早晚各一次。

【附 2】祛湿化瘀法对静脉曲张的治疗。

处方:苍术、黄柏各 18 克、当归 15 克、牛膝、木瓜、桃仁、赤芍、地龙、丹参各 12 克、防己、红花、没药各 9 克、苡仁 30 克。加减:有风湿痛者加独活、秦艽、威灵仙。有溃疡或局部栓塞结肿加银花、元参,水煎服。服药后下肢出冷汗是有效特征。

静脉曲张是痹症的一种,痹在血分,败血瘀络,瘀血不通,发为疼痛,类似闭塞性脉管炎的病理。

第四章 消化系统

第一节 消化性溃疡的治疗

消化性溃疡，主要是指发生在胃和十二指肠球部的慢性溃疡，因溃疡的发生与胃酸及胃蛋白酶的消化作用有关。在中医属于"胃痛"或"胃脘痛"范畴。中医认为本病的发生由于情志所伤，肝气郁结，横逆犯胃，或由于饮食所伤损及脾胃，脾不运化，胃失和降，气机阻滞。不通则痛，而致胃痛。临床上，胃溃疡常表现为：餐后 1 小时发生，呈钝痛，灼痛、伴泛酸、嗳气、呕吐。十二指肠溃疡，进餐后疼痛缓解，疼痛多在中上腹偏右。治宜健脾和胃、疏肝理气，制酸止痛。

方一：温补行气汤，行气温中，主治消化性溃疡。

组成：党参 9 克、白芷 9 克、白术 9 克、山药 9 克、干姜 4.5 克、木香 8 克、荜茇 6 克、茯苓 9 克、白芍 9 克、炙甘草 6 克、水煎服。合出血者加白芨粉 3 克；泛酸明显者加海螵蛸 10 克；疼痛重者加玄胡 9 克；口干、舌燥、尿黄、便结及脉数者，去干姜。

方二：疗疡汤，活血化瘀，主治消化性溃疡。

组成：蒲公英 20 克、台乌 15 克、当归 10 克、白芍 10 克、郁金 10 克、元胡 10 克、佛手 10 克、炙香附 8 克、炙没药 8 克、甘草 6 克水煎服。气滞者加枳实、厚朴；气虚者加黄芪、肉桂。

方三：胃康汤，健脾和胃，疏肝理气，敛溃生肌，主治胃、十二指肠溃疡。

组成：煅瓦楞子 10 克、元胡 10 克、乌贼骨 1 5 克、甘草 6 克、黄芪 15 克、地榆 10 克、白术 10 克、山药 12 克，水煎服，日 2 次。肝胃不和者去山药、黄芪，加青皮、枳壳、郁金、柴胡；脾胃虚寒者去地榆、加炮干姜、砂仁、党参、肉桂;气滞血瘀者去白术、黄芪、山药,加三七粉、炒蒲黄、大黄末、云南白药;阴虚胃热者,去白术、黄芪,加白芍、麦冬、川楝子、黄芩。

方四:加味乌贝散,制酸止痛通瘀,养胃和中通络,主治消化性溃疡。

组成:乌贼骨50克、大贝母50克、生白芍50克、生甘草50克、乳香30克、没药30克、三七粉30克,将上药混合研末,装入空心胶囊,每粒重0.5克。每日3次,每次6粒,饭前2小时,温开水冲服。25~30天为1疗程。

方五:胃及十二指肠溃疡辨证用药。

(1)中虚胃寒型:症见畏寒喜热,饿时痛,喜按,苔白,脉细弱无力。处方:香砂六君汤,黄芪建中汤加良姜、香附子。

(2)中虚肝旺型:症见口苦反酸,暖气,痛无定处,脉细弦,苔白。处方:香砂六君汤,黄芪建中汤加黄连、吴萸。

(3)中虚湿盛型:症见胃脘胀痛,纳差,苔白且厚腻,脉缓滑或弦滑。处方:三仁汤、胃苓汤、平胃散、藿朴夏苓汤。

(4)中焦虚弱型:舌边有瘀血点,脉细。处方:养阴活血方、丹参饮、三和汤、一贯煎调治。另外,乌贼骨、刺猬皮、白芨,共为细面冲服,一月见效。每日三次,一次6~9克。

(5)胃寒虚痛、中气不足:胃脘痛不止,饿时痛甚,暖气,苔薄白。处方:炙黄芪24克、当归9克、菖蒲9克、百合15克、台乌9克、姜黄10克、香附子6克、白芍12克、神曲9克、甘草6克、肉桂4克、水煎服,分2次服。

第二节　慢性胃炎的治疗

慢性胃炎是以胃粘膜的非特异性慢性炎症为主要病理变化的

疾病。根据胃粘膜组织学改变分为慢性浅表性胃炎、慢性肥厚性胃炎、慢性萎缩性胃炎。临床上无特异性症状、体征。胃镜、活检是诊断本病的主要方法。本病在中医学属"胃脘痛"范畴。

方一:白紫连英汤,清热解毒,主治慢性胃炎。

组成:银花 12 克、连翘 12 克、蒲公英 12 克、紫花地丁 12 克、白蔹 10 克、甘草 10 克、黄连 6 克,用水煎服。胁胀不适、胃脘疼痛甚者加元胡 10 克、川楝子 10 克、木香 10 克、郁金 10 克;脘腹胀满,消化不良者加谷麦芽各 15 克、山楂 10 克、莱菔子 10 克;嗳气泛酸,呕吐清涎者加法半夏 15 克、茯苓 15 克;腹胀便秘,口舌生疮者,加生大黄 10 克、厚朴 10 克。本方尤宜于慢性浅表性胃炎、慢性肥厚性胃炎。

方二:活血化瘀汤,温中散寒,益气理气,活血化瘀,主治慢性萎缩性胃炎。

组成:黄芪 20 克、当归 15 克、川芎 15 克、良姜 10 克、枳实 15 克、乳香 10 克、没药 10 克、炙甘草 10 克,用水煎服。胃痛重者加元胡 15 克,腹胀重者加厚朴 10 克、青皮 10 克;消化不良者加炒麦芽 15 克、炒神曲 15 克、炒山楂 15 克。本方能改善微循环,以促进萎缩胃粘膜腺体的营养供应。

方三:益中活血汤,治疗萎缩性胃炎,具有温中补气,活血散瘀,消肿生肌的作用。

组成:黄芪 30 克、肉桂、乳没各 8 克、吴萸、三棱、莪术、乌药各 10 克、丹参 15 克、生蒲黄 13 克、川芎 12 克、每日煎服 1 剂。轻者连服 40 天,重者连服 60 天。

方四:参寄胃炎方,养阴清热,理气活血,缓急止痛,主治慢性萎缩性胃炎。

组成:沙参 15 克、玉竹 12 克、白芍 10 克、元胡 12 克、山药 10 克、焦楂 15 克、青黛 6 克、丹参 15 克、陈皮 10 克、黄芪 15 克,混合成糖浆,20ml／次,1 日 2 次,开水冲下。

方五:胃复康方,温中补虚,健脾和胃,疏肝解郁,主治慢性虚寒性胃炎。

组成:甘草、白芍、桂枝、高良姜、黄连、柴胡,研细过筛,装胶囊备用。每次于饭前 1 小时服 4 克,1 日 3 次,3 个月为一疗程。

第三节　上消化道出血的治疗

上消化道出血是指屈氏韧带以上的消化道,包括食管、胃、十二指肠、肝、胆道病变引起的出血。在中医多属"呕血""便血"范畴。

方一:芨竭散,止血、行血、祛瘀,主治上消化道出血。

组成:白芨粉 4.5 克、血竭粉 1.5 克。上药混合为 1 次量,温开水调成糊状,每日 3~4 次。

方二:祛瘀止血,收敛制酸,主治上消化道出血。

组成:海螵蛸 50 克、贝母 40 克、大黄 20 克、研末,混在一起,每次 4 克,日服三次。

方三:花蕊石 50 克、五倍子 25 克、血余炭 25 克、甘草 20 克,研为细末,每次 5 克,用水冲服。

方四:化瘀止血散,化瘀止血,主治上消化道出血。

组成:三七 0.75 克、炒蒲黄 2 克、五灵脂 2 克、白芨 5 克、大黄 1.5 克,制成散剂,每日 3 次,每次 1 包。凉开水冲下,上剂量为 1 包量。

第四节　非特异性溃疡性结肠炎的治疗

非特异性溃疡性结肠炎是一种病因不明的结肠溃疡性炎症为特征的慢性疾病。临床上以腹泻为主要症状,排出脓血便、黏液血便、常伴里急后重,有腹痛 – 便意 – 缓解的特点。腹痛一般为隐痛、绞痛,常位于左下腹、小腹。本病在中医属于"泄泻""痢疾"的范畴。

方一:白芨益母汤,清热凉血,收敛止血,生肌敛疮。主治非特异性结肠炎。

组成:半枝莲 15 克、蜈蚣 2 条、益母草 30 克、鸡血藤 30 克、白芨 15 克、炒地榆 30 克、小蓟 30 克、狗脊 15 克、上药加水煎浓汁 150ml、分 2 次灌肠用,1 日 1 次,每次 70~100ml,1 月为一疗程。一疗程见效不著者,休息一周行第二疗程。

方二:槐花炭 20 克、炒白芍 10 克、蒲公英 30 克、炒枳壳 10 克、苦桔梗 10 克、地榆炭 15 克、马齿苋 30 克、荷叶 10 克、甘草 6 克。用水煎服,日三次。

方三:中药协定方泄宁Ⅰ号,巴豆霜、大黄、甘遂等分,共为细末,装胶囊备用。每个胶囊含生药 0.2 克、一般服 4 克,体质差者服 0.2 克,体质壮实者可服至 0.6 克。泄宁Ⅱ号,党参 30 克、白术 10 克、茯苓 20 克、陈皮 10 克、山药 30 克、干姜 10 克、川椒 5 克、乌梅 15 克,开水煎服,一日一剂,分 2 次服。泄宁Ⅲ号(灌肠方)组成:黄柏 10 克、白头翁 10 克、苦参 30 克、紫草 30 克、椿根皮 30 克、五倍子 10 克、加水 1000ml,水煎浓缩至 200ml 保留灌肠。用药方法,晨起用盐开水送服泄宁Ⅰ号,服药后泄泻黏液稀便 3~5 次(翌日腹部明显舒畅,腹痛、腹胀均有好转)泄后即服泄宁Ⅱ号,每日一剂,连服 1 周。第二周重复第一周服药方法,在服用泄宁Ⅲ号同时加用泄宁Ⅲ号保留灌肠。灌肠前,排尽大便,使液温保持在 38℃~39℃,灌后静卧 1 小时,然后胸膝位,在侧卧位,左侧卧位各 15 分钟,然后方可离床活动。

第五节　肠炎的治疗

肠炎是由于细菌、病毒、真菌、寄生虫,或饮食不节,摄入有刺激性粗糙的食物引起肠道炎症。在中医学中属"下利""泄泻"的范畴。

一般来说,粪便清稀多属于寒;粪便黄褐而臭,肛门有烧灼感的多属于热。病势急、腹部胀痛、拒按、泻后痛减的多属实证;病程长,腹痛不甚,大便次数略增的当属虚证。

一、急性肠炎三方

(1)寒湿:症见形寒、发热、头痛、腹痛、肠鸣、粪便清稀、脘闷、舌苔白腻。治宜解表散寒,芳香化浊。

处方:藿香正气散加减,藿香 12 克、紫苏 10 克、厚朴 10 克、苍术 9 克、木香 5 克、茯苓 10 克、泽泻 10 克、生姜 5 克、神曲 15 克、甘草 6 克、用水煎服。

(2)湿热:症见大便急、黄褐而臭、肛门烧灼、尿赤口干、恶心、舌苔黄腻,治宜清热化湿。

处方:葛根芩连汤加减,葛根 10 克、黄芩 10 克、黄连 5 克、银花 10 克、车前子 10 克、扁豆衣 15 克、焦楂 15 克、呕吐者加半夏 10 克。水煎服,分二次服。

(3)饮食所伤:有暴食暴饮史,粪便恶臭,泻后则舒,脘腹胀痛、嗳腐吞酸、苔垢腻,治宜消食导滞。

处方:保和丸加减,焦山楂 15 克、焦神曲 15 克、炒麦芽 15 克、焦薏仁 15 克、陈皮 9 克、枳壳 10 克、焦槟榔 10 克、炒莱菔子 10 克。水煎服。

二、慢性肠炎三方

(1)脾胃虚弱:大便水样溏薄,食欲不振,食后腹部胀闷不舒,神疲肢倦,面色萎黄,舌质淡、苔白腻,脉沉细,治宜健脾和胃。

处方:参苓白术散加减,党参 15 克、茯苓 10 克、白术 10 克、炒扁豆 10 克、山药 10 克、木香 5 克、砂仁 6 克、甘草 6 克,水煎服。虚而寒者,理中汤主治;脱肛者,补中益气汤主治。

(2)肾阳虚:症见黎明之前腹泻,患者先感腹中冷痛,有急迫便意,泻后腹痛减轻,并有腰酸肢冷,舌质淡,苔白滑。治宜温肾健脾。

处方:四神丸合用五子宗丸,补骨脂 6 克、肉蔻 8 克、五味子 6 克、诃子 9 克、吴萸 6 克、木香 4 克、炮姜 5 克。用水煎服。

(3)肝气侮脾:其发病与精神因素、情绪紧张有关,往往突然肠鸣腹痛,便意急迫、泻后缓解,平时胸胁痛满,嗳气食少,苔薄白,治宜抑肝扶脾。

处方:防风 10 克、白术 10 克、陈皮 9 克、白芍 10 克、乌梅 10 克、木瓜 10 克、木香 5 克。水煎服。

第六节　细菌性痢疾的治疗

痢疾是夏秋季节较为常见的消化道传染病,临床上以脓血便、里急后重、发热为特点。在中医称为"肠僻""滞下"又有"赤白痢""脓血痢""疫毒痢"等名称。

本病多由饮食不节,过食生冷不洁之品,损伤脾胃、使机体抗病能力低下。暑湿热之邪乘虚侵入肠胃,湿热内结蕴蒸,肠胃气血阻滞化为脓血而成痢疾。如热盛于湿,伤及血分则大便以带血为主,称为"赤痢"。如湿盛于热,邪伤气分,则大便以带脓为主,称为"白痢"。湿热俱盛者,气血两份则大便脓血相兼称谓"赤白痢"。如疫毒入营,高热神昏为"疫毒痢";如病程绵延,邪恋正虚,脾肾阳虚,则成为"久痢";如时发时止,日久难愈,伤及营血,则成为"休息痢"。

细菌性痢疾,一般可分为湿热、疫毒、虚寒三个类型。

一、湿热痢(急性菌痢)

症见腹痛,里急,后重,下痢脓血,日夜数次或数十次,发热恶寒,渴不欲饮,胸闷纳呆,苔黄腻,脉滑数。湿重于热者,发热较轻,大便脓多血少,苔腻微黄,脉滑稍数。热重于湿者,发热较重,大便脓血多,肛门灼热,苔黄微腻,脉数兼滑。

(一)湿重于热者,宜化滞利湿、行气

处方:当归9克、白芍10克、焦山楂15克、车前子10克、枳壳10克、槟榔10克、甘草6克、木香5克、黄连4克、黄芩10克、桂枝6克。水煎服。

(二)热重于湿者,宜清热燥湿

处方:葛根芩连汤加味,葛根10克、黄芩10克、黄连5克、木香5克、枳壳10克、银花炭15克、白芍10克、槟榔片10克、山楂炭15克。水煎服。

二、疫毒痢(中毒性痢疾)

发病急骤,可在腹痛、腹泻尚未出现之前,即有高热头痛,烦躁口渴,甚则神志不清,惊厥。舌苔黄,脉数或细数。治宜清热解毒凉血。

处方:白头翁汤加味,白头翁12克、黄连5克、黄柏9克、秦皮10克、金银花10克、地榆10克、赤芍9克、丹皮6克、蚤休9克。高热惊厥加菖蒲10克、钩藤10克、全蝎3克。面色灰白,四肢厥冷,出冷汗,脉细,弱急用参附龙味汤,回阳救逆,益气固脱。参附龙味汤组成:人参10克、炙附子10克、(先煎),龙骨10克、五味子6克,水煎服。

三、虚寒痢（慢性痢疾）

症见下痢稀薄或带有白胨,下腹部隐痛,喜温欲按,时发时止或持久不愈,精神疲倦,腰膝酸软,舌质淡苔薄白,脉沉细。治宜温补脾肾,固涩止泻。

方用附子理中汤加减,党参 15 克、焦白术 10 克、苍术 9 克、茯苓 9 克、干姜 6 克、附子 6 克、肉蔻 9 克、炙甘草 6 克、加减:久痢不止加诃子 10 克、或加米壳 10 克。久痢腹痛,加木香 5 克,肉桂 5 克。

【附】马齿苋、治疗菌痢

治红白痢疾、肠炎、急慢性菌痢。处方:马齿苋 30 克、白头翁 10 克、黄柏 10 克、水 200ml 煎至 60ml 灌肠,连灌三日,效果较好。

赤痢:处方:马齿苋 50 克、粳米 100 克、煎粥,每日 2 次。忌盐、醋、油腻辛物。

第七节　胃下垂的治疗

胃下垂指胃的下缘达盆腔,胃小弯最低点至髂嵴连线以下称胃下垂。临床上以上腹不适、易饱胀、厌食、恶心、嗳气为特点。本病诊断需依赖 X 线检查证实。本病在中医学上属"胃痛""腹胀"的范畴。治宜健脾益气,升清举陷。

方一:化饮调气汤,功能化饮调气,升降气机,主治胃下垂。

组成:半夏 10 克、陈皮 9 克、枳实 10 克、茯苓 12 克、大腹皮 15 克、水煎服病情改善后研末药吞服。

方二:养阴活血汤,功能益胃养阴活血,主治胃下垂。

组成:当归 10 克、党参 10 克、枳壳 10 克、桃仁 10 克、红花 6 克、白芍 10 克、沙参 15 克、麦冬 15 克、生地 12 克、玉竹 10 克、炙甘草 6 克、用水煎服。

方三:补中益气汤加味,功能补中益气健脾,升阳举陷,温补肾阳,主治胃下垂。

组成:柴胡9克、白术12克、白芍6克、茯苓12克、三七6克、党参15克、山药20克、黄芪30克、菟丝子10克、升麻9克、桂枝6克、炙甘草6克,用水煎服。脾胃湿热者加藿香、黄连;胃寒疼痛者加高良姜、香附子;气血郁痛加元胡。便秘加玉片子、麻仁。腹泻加肉蔻、五味子。泛酸加乌贼骨、煅瓦楞。神经衰弱者加炒枣仁、何欢皮。用蓖麻仁20克,五倍子60克,研碎敷于百会穴处,一次10克,分三次,三天换一次。

对于肝乘脾虚者,应抑肝木来扶脾土,使肝气得平,脾健胃和,升清降浊之机得复。脾为后天之本,肾为先天之本,为诸阳之根。肾阳不足,常累及脾阳,治疗中不可忽视温补肾阳。

方四:升阳健脾汤,功能升阳益火,振奋脾胃,主治胃下垂。

组成:制附子9克、炒白术15克、焦艾叶6克、小茴香6克,水煎服,如服药后有不适时,同服蜂蜜、饴糖、阿胶。本方适用于脾胃虚寒型。

第八节　阑尾炎的治疗

阑尾炎属于中医"肠痈"症,大多因饮食不节、寒温不适、劳伤过度、或因温热郁结气血凝滞肠间聚而生痈。

在治疗方面,应根据疾病缓急,分别施治。时发时止者治以行气治痛,化瘀消痈。脓未成者,治以清热,攻下通结。脓已成者,治以清热解毒,活血化瘀。

方一:大黄牡丹皮汤,泄热祛瘀,用于痈初期。首绕脐痛,随转右下腹,发热、恶寒、呕吐。

组成:大黄9克、丹皮10克、桃仁2克、冬瓜15克、芒硝6克、红藤20克、紫花地丁10克、蒲公英30克、水煎服,每日一剂,水煎三次。

方二：薏仁汤加味,用于治疗阑尾炎成脓期,痛更甚,拒按、壮热、自汗、便结苔黄。

处方：薏仁 30 克、瓜蒌 15 克、丹皮 10 克、桃仁 10 克、赤芍 9 克或酌加银花 15 克、公英 30 克。

方三：苡仁附子败酱散,主治阑尾炎脓已久溃,少腹急痛,按之则软,脉细,无热。

组成：薏苡仁 20 克、附子 6 克、败酱草 30 克。也可用参苓内托散治之。组成：党参 12 克、茯苓 10 克、白术 10 克、陈皮 10 克、当归 10 克、川芎 9 克、白芍 10 克、生黄芪 15 克、山药 10 克、熟地 10 克、甘草 6 克、肉桂 3 克、附子 6 克、丹皮 10 克、地骨皮 10 克、生姜 3 克、大枣 2 个。用水煎服,每日一剂。

第九节　便秘的治疗

便秘是大便秘结多日不通, 或欲大便而艰涩不畅的一种病证。便秘虽属大肠传导功能失常,但与脾、胃、肾关系甚为密切。其发病证候有虚实之分,虚证有气虚、血虚、浊阴凝结;实证有燥热内结,气滞不行等病变。

血虚、大便秘结、肚子胀痛、口唇爪甲发白、头晕、目眩、舌苔中剥、脉细涩、治宜养血润燥,方用润肠丸。

浊阴凝结,大便不通或有轻度腹痛,按之则舒,得热则减,口舌淡、脉沉迟。治宜温肾通便,方用半硫丸。

燥热内结、大便干结不通、口有热臭味、腹胀溲赤、苔黄腻、脉滑实有力,治宜润燥泻结,方用小承气汤。

气滞不行、大便不通、胁肋间胀满疼痛、纳呆,嗳气不休,苔黄腻,脉沉弦,治宜顺气行滞,方用六磨汤。

方一:通秘畅舒汤,主治各种便秘。

组成:藿香 10 克、佩兰 10 克、郁金子 3 克、瓜蒌 10 克、枇杷叶 10 克、白蔻仁 3 克、通草 3 克、桂枝 3 克、生薏仁 12 克、杏仁 10 克、紫苏 12 克。

方二:生何首乌 30 克、黑芝麻 15 克、蜂蜜 20 克、上药捣碎调蜜冲服,每日 2 次,每次 6 克。

方三:润燥通肠汤。

熟地 25 克、元参 25 克、大麻子 3 克、升麻 6 克、水煎 1 斤,兑牛奶 300ml 调服。

方四:将军荡寇散

大黄 50 克、木香 20 克、五味子 18 克、番泻叶 15 克、共研末日二次,成人每次 5~8 克,小孩减半。

第十节　呃逆的治疗

呃逆临床分虚实两型,实证中医属于胃家寒冷,治宜温中散寒;属于胃火上逆者治宜清降除热。虚证中属于脾肾阳虚者,治宜补中益气降逆和胃,属于胃阴不足者,治宜生津养胃。

(1)中寒者,丁香柿蒂汤加高良姜,炙甘草;寒重者加吴萸、肉桂;挟痰湿者脘闷嗳气,加厚朴、枳实、陈皮。

(2)胃火上逆者,呃亮、口臭、便黄、痰黄。用竹叶石膏汤治,即竹叶 6 克、石膏 30 克、沙参 10 克、麦冬 10 克、甘草 6 克、半夏 9 克。水煎服。便秘者加大黄。

(3)脾肾阳虚者,呃声低,气弱面苍白,手足不温,少食无力,治宜旋覆代赭汤。

组成:旋覆花 12 克、代赭石 25 克、人参 9 克、半夏 10 克、生姜 6 克、大枣 3 个、甘草 6 克。大便稀溏者,酌加附子 6 克、干姜 6 克、白术 10 克、丁香 3 克。

（4）胃阴不足者，口舌干燥，烦渴不安，舌质红，脉细，治宜生津养胃。

处方：沙参 10 克、玉竹 10 克、冰糖 10 克、枇杷叶 6 克、石斛 10 克、刀豆子 20 克。水煎服。

【附】梅核气的治疗

梅核气，多在精神因素作用后起病自觉喉部梗塞感，吐之不出，咽之不下。

方一：牛豆半朴方，功能行气化痰，利咽散结。主治梅核气。组成：半夏 9 克、厚朴 6 克、茯苓 9 克，生姜 3 片，苏叶 9 克、牛蒡子 9 克，山豆根 9 克，水煎服。

方二：半夏厚朴汤加味，姜半夏 12 克、厚朴 12 克、生姜 9 克、苏叶 9 克、茯苓 12 克，水煎服。痰气不和加白芍 6 克、肉桂 3 克、陈皮 6 克、人参 6 克、远志 9 克、菖蒲 9 克，木香 4 克。

方三：旋覆代赭汤加减，旋花 15 克、代赭石 30 克、人参 9 克、半夏 12 克、生姜 6 克、大枣 4 个、苏子 12 克。

【附】腹痛按腹部部位辨证施治

腹部，指大腹、小腹两个部位而言：包括胃脘以下，耻骨毛际以上的整个部位。肝、胆、脾、肾、大小肠、膀胱、胞宫均位居此处。手足三阴、足少阳、足阳明、冲、任、带等经脉亦循行于此。由外感风、寒、暑、湿、燥、或内伤饮食。气滞，血瘀，以致气血运行受阻，或气血不足以失温养者均能产生腹痛。

以疼痛部位而论，大腹痛者，多属脾胃，大小肠之病；小腹痛者，多属厥阴肝经之病。虫病，多见绕脐疼痛；脐右下方疼痛者，多属肠痈。

以疼痛性质而论，则虚痛喜按，实痛拒按。痛在气分，游走不定，痛在血分，刺痛不移；痛在腑者，脉多弦滑；痛在脏者，脉多沉弦，施治于下。

（1）寒邪内积：症见腹痛急暴，遇冷更甚得温则舒，口不渴，小便清利，大便溏薄，舌苔薄白，脉沉迟、沉紧。治宜温中散寒。方用良附丸合天台乌药散。组成：高良姜 9 克、香附子 6 克、苏梗 12 克、陈皮9克。水煎服。

此外如脐中痛不可忍,喜按喜温者,为肾气虚寒,宜用通脉四逆汤。组成:生附子6克、干姜6克、炙甘草6克、葱白3克。如腹中切痛,胸腹逆满而呕吐,为寒邪上逆,宜用附子粳米汤:附子6克、粳米10克、半夏9克、甘草6克、大枣2个。如腹痛较缓,得热则剧,苔黄脉数,为寒邪郁久化热,宜用金铃子散。组成:金铃子10克,元胡索10克。水煎服。

(2)虚寒腹痛:症见腹痛绵绵,时作时止喜热恶冷,痛时喜按,饥饿、疲劳时更痛,舌苔淡白,脉沉细。治宜甘温补养,益气散寒,方用小建中汤。

组成:桂枝9克、白芍9克、甘草6克、生姜5克、大枣3个,水煎服。若虚寒腹痛见证较重者,则用大建中汤。组成:人参6克、干姜6克、饴糖30克、川椒2克,水煎服。若兼肾阳不足者,宜用附子理中汤以温补脾肾。组成:附子6克、干姜9克、人参10克、白术10克、甘草6克。水煎服。

(3)气滞血瘀:症见脘腹胀闷,痛而拒按,忧虑恼怒,则其痛易发加剧,得嗳气,痛减。苔薄,脉弦细。治法:气滞为主者,舒肝调气;血瘀为主者,则行气化瘀。方用新定吴茱萸汤合芍药甘草汤,舒肝调气。组成:人参9克、吴萸6克、川连4克、茯苓10克、半夏10克、木瓜10克、芍药10克、甘草6克,以少腹逐瘀汤,行气化瘀。组成:小茴香10克、干姜6克、元胡索12克、没药6克、当归10克、川芎9克、官桂9克、蒲黄9克、赤芍10克。水煎服。

(4)饮食积滞:症见脘腹胀满疼痛,拒按、恶食、嗳腐吞酸,或痛而欲泻,泄后痛减,苔腻,脉滑。治宜和中消食,方用保和丸,并可加入麦芽、谷芽、鸡内金等。呕而作泻者,加佩兰、藿香。如腹满而痛、大便不通、舌苔黄腻,脉实有力,为食积久而化热者,宜用厚朴三物汤,或枳实导滞汤。组成:厚朴三物汤:厚朴10克、大黄6克、枳实10克、白术10克、茯苓10克、黄芩9克、大黄6克、黄连5克、泽泻10克、神曲12克。

第五章　肝胆疾病诊治
第一节　肝　炎

肝炎病毒存在于病人的血液和粪便之中，并通过被污染的水源、食物和用具等再传染给健康人。

传染性肝炎根据有无黄疸指征，分为黄疸和无黄疸两型，因病程有长有短，发病有缓有急，故又分为急性和慢性两类。

一、急性肝炎

急性黄疸型肝炎，发病较急，初起发冷发烧，周身无力，类似感冒。继而食欲不振，厌进油腻之物，恶心、呕吐，腹部胀满，肝脏肿大，肝区痛，巩膜及皮肤黄染，小便如浓茶样，大便有时呈灰白色，肝功能检查有明显损害，尿三胆化验呈阳性或强阳性，严重者可出现烦躁、谵妄、昏迷等症。

（1）急性无黄疸型肝炎：除见有上述体征之外，病情较轻，但巩膜皮肤无黄疸出现，急型肝炎经治不愈，迁延至半年以上者，即有可能转为慢性肝炎。体征同前，唯病程较长，以无黄疸者最为常见。

（2）急、慢性肝炎，依据临床主要症状分别隶属于祖国医学的"黄疸""湿热病""郁症""胁痛""积聚"等范畴。

造成传染性肝炎的因素，是七情所伤。怒伤肝胆，损及脾胃；外有感受时疫，湿浊内蕴，肝失条达，脾失健运，病邪乘虚而入。

急性肝炎，虽有黄疸与无黄疸之分，两者均有食欲不振、恶心呕吐，胸腹胀满、乏力等现象，故在治疗上也大致相同。

临床中湿热型多见，寒湿型不多，如伴有黄疸色鲜明如橘色者为阳黄。(属湿热),色黄晦滞如烟熏者为阴黄(属寒湿)。

(一)湿热型治则清热利湿

处方:茵陈 30 克、栀子 9 克、大黄 6 克、猪苓 9 克、白术 9 克、泽泻 9 克。

肝区痛加川楝子 9 克、元胡 9 克、呕逆加半夏 9 克、生姜三片。腹胀脘闷加枳实、厚朴、大腹皮各 9 克,茵陈为清热利湿主药,但如败酱草、板蓝根、夏枯草、银花等临床也可选用。

(二)治急性黄疸型肝炎方

处方:黄芪 20 克、黄柏 30 克、党参 15 克、茯苓 15 克、白术 15 克、淫羊藿 15 克、菟丝子 15 克、蚕砂 15 克、虎杖 20 克、尿黄加龙胆草、败酱草,每日一剂,水煎二次服。

(三)寒湿性肝炎,治则温化寒湿,宜用茵陈术附汤

处方:茵陈 30 克、附片子 4.5 克、干姜 4.5 克、白术 9 克、甘草 4.5 克(加减同前)

二、慢性肝炎

包括慢性迁延性肝炎和慢性活动性肝炎,前者称"迁肝",后者称"慢活肝"。其病主要是乙型肝炎病毒演变而来。中医依据肝炎的体征,凡肝郁气滞,木失调达,伴有侮脾乘胃降失常的消化症状。此病由于"初病在经,久病在络,治经不愈,当治其络"。故对病程日久,又无明显虚象,经用疏肝利气之法无效者,应考虑营气痹室,络脉瘀阻,气滞血瘀之候。然新病多实,久病多虚,故有脾胃虚弱和肝肾阴亏之证。临证当辨清寒、热、虚、实。

1. 肝胃不和型

主证:脘腹胀满,呕逆纳呆,舌红苔腻,脉细弦。

治则:疏肝和胃,用柴胡疏肝散合金铃子散。

处方:当归、陈皮、枳壳、川楝子各 9 克,柴胡、川芎、香附子各 6 克、元胡 9 克、甘草 4.5 克。水煎服。

加减:如两胁发热、口苦、咽干、吞酸、小便赤黄为肝郁化火之

证,在原方加黄连、吴萸。

2. 气滞血瘀型

两胁刺痛,面色晦滞,脘腹胀满,舌质红暗,或有瘀点,脉弦涩。

治则:疏肝利气、活血化瘀,宜新加旋花汤。

处方:旋覆花、茜草、丹参、泽兰、赤芍、香附各 9 克、白蔻 6 克、甘草 4.5 克。

附方:膈下逐瘀汤如下:

当归、赤芍、桃仁、红花、五灵脂、元胡、枳壳、台乌各 9 克、川芎 6 克、香附 6 克、甘草 4.5 克。

3. 脾胃虚弱型

症见两胁坠痛,疲乏无力,颜面青白,食欲不振,腹满便溏,苔白脉沉弦无力。

治则:培土疏木,宜香砂六君子汤加味。

处方:党参、茯苓、白术、白芍、半夏、陈皮各 9 克,砂仁、木香各 4.5 克,吴萸 2.1 克、甘草 4.5 克。治则气机舒畅,肝郁一解,脾胃自强。

4. 肝肾阴虚型

症见胁肋隐痛、低热、腰酸、目眩、舌红少苔、脉弦细。

治则:养阴柔肝,宜用一贯煎。

处方:生地、沙参各 15 克、麦冬、枸杞子、川楝子、当归各 9 克。

乙型肝炎是临床常见病,是由急慢性肝炎长期不愈演变而致,血清病毒阳性;中医认为乙肝由机体免疫机制异常所致,体内抗病能力减弱,正气不足,湿热邪毒温蒸不化所致,"邪之所凑,其气必虚"。我在临床治以清热解毒,活血化瘀,补益肝肾,除此三法之外,用鸡蛋清、猪胆汁胶囊治疗,独具特色。在临床所选用药方如下:

主治乙肝,谷丙转氨酶增高者,治以攻补兼施,用茵陈柏皮汤加减治疗,以清热利湿(攻法)。

处方一:茵陈 20 克、黄柏 9 克、桑皮 6 克、龙胆草 10 克、半枝莲 15 克、白花舌草 30 克、栀子 10 克,血瘀加当归 10 克、白芍 10 克、丹参 10 克、郁金 10 克,食滞加焦楂 15 克、神曲 15 克。体弱无力,懒言少语,动则汗出,宜用补中益气汤。病久阴虚加龟板 15 克、鳖甲 20 克、石斛 15 克,以养阴清热。并配服蛋清胆汁胶囊。配制方法:猪苦胆 30 个,鸡蛋清 30 个,将两物混合在一起拌匀,用文火炒干后研细粉装入 1 号空心胶囊,每次 2 粒,每日三次,为一个疗程,服 2~3 疗程取效。

处方二:乙肝病毒不解者服加味贯众饮

组成:白花蛇舌草 30 克、当归 15 克、黄芪 15 克、首乌 20 克、贯众 20 克、土茯苓 15 克、白芍 12 克,水煎服,每日一剂服二次,方中贯众、白花舌蛇草,清热解毒;黄芪补气扶正。当归、白芍、首乌养阴柔肝益肾,以复肝功。土茯苓利湿解毒。配合蛋清胆汁胶囊服用,疗效显著,病情好转后,配服丸药,或末药常服。

处方三:党参 150 克、黄芪 160 克、神曲 150 克、焦楂 150 克、赤芍 80 克、白芍 100 克、白花草 200 克、蒲公英 150 克、半枝莲 80 克、茵陈 80 克、蚕砂 150 克、白术 100 克、柴胡 30 克、菟丝子 150 克、郁金 150 克、丹参 140 克、贯众 200 克、薏米仁 200 克、蚤休 140 克、虎杖 150 克,炼蜜为丸,每丸 10 克,日服三次。每次 1~2 丸。

我在临床治愈乙型肝炎 10 多例,如:县武装部某干部,患乙肝在某医院住院治疗 8 个月无效。曾服我中药 30 余剂,因外出参观配以上丸药 3 斤,嘱咐 3 月内服完。患者 30 多天服完,经县医院、地区医院检查肝功恢复正常,三年未复发。

处方四:乙肝宁方,主治乙肝。

组成:黄芪 15 克、党参 15 克、薏米仁 30 克、蚤休 15 克、白芍 10 克、丹参 15 克、贯众 10 克、茵陈 30 克、女贞子 15 克、蚕砂 15 克、白术 10 克、川楝子 10 克、柴胡 6 克、枳实 10 克、菟丝子 30 克、生甘草 6 克,每日一剂水煎服二次,湿热去党参、女贞子、菟丝子加酒大黄、白花草、虎杖以清热利湿;胁痛明显者去莪术、薏米仁、党参加郁金、元胡、当归以养血疏肝止痛;脾虚湿盛,去女贞子、丹参、党参、白芍、贯众,加车前子、茯苓、白蔻以利水渗湿;肝肾阴虚去薏米仁、菟丝子、茵陈、柴胡,加贯众以养肝益肾;脾阳虚者去茵陈、女贞子、白芍,加黄芪、附片子、肉桂以温补脾肾;气阴虚者,去柴胡、枳实、茵陈、菟丝子、莪术、薏米仁加沙参、麦冬以滋阴;气滞血瘀胁痛者去党参、黄芪,加桃仁、红花、九香虫,以消瘀活血;肝脾大者去党参、女贞子、白术,加鳖甲、豆蔻、莪术以软坚消积。

处方五:健脾益肾解毒汤,主治慢性乙肝,临床运用效果显著。

处方:黄芪30克、黄柏30克、淫羊藿15克、菟丝子15克、虎杖25克、黄精15克、党参15克、茯苓15克、白术15克、寄生20克、蚕砂15克,每日一剂水煎服二次,服1月为一疗程,服两疗程三阳转二阳。服三疗程以后全转阴。例如三中教师徐某服药二个疗程后转阴。方中用黄芪、党参、茯苓、白术,药物报导上药有能增强网状内皮系统的吞噬功能,黄芪有类似干扰素的作用,抑制病毒复制,菟丝子、黄精、桑寄生可促进抗体的形成,蚕砂、虎杖、黄柏有较强的抑制表抗的作用。

第二节　肝硬化

肝硬化是由多种原因引起的肝细胞损害后,纤维组织增生的一种慢性肝脏实质性病变。"肝硬化",隶属于中医的"积聚""臌胀"等范畴之中。然"臌胀"又有"气臌"、"水臌"、"血臌"之分。

导致本病的因素大致有:感染肝炎病毒,血吸虫。瘀血,充血性心力衰竭。酒精中毒,营养代谢障碍,胆汁淤积,胆道梗阻。【明】俞嘉言指出,"症瘕积聚,是 EYFG 病的根源"。综合归纳本病,多由七情内伤、饮食不节、嗜酒成癖、久痢久泻、湿热蕴积,或水毒感染等因造成,以致损伤肝脾,累及于肾,肝郁则气滞,木不疏土则脾失健运,发为肝脾不和而致。

辨证治法,临床根据患者体质实虚,病情盛衰,实证宜用攻逐法,《内经》云:"中满者泻之于内","下之则胀已"。但利气化瘀不可伤其正。虚证宜用补益法。遵"虚者补之""损者益之"的原则,标本兼顾,分清虚实主次。

一、早期肝硬化

由于肝脏功能损害不严重,临床见肝脾肿大、蜘蛛痣、肝掌等症之外,还见乏力气短、肝区疼痛、纳呆、腹胀、嗳气、偶有恶心,呕吐,腹泻等症。分型治之如下:

(一)肝郁气滞型

症见头晕乏力,面色晦暗无泽,胸胁胀满,嗳气,食欲不振,舌红苔薄脉细。治宜疏肝理气,柴胡疏肝散加味治之。

处方:柴胡 4.5 克、香附、郁金、厚朴、陈皮、枳壳、白芍、川楝子、元胡各 9 克、丹参 15 克、甘草 4.5 克。

(二)脾失健运型

症见乏力、胸闷胀、便溏、苔腻舌红、脉弦。宜健脾和中,胃苓汤加减治之。

处方:苍术、白术、泽泻、枳壳、陈皮、厚朴各 9 克、云苓 15 克、白蔻 6 克、神曲 9 克、大腹皮 15 克、生姜 4.5 克。水煎服。

(三)血瘀络阻型

症见肝脾肿大,胁肋刺痛,肌肤甲错,面貌黧黑。腹壁青筋暴露,舌紫暗有瘀点,脉弦细,宜丹参饮合金铃子散加减。

处方:丹参、鳖甲各 30 克、川楝子、白芍、鸡内金、元胡各 9 克、郁金 15 克、木香、砂仁、柴胡各 4.5 克、白蔻 6 克、佐用大黄䗪虫丸同服。

处方:地鳖虫 9 克、干漆 2 克、生地 10 克、甘草 6 克、水蛭 2 克、白芍 15 克、杏仁 10 克、茯苓 10 克、桃仁 10 克、虻虫 1.5 克、大黄 6 克,以活血化瘀,消肿止痛,水煎服,日一剂,分两次服,也可增加剂量配制丸药,每丸 6 克,日服 1~3 次,一次一丸。

二、治肝肿大二例介绍

例一:1993 年 7 月我赴兰州治病。去朋友家拜访,问知其妻患肝肿大。食欲不振,精神衰退,面黄瘦弱,医院诊为肝硬化。住院治疗二月,效微。症见右胁痞硬,肝脏肿大,嗳气面浮,步行困难,卧床不起,生活不能自理。气怒伤肝,气机不利,瘀血内储,脾失健运,肝失疏泄。患者好胜心强,遇事不能克制,久则肝肿大。治宜利气活血化瘀,投血腑逐瘀汤三剂,每日一剂水煎服二次。

处方组成:桃仁 12 克、红花 9 克、当归 9 克、川芎 4.5 克、赤芍 6 克、生地 9 克、牛膝 9 克、柴胡 6 克、枳壳 6 克、桔梗 4.5 克、甘草 3 克,配外敷药如下:

组成:生麦芽 100 克、瓦楞粉 60 克、大黄 40 克、桃仁 30 克,共研面,用热开水调和外敷肝区肿大处。经治疗,服血腑逐瘀汤五剂后,胁痛减轻,有食欲感,二诊以温化行血,散瘀消肿法治疗。

复诊处方:生牡蛎 30 克、柴胡 9 克、炒当归 10 克、枳壳 10 克、郁金 10 克、白术 15 克、青皮 10 克、大腹皮 15 克、附子 6 克、三棱 6 克、莪术 6 克、赤芍 10 克、木香 5 克,水煎服五剂,每日一剂服二次。服药后肝肿渐消,水肿消失,又配以大黄　虫丸一料,配合汤药服用,经服药一月后,病情好转,食欲增加,生活自理。下楼散步。

1998 年 4 月本县建行干部家属王某,女,肝肾长时阴虚血亏,形体消瘦,面色晦滞盗汗,渴不欲饮,舌质绛红无苔,脉弦细,诊治为肝肾阴虚,以滋养肝肾,用一贯煎加味治之。

处方:枸杞子、麦冬、生地、丹参各 15 克、当归、白芍、川楝子各 9 克、鳖甲 30 克,水煎服五剂,日一剂,分二次服。

二诊,面色略有光泽,食欲增多,精力增加。舌质淡红,脉弦数。在上方中加石斛 15 克,玉竹参 15 克,服五剂,随配制血府逐瘀汤合一贯煎为丸药,每丸 10 克,日 2~3 次,每次 1 丸,经服药二料而愈。

第三节 胆囊炎、胆结石

胆囊炎是临床上胆囊疾病中最常见的一种。其症状表现为上腹部不适或钝痛,进油腻食物后加剧,尚伴有恶心、腹胀及嗳气,在临床属中医"胁痛"、"黄疸"、"胃脘痛"范畴,认为是肝气郁结,失于疏泄,胆失通降,不通则痛。胆囊炎严重者可有积脓、穿孔等病理变化,胆囊壁结缔组织增生而肥厚,黏膜萎缩而失去浓缩胆汁的功能,无明显感染症状时称慢性胆囊炎。胆附于肝,内藏清汁"与肝同属胁下,其经脉亦络于肝,脏腑功能互为表里。若胆火郁结,湿热内蕴,胆汁潴留,经胆火灼烁,日久煎熬汁液郁结而成。小者为砂、大者为石,阻塞其间,肝胆之气失调达、气机横逆、脉络阻滞不畅,则见胁肋胀痛,刺痛、疏泄功能失常,影响脾胃运化,湿热内蕴,身必发黄,胆气热化,证见口苦、咽干、胁痛,大便秘结,嗳气吞酸不欲食,由肝胆气机郁闭,湿热蕴聚而成。根据临床表现分为三型治疗。

(一)肝郁气滞型

症见胁肋胀痛、绞痛、口苦、咽干、不欲食、腹胀满或有黄疸,便稀溏或结、舌质红、苔薄黄、脉弦。宜舒肝理气,活血止痛。

处方:香附、郁金、白芍、枳壳、元胡、青皮、川楝子各9克、柴胡、甘草各4.5克,水煎服。日一剂,分二次服。

加减:郁金重用30克,可活血止痛甚效。胁肋刺痛者加丹参30克、桃仁10克、穿山甲5克。

(二)胆火郁结型

症见胁肋胃脘疼痛不休,痛连肩背,往来寒热,口干咽干、恶心尿赤、便结、苔黄干裂、脉弦数、宜清热利胆,化湿排石(热胜于湿)。

处方:金钱草30克、龙胆草、炒栀子、大黄、木通各9克、郁金15克、茵陈30克、柴胡4.5克、枳壳9克、六一散12克,佐败酱草、板蓝根各 30 克,加强清热化湿,利胆排石,解郁开结,行气止痛。

（三）湿热内蕴型

症见胁肋痛,腹胀满,头重如裹,身倦无力,口渴目黄尿黄浊,便溏或结,舌红一苔黄、脉滑数。

治则:清热利湿,消炎排石(湿胜于热)

处方:茵陈 30 克、败酱草 30 克、柴胡、半夏、栀子、黄柏、车前子、龙胆草各 9 克、大黄 4.5 克,六一散 12 克,水煎服,日一剂,分两次。

上方凡属于急性化脓性胆囊炎,胆管炎,总胆管结石及胆道感染均可治疗。如黄疸重者加银花 30 克,连翘 15 克,大便溏者大黄减半。总之,胆囊炎宜清肝泻火,利胆行气。胆结石症,宜清热利湿,行气排石,有结石者不论何型可加用金钱草 30 至 60 克,加倍郁金用量。

二、胆结石

胆道排石汤治疗胆石症(利胆排石)。

处方:柴胡 9 克、枳实 9 克、虎杖 15 克、郁金 15 克、酒大黄 9 克、金钱草 30 克,每日一剂,水煎服三次。

治疗胆总管结石症经验

某患者经西医诊断为胆总管结石,右胁下痛,按则痛甚,背部酸楚,口苦干、尿赤烽、大便干、舌红、苔浊厚而黄、脉弦滑,以清肝利胆除湿治之。

处方:五灵脂 9 克、蒲黄 9 克、金钱草 15 克、白芍 12 克、柴胡 10 克、枳壳 12 克、川楝子 9 克、青皮 10 克、龙胆草 10 克、黄芩 10 克、薏米仁 30 克、茵陈 15 克,每日一剂,水煎服二次,连服 20 剂,疼痛消失,身体好转。

1991 年治愈一中教师赵某,用上方三倍药量,用牛胆汁拌药末阴干服用。日三次,1 次 6~9 克,服一月愈。

甘缓和中止疼汤治疗胆囊炎(结石症)

患者赵某,巷道中学教师,患气郁型胆结石,治疗以理气解郁,渗湿泄热,及舒胆化石为主。

处方:生甘草 10 克、炙甘草 10 克、台乌 10 克、二花 16 克、白芍 10 克、白蔻 4.5 克、元胡 10 克、陈皮 6 克、栀子 10 克,服十剂,症状消失。配制上例中所用没药照服,半年后,病情缓解,再未疼痛。

主治湿热型胆结石方

处方:金钱草 20 克、穿山甲 10 克、郁金 10 克、香附子 10 克、鸡内金 15 克、川牛膝 15 克、海藻 10 克、滑石 10 克、柴胡 9 克、陈皮 10 克、青皮 10 克、沉香 10 克,呕加半夏、麦芽,或加服左金丸,夹瘀者加元胡、木香、乳香,湿热得加黄芩、龙胆草,有黄疸者服茵陈蒿汤,茵陈五苓散服用,每日一剂,水煎服二次。

【附】胆道蛔虫治验

用乌梅丸合化虫丸,化裁治疗蛔厥,腹痛剧烈、吐蛔、胆囊增大症。

处方:乌梅 18 克、木香 4.5 克、川椒 3 克、黄连 3 克、川楝子 9 克、芜蔚子、鹤虱、雷丸、贯众各 9 克、玉片子 15 克、甘草 3 克,水煎两次混合,分三次温服,儿童减半。

第四节　肝包虫

主治肝包虫二例治验:

1992 年矿山局孟某,盐池社员盛某,均患肝包虫。孟某兰州军区医院手术治疗未接纳,经服我中药 100 余剂均治愈。盛某,酒泉某医院检查为肝包虫,未接纳手术治疗,服中药 50 剂,每日一剂水煎服二次,半年后检查虫无踪迹。

处方:乌梅 12 克、细辛 5 克、桂枝 10 克、干姜 10 克、附子 6 克、黄连 8 克、黄柏 10 克、人参 10 克、当归 10 克、元胡 10 克、枳壳 15 克、使君子 20 克、玉片子 30 克,积食气滞加砂仁 10 克、麦芽 20 克、厚朴 20 克、陈皮 10 克、青皮 10 克,发热加银花 15 克、连翘 15 克、石膏 20 克、知母 15 克、黄疸加茵陈 30 克、白芍 10 克、茯苓 10 克,经上方加减用,均痊愈。

【附方】

1. 治肝炎后胁痛腹胀方

处方:丹参 20 克、刺蒺藜 12 克、丹皮、五灵脂、炒川楝子各 10 克、郁金 15 克、厚朴 12 克、橘叶 10 克、白芍 15 克、当归 10 克、山楂 12 克,水煎服,每日一剂,5~7 剂见效。

2. 肝硬化腹水食疗法

犀牛子 1 克、大米 50 克、生姜 2 片。取大米煎粥,待热时调姜末和犀牛子末梢煎即可。

3. 肝硬化食疗方

西瓜一个洗净,挖一个三角形洞,放入去皮大蒜 100 克。 原瓜皮,放碗蒸熟食之。

4. 治酒精性脂肪肝方

基本方:陈皮、半夏、石决明、泽泻各 15 克、茯苓 10 克、山楂 23 克、白芍 15 克、丹参 30 克、大黄(后下 6 克)。

加减:气虚甚者加党参、黄芪各 10 克,阴虚甚者加枸杞子、生地各 10 克,血瘀甚者加桃仁、红花各 10 克。每日 1 剂,水煎服。1 月为 1 个疗程。

5. 治疗蛔虫性肠梗阻方

处方:生姜 200 克、蜜糖 200 克,先将生姜捣烂,加水 200 毫升,煎 3 分钟后,去渣冲蜜糖服,一日一次,服药后服痛缓解,第三天排出蛔虫。

第六章　泌尿系统

第一节　急性肾小球肾炎的治疗

急性肾小球肾炎是急性起病,以血尿、蛋白尿、水肿、高血压为主要表现。该病多发于儿童,在中医本病属"风水"、"尿血"范畴,常因外感风寒、风热、湿毒引起,治疗宜宣肺利尿,凉血解毒。

方一:茅坤汤。活血化瘀,利水消肿。

组成:白茅根 50 克、益母草 25 克、泽泻 25 克、半边莲 25 克、车前子 20 克、猪苓 20 克、大腹皮 15 克,用水煎服。下分三型加减用药:

(1)风邪侵袭型加麻黄 15 克、苏叶 15 克。

(2)水湿浸渍型加木通 20 克、茯苓 25 克、桂枝 15 克。

(3)湿热蕴结型加蒲公英 15 克、生地 25 克、竹茹 12 克。蛋白尿不消者加黄芪 50 克、石膏 50 克。尿红细胞不降加生地榆、侧柏叶、丹参、川芎。

方二:益母草煎,活血利尿。

组成:干益母草(全草)90~120 克。或鲜益母草 180~240 克,用水煎服。

方三:复方益肾汤,益气活血,清痰利水。

组成:生黄芪 15 克、半枝莲 9 克、半边莲 9 克、茜草 9 克、蒲黄 9 克、丹参 9 克,用水煎服。

方四:银翘四皮汤,清热凉血,利火渗湿。

组成:连翘 12 克、桔梗 9 克、元参 15 克、白茅根 30 克、生地 12 克、茯苓皮 15 克、大腹皮 15 克、陈皮 6 克、生姜皮 6 克、泽泻 9 克、生甘草 6 克。

方五(偏方):白茅根 250 克、大小蓟各 3 克、生地 15 克,每日一剂,分三次服。

第二节 慢性肾小球肾炎的治疗

慢性肾小球肾炎,是病情迁延,病变缓慢进展,最终将发展成慢性肾功能衰竭的一种肾小球疾病。临床以水肿、高血压、蛋白尿、血尿,肾功能衰竭为基本表现。

在中医是多属"水肿""损虚"范畴。治宜滋阴补肾,益气活血。

方一:滋阴补肾,益气活血,主治慢性肾炎。

组成:益母草 30 克、半枝莲 30 克、黄芪 15 克、熟地 35 克、山药 10 克、山萸肉 6 克、泽泻 15 克、丹皮 6 克、茯苓 10 克、苏叶 30 克,用水煎服。加减法:肾阳虚加葫芦巴、灵仙脾;脾阳虚加白术;肝阳上亢加牛膝、焦杜仲、石决明;瘀血加益母草 60 克。苏叶一味是行气宽中散结,利气滞的理想药。

方二:利湿消肿,主治慢性肾炎。

组成:干玉米须 50 克、加水 600 克、煎 300 克,每日一剂(该药降血压降血糖,促胆汁排泄效果好)。

方三:逐水消肿,治疗慢性肾炎。

组成:黑丑 63 克、白丑 63 克、大枣 60 克、红糖 120 克、姜皮 300 克,制成软膏或丸剂,分成等分于 2 天服完,每餐前空腹服,忌盐 3 个月。

方四:搜风解毒,主治急、慢性肾炎。

组成:蜈蚣 1 条,生鸡蛋 1 个;将蜈蚣去头足焙干为末,纳入鸡蛋(先打一个小洞)内搅匀,外用湿纸及黄土糊住,放灶内煨熟,剥取鸡蛋吃,每日吃 1 个,7 天为一疗程,病不愈隔 3 天再进行下一疗程。

方五:壮肾固本,益气健脾,主治慢性肾炎。

组成:生黄芪 30 克、生山药 20 克、北沙参 15 克、杜赤豆 20 克、连皮茯苓 15 克、巴戟天 9 克、炒杜仲 9 克、车前子 10 克、泽泻 12 克、川断 15 克、菟丝子 15 克、当归 10 克、防己 10 克、陈皮 9 克、广木香 4 克、炒川椒 0.5 克,配合食疗。猪肾切碎烹汤饮用。

【附】水肿治验一例。

患者郑某,男 53 岁,常丰村农民。因头面、四肢浮肿,反复发作月余,在某医院诊断为慢性肾小球肾炎,经治未愈,来我处就诊。症见面色晦暗,眼睑及面部浮肿,阴囊肿大,双下肢浮肿,按之凹陷不起,疲倦懒言,腹部膨胀、舌淡、苔腻、脉沉细无力。我诊为水肿(阴水)属于脾肾阳虚及肾阳衰微所致,治宜温补脾肾为主,随以温阳利水法治之。

1. 术附汤加味

组成:熟附片 6 克、白术 12 克、薏米 30 克、桂枝 10 克、瞿麦 10 克、扁豆 30 克、蝉衣 6 克、云苓 10 克、白茅根 30 克、石苇 15 克、琥珀 3 克(冲),服五剂后来诊,浮肿明显减轻,上方去薏仁、石苇、加赤小豆 30 克、苏叶 12 克,日服一剂,经服三剂后,浮肿全消。

分析:按《医门法律、水肿门》之说"水病以脾肺肾为纲……然权在肾。"指出水肿病与脾肺肾三脏关系密切,因患者年老体弱,病程较长,面晦暗为阴水内存,所以温阳化气,行水之法治之。

方中附子温补肾阳,桂枝温经通阳,阳盛阴水可以气化。方中用白术、云苓、薏米、扁豆,健脾燥湿利水,瞿麦、茅根、泽泻通利水道。蝉衣则以宣肺气,上通下调,水有出路,琥珀能利水通淋,本方温阳利水,健脾温肾,起到满意疗效。

2. 退肿汤

退肿汤:宣肺健脾,温肾化气,燥湿利水。组成:麻黄 6 克、黄芪 15 克、茯苓 9 克、薏苡仁 15 克、通草 6 克、赤小豆 15 克、冬瓜皮 12 克、木香 9 克、陈皮 9 克、独活 9 克、桂枝 9 克、白术 9 克、本方应用多例,退肿显著。

第三节　肾病综合征的治疗

肾病综合征是由于多种原因引起肾小球通透性增加,导致白蛋白从尿中大量丢失,在临床上表现为明显浮肿。大量蛋白尿、低蛋白血症及高胆固醇血症为四大特征。本病中医上属"阴水"范畴。中医认为:本病主要由小儿先天禀赋不足,后天护养失宜,导致身体虚弱,肺脾肾三脏功能失调,水液输化障碍,泛滥横溢而成。治疗宜益气健脾、温阳利水、清热利湿、活血化瘀。

方一:益气健脾,清热利湿,活血化瘀,主治肾病综合征。组成:黄芪 45 克、鱼腥草 30 克、白舌草 30 克、地龙 15 克、丹参 15 克、蝉衣 15 克、银花 20 克、猪肾一个,用水煎服。肺虚加党参;脾虚加附子、干姜;肾阳虚加附片子、干姜、肉桂;肾阴虚加知母 30 克、黄柏 30 克;水肿加赤小豆 30 克,鹿茸 3 克;腰冷痛加焦杜仲 25 克、补骨脂 10 克、川断 15 克。

方二:脾肾双补方,温肾健脾、补气利水,主治小儿单纯性肾病综合征。

组成:炙黄芪 12 克、党参 9 克、白术 9 克、茯苓 9 克、泽泻 9 克、车前子 9 克、枸杞 9 克、旱莲草 9 克、土茯苓 12 克、白茅根 30 克、淫羊藿 9 克,用水煎服。尿蛋白高加蝉蜕、益母草;胆固醇高加仙茅,山楂;高血压加山楂,牛膝、杜仲、牡蛎、龙骨、石决明;浮肿重者加猪苓、巴戟;尿中有颗粒管型加连翘、白芍、瞿麦、萹蓄,食欲不振加佛手、焦三仙。

第四节　尿石症的治疗

尿石症包括肾、输尿管、尿道的结石,是泌尿系常见疾病之一,中医上有"石淋"、"砂淋"之称。

中医辨证分为两型:①气结型:一般情况良好,有腰部钝痛或绞痛;②湿热型:合并感染,有膀胱刺激证。

气结型方:金钱草 30~60 克、海金沙 9 克、滑石 18 克、鸡内金 9 克、芍药 12 克、川楝子 9 克、乌药 9 克、甘草 3 克。加减:疼痛加元胡 12 克,血尿加大、小蓟各 9 克。

湿热型方:金钱草 30 克、石苇 15 克、车前子 15 克、木通 6 克、瞿麦 12 克、萹蓄 15 克、栀子 12 克、大黄 9 克、滑石 9 克、甘草梢 6 克。加减:阳虚去大黄加生地 12 克,麦冬 12 克,内热者加黄柏 9 克、知母 9 克。

第五节　肾盂肾炎的治疗

肾盂肾炎是内科常见疾病,临床以尿频、尿痛为主症,此外尚有腰痛。在中医属于淋病范畴、肾虚而感受湿热之邪是发生本病的重要原因。

辨证分型:

(1)下焦湿热型(急性期或慢性病急性发作期)。主证:尿频而急,尿道灼热而痛,尿血腰痛,口干不饮食,喜冷饮,大便干,舌质绛,苔黄腻。方用八正散加减,木通 10 克、车前子 20 克、萹蓄 20 克、瞿麦 20 克、茯苓 40 克、石苇 15 克、忍冬藤 30 克、虎杖 20 克、滑石 20 克、乌梅 20 克。加减:寒热往来加黄芩、柴胡,血尿加茅根、大小蓟、生地榆、旱莲草;大肠有湿郁积者,加金银花、蒲公英、苦参。

(2)脾肾两虚型:面浮肢肿,身困无力,纳呆腹胀,大便溏泻,腰痛肢软,手足不温,舌苔薄白,脉沉细。方用四君子汤合金匮肾气丸加减。附子 10 克、干姜 10 克、车前子 15 克、牛膝 15 克、熟地 30 克、猪苓 10 克、白术 25 克、茯苓 20 克、党参 30 克、香橼 15 克。

(3)肾阴不足兼湿热型:主症:腰膝酸软无力,五心烦热,耳鸣视物不清,尿痛、尿频,急而色赤,大便难,舌红苔黄,脉细数。方用养阴通淋方加减:女贞子 20 克、旱莲草 30 克、牡丹皮 20 克、地骨皮 20 克、土茯苓 40 克、败酱草 20 克、金银花 20 克、滑石 15 克、萹蓄 20 克。若尿血者加减同前。

(4)黄连解毒汤加味治疗急性肾盂肾炎。

组成:黄连、黄柏、黄芩各 12 克、栀子 10 克、甘草 3 克、发热加连翘、鱼腥草;血尿加当归、陈皮,每日 2 剂,水煎分 2 次服,脾虚者加服补中益气丸,肾阳虚者,加服济生肾气丸、肾阴虚加服六味地黄丸。

(5)治急慢性肾盂肾炎方

绿豆半斤洗净,放蒸锅内蒸熟,拌入半斤蜂蜜后即可服用。必须空腹食用,食前不能喝开水,食后 1 小时,坐浴热水中发汗,待汗出 1 小时可止,3 天后以同法使用。

【附1】清淋汤治疗泌尿系感染。

组成:蒲公英 15 克、旱莲草 20 克、生栀子 15 克、黄芩 15 克、益母草 20 克、车前草 20 克、金钱草 20 克、地锦草 20 克、萹蓄 20 克、白茅根 30 克、甘草梢 6 克,用水煎服。

【附2】知柏汤,清热利湿,主治泌尿系感染。

组成:知母 15 克、生地 15 克、土茯苓 15 克、石斛 15 克、银花 15 克、黄柏 15 克、连翘 10 克、当归 8 克、红藤 30 克、木通 5 克、甘草 5 克,用水煎服。结石伴感染者加石苇、海金沙、金银花。

【附3】治疗膀胱炎方。

处方:甘草梢 1.5 克、通草 3 克、竹叶 3 克、黄连 1.5 克、生地 9 克、藕节 9 克、焦栀子 2.4 克、丹皮 2.4 克、香附 9.5 克,每日一剂水煎服两次。

【附4】治疗龟头炎方。

处方:蛇床子 30 克、黄芩 30 克、金银花 30 克、苦参 30 克、黄连 20 克、紫草 20 克、香附子 20 克、鱼腥草 50 克、大黄 10 克、川芎 10 克、甘草 15 克,水煎熏洗患部,每天 4~6 次,每剂用 3 天。

第六节　前列腺增生的治疗

前列腺增生是老年人常见病,治疗颇难,在中医属"癃闭"范畴。

本病多因患者年事已高,脾肾气虚,湿热痰浊内停,而见尿次增多,尤以夜尿多,甚则失禁,或遗尿。迁延日久,伤阴耗气,痰凝瘀阻,致膀胱气化失司,出现尿液点滴而下甚至发生癃闭。本病初期治当补肾健脾、清热化痰散结;中期则以化痰散结为主,佐以通关利窍利尿或清热利湿,凉血散血。后期病情危重,急宜清热解毒,泄浊醒神,并时时防脱。

以炙牙皂、白术、茯苓各 15 克、大黄 6~15 克、滑石、荔枝核各 30 克,生麦芽 100~150 克为基础方。

(一)脾肾气虚型

证见小便次数增多,或用力才能排出,尿流细而无力,或夜尿频多,伴有神倦乏力、腰酸肢软、舌淡、苔薄白、脉虚细。治宜补脾益肾,清热化痰散结。在基础方去滑石、大黄、加淫羊藿、菟丝子、黄芪、党参、半夏各 15 克、熟地 18 克。

(二)痰凝瘀阻型

证见小便点滴而下,或时断时续,甚则尿闭,小便胀满,按之内痛,舌质紫晦,苔白黄腻,脉滑大,治宜化痰散结,通关利窍,在基础方中加桂枝、泽泻各 15 克。

(三)毒邪攻心型

症见尿闭日久,反应迟钝,意志消沉,表情淡漠,沉默寡言,或见多种出血症状。舌质赤淡、苔厚、色或黄或白,脉大或沉细如丝。治宜清热解毒,泄浊醒神。处方:大黄、芒硝、各 15 克 ~30 克,煎服;用红参 15 克,煎汤送服安宫牛黄丸或紫雪丹。

【附】

1. 南瓜子治前列腺肥大

每日晚饭前或后一小时左右,拿 2 两生南瓜子去皮吃完。睡前烫完脚,用输液瓶装约 80℃热水,然后半仰卧在床上,把热水瓶立着紧贴在会阴,尿道部位放好,用两大腿根夹住,开水太热时,用毛巾垫一下。热敷 30~60 分钟,10 天左右见效。

2. 主治尿床,小便频数

处方:益智仁 30 克、(盐水炒)台乌 9 克、炒山药 9 克、共细面,成人每服 9 克,小儿减半,开水送下。

3. 主治小便不利

处方:青黛 30 克,作三次冲服。

4. 主治小便滴沥不畅,或细线阻塞不通,瘀结成块

治宜敞结,清利水道。

处方一:大黄 3 克、归尾 10 克、生地 10 克、穿山甲 10 克、芒硝 5 克、桃仁 10 克、桂枝 6 克。水煎服。

处方二:知母 10 克、黄柏 10 克、肉桂 6 克。水煎服。

5. 主治小便不禁

处方一:桑螵蛸、黄肉、巴戟天、煅牡蛎、甘草、生地、连须、五味子、白术、竹叶各 9 克,水煎服。

处方二:益智仁 15 克、台乌 15 克、牡蛎 25 克、鸡脬(膀胱)一具、茴香 250 克、诸药装脬内阴干细面冲服,日三次,每次 3~6 克。

6. 主治小便淋浊,尿道热痛

处方:川军 18 克、蜈蚣 2 条,焙黄共为细末每次服用 1~3 克,白开水送下。

7. 消除慢性肾炎蛋白尿验方(岳美中方)

慢性肾炎:处方为、制附子 6 克、白芍、牛膝、白术各 10 克生姜、苍术、黄柏各 6 克、云苓、苡仁各 12 克、防己 4.5 克、甘草 3 克。

8. 消除尿蛋白方

芡实 30 克、白术、云苓各 12 克、山药 15 克、菟丝子、金樱子、黄精各 24 克、百合 18 克、枇杷叶、党参各 9 克,共末冲服,日三次,一次 9 克。

第七节 水肿及淋病的治疗

1. 治水肿方

处方:甘遂 4.5 克、玉片子 4.5 克、乌梅 4.5 克、芫花、大戟各 3 克、葶苈 4.5 克,共为细面,大人分六次服,服泻三四次,(体弱孕妇忌用)此方有强烈泻下药,慎用。

2. 主治四肢浮肿,小腹胀满

处方:二丑各 21 克,炒微黄色,研细面用荞麦烙饼二次吃完,吃一口饼再吃一口大枣。喝竹叶灯芯水 3 日消下。体弱孕妇忌用。

3. 主治皮肤水肿,腹胀满

处方:沉香 6 克、木香 6 克、莱菔子 6 克、青皮、没药、薄荷各 6 克,羌活、桃仁、丹皮、胆南星各 9 克,水煎服(忌盐硬物,孕妇忌服)。

4. 主治小便不利,尿道痛,尿血方

处方:生地 12 克、郁金、牛膝、车前、木通、滑石粉、栀子、竹叶各 6 克,当归 9 克、白芍 12 克,水煎服二次,孕妇忌用。

5. 主治:小便频数、遗尿不禁

处方:菖蒲、台乌、益智仁、茯苓各 9 克、甘草梢 6 克、山药 12 克、食盐少许。水煎服,日二次,忌生冷物。

6. 主治小便不禁方

桑螵蛸、山药、巴戟、甘草、熟地、莲须、五味子、煅牡蛎、白术、竹叶各 9 克、水煎服。

7. 主治淋浊小方

方一:甘草梢 18 克、猪胆水合丸。分 10 丸先吃三丸隔 6 小时再二丸,无效翌日再照煎法服。

方二:红白淋病:酒大黄 9 克、煅龙牡各 6 克,共细面,白开水分二次服下。

8. 主治。尿血,尿道不利,小便前后溺血方

处方:小蓟、木通、藕节、蒲黄、栀子、车前子各 6 克、滑石、当归、生地炭各 9 克,甘草、竹叶各 4.5 克,水煎服分二次,孕妇禁服。

【附方一】

老年癃闭(前列腺肥大)。

处方:炙黄芪、党参各 15 克、当归、白术、云苓、泽泻各 10 克、陈皮 10 克、升麻、柴胡各 6 克、白茅根 30 克、炙甘草 8 克,此方对中气虚弱,气化失调,不能非清降浊而用。

【附方二】

治水肿、腹水用方。

处方:花生仁 90 克、辣椒 30 克、蒜头 60 克、赤小豆 120 克、红鲤鱼半斤(去杂)(无鱼牛斤代替)混合煎烂,以不甚辣为度,空腹温服。

(3)黄柏豆腐膏消治小儿阴茎包皮水肿。

【附方三】

枘柏豆腐各 15 克、石膏 6 克、将黄柏、石膏末细粉,用豆腐调成涂敷患处。

【附方四】

治乳糜尿、乳糜腹水(脾肾两虚),治宜利水消肿。

处方:防己黄芪汤合萆薢分清饮。

药物组成:黄芪 12 克、甘草梢 6 克、萆薢 15 克、益智仁 12 克、台乌 9 克、茯神 15 克、玉米须 30 克、菖蒲 6 克、厚朴 6 克、水煎服,日服三次。另用黄芪 120 克、糯米 60 克,煎代茶频饮。

第七章　血液系统
第一节　缺铁性贫血的治疗

血液系统疾病,我原来认识不足。有患者来我处要求中药治疗血液病,我除向西医请教外,又参阅有关血液病的资料及兰州大沙坪医院裴慎老先生治疗白血病经验,在临床初步取得疗效。为了再学习,再认识,节录于本章,请参考。

缺铁性贫血,是一种体内储存铁缺乏引起血红蛋白合成减少,所致的小细胞低色素性贫血,是贫血中最常见类型。本病在中医学中属于"血虚""黄肿"等范畴。与脾肾关系密切。治宜培补脾胃,益气养血。

方一:皂矾方补血、健脾利湿。处方:皂矾干燥粉 0.45 克,装入胶囊每日 3 次,每次 1 丸,饭后服。

方二:土丹汤健脾补胃,凉血补血,活血化瘀,主治缺铁性贫血。处方:土大黄 30 克、丹参 15 克、鸡内金 10 克、用水煎服。

方三:补肾生血汤,补肾填精,益气生血。

处方:人参 10 克、生黄芪 24 克、鹿角胶 12 克、龟胶 12 克、阿胶 10 克、当归 12 克、白芍 12 克、熟地 10 克、制首乌 30 克、紫河车 12 克、枸杞子 15 克、灵磁石 40 克、炙甘草 6 克,水煎服,有外感表证者慎用。

第二节　巨幼红细胞性贫血的治疗

巨幼细胞贫血中医属"虚劳"范畴,乃脾肾两虚,精血不足所致。西医谓巨幼红细胞性贫血系维生素或及叶酸缺乏,导致细胞分裂,成熟减缓所致。本病乃为脾肾两虚,脾失健运造血受阻,导致精血亏损。治宜益精填髓,益气补血,方用益精煎,主治巨幼红细胞性贫血。

处方:甜苁蓉 10 克、菟丝子 10 克、杞子 10 克、潼蒺藜 10 克、怀牛膝 6 克、肉桂 4 克、木瓜 4 克、淮山药 12 克、焦白术 8 克、用水煎服。加减气血两虚型加熟地 15 克、炙黄芪 12 克、黄精 12 克、党参 12 克、当归 10 克、炒白芍 10 克、炙甘草 4 克、大补虚血;腰酸明显加川断 10 克,补骨脂 10 克。

又方:主治各种贫血,益气生血,健脾摄血。人参 12 克、黄芪 30 克、炙甘草 12 克、白术 12 克、山药 15 克、大枣 10 克、生姜 9 克、桂枝 9 克、五味子 9 克、砂仁 9 克,水煎服。兼痰湿者加茯苓、半夏、薏米仁;气血瘀滞加丹参、赤芍、姜黄、血竭;寒盛加良姜、吴萸。

第三节　再生障碍性贫血的治疗

再生障碍性贫血是因骨髓造血功能降低,或发生障碍所致的一种贫血。属中医的"虚劳"、"虚损"、"血症"、"血虚"、"血枯"等证范畴。在中医治疗上多采用健脾补肾,清热解毒,活血化瘀。

我于 1998 年曾治疗一例。患者,男,8 岁,黑泉乡定平村人。在县中医院、地区医院,诊断为"再生障碍性贫血",且服激素治疗后无好转。医院建议到外地进行骨髓移植手术,但因家庭经济困难,只好听天由命。后经人介绍来我处求治。症见:患者面色苍白,疲乏无力,食欲不振,舌胖淡,脉沉细,寸脉弱,自觉心悸,化验示:血红蛋白80克／L,红细胞 3.0×10^{12}／L,白细胞 0.6×10^9／L。

1. 选用补中益气丸合生脉散加味

处方:党参18克、白术12克、黄芪20克、甘草6克、陈皮8克、升麻6克、当归12克、柴胡9克、太子参20克、麦冬10克、萸肉10克、附片4克、肉桂6克、生地15克、阿胶10克、五味子6克、鸡血藤20克、白茅根20克,用水煎服,每日一剂,煎服三次。连服五剂后,来复诊,疲乏好转,饭量增加,舌尖红,面部光泽。复诊又给予人参归脾汤加味治疗,以益气养阴,健脾生血。

处方:红参10克(另煎兑服)、白术10克、当归10克、茯神9克、木香3克、酸枣仁9克、圆肉9克、鸡血藤30克、生黄芪30克、太子参15克、旱莲草9克、鹿角胶10克、黄精9克、阿胶球9克、山药15克、白茅根15克、炙甘草6克,每日一剂,煎服三次。同时,另配丸药配合汤剂服。处方:生地40克、熟地40克、旱莲草50克、地骨皮30克、白芍30克、阿胶30克、当归40克、知母25克、补骨脂30克、丹参30克、女贞子40克、生黄芪60克、红参20克、黄柏15克、三七粉6克、胎盘粉30克,将上药研细,炼蜜成丸,每丸重9克,每次一丸,每日三次。

共服药十五剂后,再次来诊,患者面色红润,食欲良好,精神佳,化验示,红细胞 4.12×10^{12}/L,白细胞 5.6×10^9/L,血小板 132×10^9/L,血红蛋白112克／L。

2. 继续服用上方巩固疗效

两月后复诊,又采用(兰医附属医院1973年报道治血液病方)治之。功效,益气养阴,填精补血。处方:参须子10克、沙参10克、党参15克、山药10克、生白芍10克、麦冬9克、生地12克、酸枣仁9克、山萸肉15克、五味子3克、白花蛇舌草20克、山豆根10克、大枣5个、炙甘草6克、补骨脂6克、黄药子6克、鸡血藤15克,每日一剂,日煎服三次。

1998 年 9 月,经化验,血红蛋白 146 克／L,白细胞 8.3×10⁹／L,血小板 100×10⁹／L,红细胞 5.0×10¹²／L,各项指标均已达到正常范围,以后将前方又加工成丸药继续服用。

对上症的治疗,用中医五脏关系而论治。朱丹溪指出"血属阴,难成而易亏,生化于脾,总统于心,藏于肝,宣布于肺,施泄于肾,灌溉一生"。这说明五脏关系密切。他又说:"血属阴,阴主静,静有守,方能调和五脏,洒陈于六腑,约束于血中"。再生障碍性贫血作为血细胞系统自己失去宁静的常态,使脏腑气机紊乱功能失调,所以再障不能忽视对脏腑的治疗。肾主骨,生骨髓。骨髓有造血功能。脾主运化,将水谷之精微输送到全身。脾虚生化无权,则精髓不充。肾虚精气亏损则血源不充,故采用健脾补肾,清热解毒,活血化瘀。

第四节　白血病的治疗

白血病是造血系统的恶性肿瘤,其特征是造血细胞组织的异常弥漫性增生,周围血内白细胞异常增加,并有幼稚细胞的出现,临床上常有高热、贫血、出血或感染等表现。临床上以急性白血病多见。急性白血病在中医上属于"温毒"、"热劳"、"血证"、"虚损"的范畴。慢性白血病,属于"虚损"、"症瘕"、"瘰疬"、"痰核"的范畴。

(一)急性白血病的中医辨证分型及治疗

1. 温热型

状热、鼻衄、牙宣、皮肤粘膜、瘀点、瘀斑、或兼心烦便秘,舌质红绛少津,苔黄燥,脉弦滑数,治宜清热凉血。清营汤、犀角地黄汤、五味消毒饮加减:犀角 1 克、生地、蒲公英、紫花地丁、生石膏、芦根各 30 克、丹皮、连翘、银花、竹叶、栀子、麦冬各 10 克、赤芍、玄参、野菊花各 15 克、黄连 3~5 克。病情危重,高热神昏,同时服用紫雪丹至宝丹。

2. 湿热型

午后潮热,头晕体软,脘闷厌食,骨节酸痛,大便稀溏,舌红苔腻,脉滑数,治宜清热除湿。方用龙胆泻肝汤、当归、龙荟丸、二陈汤加减:龙胆草、黄芩、栀子、柴胡、当归、生地、猪苓、泽泻、法半夏、陈皮、茯苓各10克、夏枯草、芦根、茅根各30克、青黛6~8克。

3. 症瘕型

淋巴结肿大,肝脾肿大,低热咽痛,心烦不安,舌红边有瘀点,脉弦数或涩,治宜活血祛瘀,软坚散结。方用桃红四物汤、鳖甲煎丸、五海丸、小金丹加减;鳖甲煎丸处方:桃仁泥、当归、生地、川芎、海藻、山甲珠、海浮石、海螵蛸各10克、赤芍、鳖甲、玄参各15克、海蛤、丹参、生牡蛎(先煎)各30克、红花、贝母各6克。水煎服,也可加倍剂量制成丸药服。

4. 阴虚型

形体消瘦,头晕耳鸣,头痛,睡眠不宁,口干咽燥,脉弦细或兼数,舌嫩红少苔,治宜养阴生津为主,方用杞菊地黄丸、知柏地黄丸、二至丸、大补阴丸等加减;方用知柏地黄汤加味:枸杞、菊花、生地、熟地、熟皮、茯苓、天冬、麦冬、白芍、阿胶(烊)、山萸肉、知母、黄柏各10克。女贞子、玄参各15克、淮山药15~30克、旱莲草30克、龟板15~30克。

5. 气阴两虚型

心悸气短,食欲不振,面苍黄,头晕耳鸣失眠多梦,舌质胖有齿印,少苔,脉弦细无力,治以益气养血,方用益胃汤生脉散,归脾丸加减:人参5克(另炖)党参黄芪各15~30克,生地、白芍、当归、麦冬、山萸肉、五味子、玉竹、龙眼肉、茯苓各10克、远志6~8克、炙甘草6克、浮小麦30克。

(二)慢性白血病的治疗

慢性粒细胞白血病的治疗,在临床上多见实证,可以用青黛、雄黄、龙胆草等泻火解毒,用麦冬、天冬、生地、丹皮、地骨皮等养阴除蒸。若有肝脾肿大,则用三棱、莪术、丹参等化瘀消结。一般用药一月多可缓解。慢性淋巴细胞白血病好发于老年人,多属虚证,只要临床未见实热证,就采用十全大补汤、金匮肾气丸加减治疗。治疗较长时间病情才可缓解。

第五节　原发性血小板减少性紫癜的治疗

原发性血小板减少性紫癜是一种与自身免疫有关的疾病。临床分急性慢性两型。前者多见于儿童,后者多见于女性。临床主要为皮肤和黏膜的自发性出血,中医上属于"血证"、"虚劳"等范畴。是由外感邪气,或内伤饮食热毒内伏,气血受损而发生。治疗宜清热解毒,凉血化瘀,调理肝胃,滋补肝肾,补益气血。

方一:补脾活血化瘀。组成:鸡血藤 30 克、当归 12 克、商陆 30 克、墓头回 23 克、生甘草 30 克、先将商陆 30 克。先煎 3 小时,再煎它药,每日一剂,水煎服一次,阴虚将黄芪量与生地量调换。

方二:养血,止血,引血归脾。处方:生地 15 克、元参 15 克、阿胶 10 克、鳖甲 30 克、仙鹤草 24 克、大蓟 24 克,服法每日一剂,水煎服三次,再配合归脾丸早晚各服一丸,先后服药 20 剂左右瘀点可消失。

第六节　过敏性紫癜的治疗

过敏性紫癜又称出血性毛细血管中毒症,是一种毛细血管对某些物质过敏而发生的变态反应性疾病,临床多见皮肤紫癜,多分布于四肢两侧及臀部. 对称出现。在中医本病属于"斑""疹"、"血衄"范畴。一般多属阴虚阳亢、血热妄行所致,但也有属于虚寒之类。

方一:凉血、止血。

组成:茜草 30 克、生地 15 克、阿胶 10 克、白芍 10 克、元参 12 克、丹皮 10 克、黄芩 12 克、甘草 6 克、热急加大青叶 15 克,腹痛便血加地榆 12 克、炒枳壳 10 克、木香 6 克、白芍 10 克,尿血加车前子 10 克、白茅根 15 克,每日一剂,水煎服三次。

方二:凉血解毒。

组成:连翘 30 克,生地 15 克、紫草 15 克、炒槐米 12 克、徐长卿 12 克、大枣 10 枚、甘草 10 克,用水煎服,儿童酌减。胃肠型:呕吐者加半夏 12 克、竹茹 10 克、腹痛加白芍 30 克、便血加炒地榆 20 克。关节型,加薏米 30 克、防风 15 克。肾炎型尿蛋白加白茯苓 30 克、黄芪 20 克、山药 15 克。

第七节　结节性红斑的治疗

结节性红斑是一种发于小腿伸侧的红色或紫红色炎性结节性皮肤病。消退再不破溃,无疤痕或萎缩,多发于 20~25 岁青年。男女之比约 1 : 3 : 6。临床特点:结节发生在小腿伸侧,鲜红色对称发生,数目十数个或更多,有疼痛、压痛、病程自限性,于 3~6 周消退。中医以清热、凉血、化瘀为主。

处方一:丹芎红桃汤,用于红斑初起。

组成:桃仁泥 9 克、红花 9 克、丹皮 9 克、丹参 12 克、生地 18 克、赤芍 9 克、川芎 9 克,每日一剂,水煎服三次。夹风发痒者加蝉衣、白蒺藜、白藓皮。瘀血重加三棱、莪术或穿山甲。热者加黄柏、黄芩、栀子。湿重加泽漆、佩兰、薏苡仁。气虚加党参、黄芪、白术。寒加麻黄、附子、桂枝。

处方二:芪术桃仁汤,治疗结节性红斑。

组成:桃仁9克、红花9克、黄芪15克、白术9克、丹参15克、赤芍9克,气滞加厚朴,血瘀加牛膝、独活,每日一剂,水煎服三次。

处方三:用于新旧结节累累不绝者,气阴两虚。

组成:麻黄5克、杏仁9克、薏苡仁12克、元参15克、炒当归10克、炙黄芪10克、夏枯草10克、秦艽10克、炙甘草6克、僵蚕10克,每日一剂,水煎服三次。

处方四:通络活血汤,主治结节性红斑。

组成:地龙9克、香附子9克、泽兰9克、茜草9克、生薏仁12克、王不留行12克、黄芩10克。每日一剂,水煎服二次。

处方五:祛风利湿汤,主治结节性红斑。

组成:银花12克、生地15克、防风8克、红花8克、泽漆8克、赤芍8克、牛膝10克、桃仁8克、当归8克、丹参8克、生牡蛎9克、公英15克,每日一剂,水煎服三次。

处方六:化湿解毒行血汤,主治结节性红斑。

组成:参须子5克、炒黄芩10克、炒当归10克、炒赤芍10克、炒白术10克、炒黄柏10克、牛膝10克、炙甘草6克,每日一剂水煎服三次。

治疗恶性淋巴瘤方:

附方1:枯草昆布汤,清热化痰,软坚散结,主治恶性淋巴瘤。组成:夏枯草30克、南星9克、昆布15克、生牡蛎30克、丹参30克、莪术15克、蒲公英30克、皂角刺9克、旋覆花12克、全瓜蒌15克、用水煎服,加减:瘀血内结,疼痛明显加地鳖虫9克、蜈蚣9克、蜣螂虫9克、赤芍12克、血竭9克;痰热内阻,胸闷气急加川贝12克、天竺黄6克、青礞石12克、半夏15克,气滞瘀痛明显加柴胡9克、川芎9克。

附方2:中医对紫癜方面的治疗列为三型:

(一)胃热型

治宜清热解毒,活血凉血为主;

（二）阴虚型

治宜滋阴清热解毒止血为主；

（三）气弱型

治宜养血益气为主。在病初期,多用清热解毒、凉血养阴而后期滋阴养血,补脾摄血,有效方剂如犀角地黄汤、四君子汤、十灰散等。胃热与舌诊详细观察。体温检查外感与内伤也不应忽视。

检查该病应将泻火解毒,清营凉血,选用生石膏、细生地、赤芍、大青叶、银花、连翘、侧柏炭、木通等。

第八章　内分泌系统

第一节　糖尿病的治疗

糖尿病是一组由遗传和环境因素相互作用而引起的临床综合征,因胰岛素分泌绝对或相对不足,以及靶组织对胰岛素的敏感性降低引起的。糖、蛋白质、脂肪、水电解质,代谢紊乱,中医上属于"消渴病"范围。临床常见的糖尿病大都有多饮、多食、多尿、消瘦、疲乏无力、视物昏花、大便秘结或泄泻等症状。对本病在中医论述颇多,综观各家学说,认为糖尿病是由肺、胃、肾脏腑功能失调所致。历代医家均遵循,上消治肺,中消治胃,下消治肾的原则。

在临床上,根据上消治肺,中消治胃,下消治肾的原则,我常用"三消降糖方治疗糖尿病。

(1)上消降糖方:燥热灼肺、耗伤津液、主证是烦渴引饮、口干舌燥、尿多而频、舌红、苔薄黄、宜润肺兼清胃、生津止渴降糖。

处方:花粉 120 克、石膏 30 克、山药 45 克、生地 30 克、元参 30 克、沙参 24 克、麦冬 20 克、玉竹参 20 克、知母 18 克,每日一剂,水煎服二次。

(2)中消降糖方:中焦燥热、阴伤液耗、消谷善饥、尿黄消瘦、体瘦乏力、或便结,舌红少苔,或苔黄燥,脉滑数,宜清热养阴,佐健脾滋肾。

处方:黄芪 30 克、何首乌 30 克、白术 30 克、熟地 30 克、花粉 120 克、石膏 30 克、山药 45 克、生地 30 克、元参 30 克、玉竹 20 克、麦冬 20 克、知母 18 克,每日一剂,用水煎服二次。

(3)下消降糖方:真阴不足,下元不固,小便频而量多,或饮一溲一,或如膏脂,形瘦乏力,腰酸软,舌红苔绛,脉细数,治宜培补真元,滋阴固肾。

处方:花粉 60 克、山药 40 克、黄芪 30 克、枸杞 30 克、生地 20 克、熟地 20 克、萸肉 12 克、桑螵蛸 12 克、每日一剂,水煎服二次,病程短疗效快。方中黄芪,熟地量加大,可使食量下降。1996 年六坝乡关某,服上方三剂后,将本方加 2 倍配成末药,每次 10 克,早晚一次,开水冲下,经服药疗效显著。

在临床治疗中,我还收集了一些效果较好的验方。

方一:黄连降糖散。本方由朱丹溪消渴方化裁而来。

组成:黄连 9 克、党参 9 克、泽泻 18 克、花粉 18 克,共研细末,每次服三克,日服三次,开水冲下,或装入胶囊吞服,此方降血糖明显,效果满意。

方二:竹叶黄芪汤加五倍子。

组成:黄芪 15 克、竹叶 6 克、山药 30 克、知母 20 克、五倍子 6 克,每日一剂,水煎服二次,连服三剂。

方三:猪胰子方。制法:猪胰子七个,焙干研末炼蜜成丸,重 6 克,每日早晚各服一丸,三个疗程后转阴,再改服六味地黄丸以固疗效。

方四:蚕蛹方。制法:取蚕蛹 250 克,用香油炸酥捞出,每吃饭时同服 20 只。常服效果满意。

中医认为,不论是七情内伤,房劳过度或是厚味,饮酒等,其致成糖尿病的机理,均为燥热伤阴,阴虚火旺,气虚血瘀。糖尿病一切症状,均与热(火)有关,这种热火有的不应认为是实热,而应看作虚热。糖尿病只要辨证得当是完全可以控制的。但除认真治疗外,务必戒愤怒,慎饮食,远房帏,预防感冒。

第二节　甲亢的治疗

甲状腺功能亢进症(简称甲亢),系指由多种病因导致的甲状腺功能增强分泌,甲状腺激素过多所致的综合征,多见于女性。临床表现为疲乏无力、怕热多汗、烦躁易怒、失眠、心悸、胸闷、气短、多食消瘦,中医属于"气瘿"范畴。

方一:平瘿复方,育阴潜阳,舒肝醒脾,化痰清瘿。

组成:元参9克、白芍9克、丹皮9克、当归9克、云苓9克、生地9克、萸肉6克、生龙骨30克、生牡蛎30克、夏枯草12克、贝母9克、瓦楞子15克、青皮9克、三棱9克、莪术9克、陈皮9克。眼突明显者加青葙子、菊花、车前子。失眠者加夜交藤、黄精、枣仁。肿大者加郁金、丹参。脾虚者加党参、黄芪、白术。每日一剂、水煎服三次。配合丸药,清热滋阴,化痰散结。组成:半夏150克、贝母150克、云苓150克、海藻150克、昆布150克、煅牡蛎150克、贝母150克、橘红300克、三棱6克、夏枯草200克、黄药子50克、甘草50克、琥珀10克、朱砂10克,将上药研末,炼蜜和匀制成丸药,每丸10克,每次一丸,日服两次,对症用药坚持服用30天。

方二:滋阴清热,软坚散结,主治甲亢药物。

组成:白芍10克、乌梅10克、木瓜10克、柴胡8克、桑叶8克、栀子8克、沙参10克、麦冬10克、石斛10克、扁豆10克、莲子肉10克、眼突加牡蛎、夏枯草,心率快者加枣仁,每日一剂用水煎服,患者只要坚持服药30余剂,均可治愈。

方三:甲亢重方,益气养阴,主治甲状腺机能亢进症。

组成:黄芪45克、白芍12克、生地15克、香附12克、夏枯草30克、首乌20克,用水煎服。脾虚去生地加淮山药、白术、建曲,心火旺加黄连,肝火旺加龙胆草。

第三节　甲状腺机能减退症的治疗

甲状腺机能减退症(简称甲减),是由于多种原因引起的甲状腺激素合成、分泌、生物效应不足所致的一组内分泌疾病,本病中医属"虚劳"、"水肿"范畴。

方一:邓氏(邓铁涛)甲乙两方,固冲任、调气血、扶脾温肾,主治甲减。组成:甲方,黄芪 30 克、党参 18 克、白术 24 克、当归 12 克、炙甘草 6 克、柴胡 6 克、升麻 6 克、巴戟 9 克、枸杞子 9 克、陈皮 3 克,每日一剂,用水煎服。

乙方:黄芪 18 克、茯苓 30 克、白术 24 克、首乌 24 克、泽泻 9 克、桂枝 9 克、山药 9 克、淫羊藿 9 克、菟丝子 12 克,水煎服。用甲乙方交替服用,曾治愈六坝某小学教师。某农妇,坚持服药 30 余剂,也治愈。

方二:曾氏温阳方。功能益气温阳,健脾补肾,主治甲状腺机能减退症。

组成:党参 20 克、黄芪 30 克、桂枝 5 克、制附片 10 克、茯苓 20 克、泽泻 20 克、仙茅 15 克、仙灵脾 15 克、补骨脂 10 克、甘草 5 克,用水煎服。加减:畏寒、肢冷、浮肿,减轻时可加麦冬 12 克、玉竹 12 克、五味子 5 克。(江苏曾学文方)

【附】瘿瘤:瘿瘤以瘿络之状而得名,常为甲状腺疾患多发于颈部,漫肿或结块,但肤色不变,缠绵难消不破溃。

1. 气瘿

初起症状不明显,颈部呈弥漫性肿大,肿势逐步增大,边缘不清,皮色如常,按之皮柔而软,部分偏过大而垂,或暴怒劳累过度后颈部肿起,如果肿势向前发展,可引起呼吸困难,音哑等,在西医类似于单纯性甲状腺肿,治宜疏肝利气,解郁消肿。方用四海舒郁丸。

组成:麝香 0.3、陈皮 6 克、海蚧粉 6 克、海带 60 克、海藻 60 克、昆布 60 克、

海漂蛸 60 克、加气郁香附子、枳壳、黄药子各 10 克。水煎服。另外制成末药冲服,每日服三次,每次 10 克,也可作汤剂,每日一剂,水煎服二次。

2. 肉瘿

多发于 20~30 岁的青年人,在喉结下中附近有单个或多个肿块,呈囊圆形,表面光滑可随呼吸上下移动,按之无疼痛,伴有出汗烦躁,胸闷心急脉数,肿块增大,可引起呼吸困难,声音嘶哑,类似于西医的甲状腺腺瘤。治宜理气解郁,化痰软坚。

方用海藻玉壶汤加减。

组成:海藻 15 克、陈皮 10 克、贝母 10 克、连翘 10 克、昆布 15 克、制半夏 10 克、青皮 10 克、独活 10 克、川芎 10 克、当归 10 克、海带 10 克,在原方加香附子、郁金、黄药子。

3. 石瘿

瘿病坚硬如石,不可移动,属西医的甲状腺癌。治宜化痰软坚,开郁行瘀。组成:海藻玉壶汤加桃仁,三棱、莪术、黄药子。

【附】单纯性甲状腺肿验方

昆布 60 克、远志 18 克、泡白酒 500ml 浸 7 天,日饮一杯,分三次服。

第四节　肾上腺皮质机能亢进症

肾上腺皮质机能亢进症系由糖皮质激素过多所致。中医认为本病系有肝失条达,气火内郁,湿浊蕴阻,不得宣越所致。

方一:加味地黄汤,滋阴补肾,主治肾上腺皮质机能亢进症。

组成:生地 20 克、熟地 20 克、北沙参 20 克、枸杞 12 克、山萸肉

12克、山药25克、泽泻15克、茯苓15克、丹皮10克、麦冬10克、知母10克、黄柏10克、焦杜仲15克、牛膝15克,用水煎服。

方二:补益肝肾,助阳滋阴,渗利湿浊。

组成:党参30克、刺五加30克、白术10克、当归10克、熟地10克、山药10克、山萸肉10克、枸杞子10克、仙灵脾30克、菟丝子12克、猪苓30克、茯苓30克、泽泻10克、黄柏12克、肉桂4克、熟附子10克,用水煎服。

第九章　　神经系统

中风，是一种急性非外伤性脑局部血供障碍引起的局部性神经损伤，又称"脑卒中"、"脑血管意外"。临床特点为起病急，意识障碍，言语失利，肢体偏瘫。可分为出血性、缺血性两类，出血性中分包括脑出血，蛛网膜下腔出血。缺血性中风则包括脑血栓形成和脑栓塞。

第一节　缺血性中风的治疗

缺血性中风一般是指脑血栓形成，或脑栓塞的基础上导致脑梗死，脑动脉堵塞而引起的偏瘫，意识障碍。本病在中医学中归属"中风"范畴。本病一般比出血性中风为轻，故出现中风之中经络者较多，中脏腑者较少，脱证者更为少见。

方一：通脉舒络方，益气活血通络。

处方：黄芪 30 克、川芎 10 克、地龙 15 克、川牛膝 15 克、丹参 30 克、桂枝 6 克、山楂 30 克，用水煎服。加减：语言障碍，吞咽困难者去桂枝加胆南星 10 克、郁金 10 克；头痛甚者去桂枝加僵蚕 10 克、菊花 15 克；眩晕明显，若体胖湿盛者去桂枝、黄芪减量、加白术 10 克、泽泻 10 克、茯苓 15 克。

方二:桃红通脉方,活血通脉,主治脑血栓形成恢复期及后遗症期。

组成:桃仁 5 克、红花 5 克、当归 10 克、川芎 5 克、穿山甲 5 克、桂枝 5 克、生黄芪 15 克、丹参 15 克、赤芍 10 克、白芍 10 克、地龙 5 克、郁金 5 克、菖蒲 5 克,制成末药(为一袋量)每日 2 次,每次 1/4 袋,严重者,久病后每日服 1 袋,分 2~3 次冲服。

方三:抗栓二方,一方功能破瘀散结,活血通络,益气补元,主治脑血栓形成急性期。二方功能,养血活血,强筋健骨,主治脑血栓恢复期。

组方 1:炮山甲 12 克、地鳖虫 12 克、水蛭 6 克(研冲)地龙 12 克、三棱 12 克、莪术 12 克、丹参 50 克、王不留行 12 克、路路通 12 克、生黄芪 50 克。

组方 2:葛根 30 克、丹参 30 克、当归 12 克、川芎 10 克、鸡血藤 30 克、杜仲 12 克、续断 12 克、巴戟天 12 克、桑寄生 15 克、生黄芪 20 克、白芍 20 克。以上两方均加水 500ml,煎成 200ml 日服 3 次。

第二节　出血性中风的治疗

出血性中风一般是指因脑出血所引起的昏迷和瘫痪,多见于 50 岁以上的高血压患者,以男性为多。本病在中医学中属"中风"范畴。病情较为危重的大都为出血性中风,故本病出现中脏腑及中风脱证的情况较多见,预后较为严重。

方一:通腑汤,功能通腑攻下,豁痰开窍,主治脑出血。

组成:生大黄 10 克(后下)玄明粉 10 克(冲)枳实 10 克、胆南星 12 克、地龙 12 克、石菖蒲 10 克、厚朴 6 克、牛膝 20 克,用水煎服。鲜竹沥 60ml(分冲)或单味大黄 6~10 克,冲服(亦可鼻饲)加减:昏迷同用安宫牛黄丸;痰盛加天竺黄;抽搐加全蝎、僵蚕、蜈蚣;

头晕加牡蛎、龙骨、石决明、钩藤。

方二:水蛭方,祛瘀破血生新,主治脑出血后颅内血肿。

组成:水蛭粉、每次服量相当于生药3克,1天3次,30天为一疗程。

方三:王氏脑溢血方。

(1)方功能熄风祛痰,平降血压;主治高血压中风;蛛网膜下腔出血。

(2)方功能清心平肝,抑阳配阴;主治高血压所致颅内出血。

组成:

(1)方生赭石30克、生草决30克、大生地21克、羚羊角9克(先煎)龙胆草9克、紫丹参9克、灸远志6克、炒枣仁6克、川连4.5克、杭菊花4.5克、乳香2.4克,用水煎服。

(2)方生地21克、朱茯神21克、丹参12克、枣仁6克、川黄连3克、羚羊角4.5克、犀角6克、胆星9克、杭菊9克、灸远志6克、甘草3克、郁李仁9克、莲米9克,水煎服。加减:呕吐者加竹茹9克;上肢酸痛者加黄芪15克、秦艽9克、橘络30克、独活30克;神志不清者加紫雪丹,神志完全清楚者去羚羊角、犀角、加当归9克、莲米9克、角参15克。

第三节　中风后遗症的治疗

中风后遗症是指中风经过救治后所留有的轻重不等的半身不遂,言语不利,口眼歪斜,中医认为"中风"后遗症主要是由于中风之后气虚血瘀,脉络瘀阻,风痰阻络,肝肾二亏。精血不足,筋骨失养所致。

方一:制马钱子300克、水蛭30克、白花蛇30克、川芎30克、蜈蚣30克、先将白花蛇和蜈蚣共研细粉,再与研为细末的其它药混匀,装入胶囊 0.3 克,每天夜间,睡觉前用开水送服 1~5 丸,服后即卧床,忌下床活动。

方二:水蛭 15 克、郁金 20 克、川芎 30 克,研粉制成片剂,每片重 0.3 克,每次服 6 片,每日 3 次。7 天为一疗程。停药 2 天,再行下一疗程。8 个疗程治疗期限。

第四节　三叉神经痛的治疗

三叉神经痛系指在三叉神经分布范围内反复出现的阵发性短暂剧烈疼痛,无感觉缺失等神经传导功能障碍的表现。多见于 40 岁以后的女性。中医学中属于"头痛","头风"范畴。

方一:地元石膏汤,功能滋阴清热,温经通络,主治三叉神经痛。

组成:生地 30 克、玄参 30 克、生石膏(打碎先煎)30 克、杭白芍 24 克、羌活 6 克、没药 15 克、细辛 3 克、升麻 3 克,用水煎服。加减:偏上颌痛者加川芎;偏下颌部痛甚者加知母;面部肌肉反射性抽搐者加钩藤、蜈蚣;目赤流泪者加菊花、黄芩。

方二:邓氏方,功能散风治痛,活血痛络。主治三叉神经痛。

组成:川芎 30 克、当归 9 克、桃仁 9 克、赤芍 10 克、白芍 10 克、白芷 10 克、钩藤 12 克、全蝎 10 克、蜈蚣 3 条、制乳香 10 克、制没药 10 克、地龙 10 克,用水煎服。偏于风寒者加防风细辛;偏于风热者加菊花、白蒺藜、石决明;痛止面部口唇发麻者加黄芪。

方三:川芎止痛汤,主治三叉神经痛。

处方:川芎 20 克、荆芥 12 克、防风 12 克、天麻 12 克、荜茇 10 克、全蝎 10 克、细辛 6 克、蜈蚣 2 条,用水煎服,每日一剂服二次,病重者,日二剂,加减:抽痛剧烈,喜热,遇冷即发,加制附子 20~30 克(先煎),热重加生石膏 20~30 克、黄芩 12 克、黄连 9 克、瘀重加赤芍 12 克、丹参 30 克、五灵脂 12 克,阴虚加生地 15 克、女贞子 15 克、龟板 15 克、黄柏 12 克、知母 12 克。

第五节　偏头痛的治疗

偏头痛或称血管神经性头痛，是一种由于血管舒缩功能障碍引起的发作性头痛，以女性较多，多见于青春期，常有家族史。本痛中医又称"偏头风"，其痛暴发，痛势甚剧，或左或右，或连及眼、齿。痛止则如常人。

方一：石川白细方，功能平肝镇痛，活血散寒，主治偏头痛。组成：生石决明 30 克、（先煎），大川芎 9 克、香白芷 4.5 克、北细辛 4.5 克，用水煎服。病程长的慢性病人可加枸杞子 12 克、青陈皮各 4.5 克。

方二：散偏方，活血行气，主治偏头痛。组成：川芎、白芷、白芥子、白芍、香附子、郁李仁、柴胡、甘草制成冲剂，每袋 20 克，每日三次，每次服 1 袋，温开水冲服，5~10 天为 1 个疗程。

方三：疏风清热方，主治偏头痛。组成：川芎 15 克、白芷 15 克、黄芩 15 克，日一剂，水煎服二次。加减：血虚加枸杞子 10 克、白芍 10 克、肝阳上亢加钩藤 12 克、菊花 9 克、石决明 30 克、怀牛膝 15 克、痰浊加南星，青礞石 9 克。

【附】头痛方

方一：滋阴熄风方，主治一切头痛。处方：防风 6 克、天麻 6 克、何首乌 9 克、当归 9 克、土茯苓 30 克，日一剂，水煎服二次。

方二：清上蠲痛汤，主治各种头痛。此方记载于明代（1615 年）龚廷贤著《寿世保元》此方治疗一切头痛。日本关数道明，报道日本有 10 个医科单位研究运用，报道此方为有效方剂，因原方分量轻，效果不显，我加重剂量服后效果显著。

处方：麦冬 10 克、黄芩 12 克、羌活 9 克、独活 9 克、白芷 9 克、苍术 9 克、蔓荆子 6 克、细辛 6 克、甘草 3 克、干姜 1.5 克、当归 9 克、川芎 9 克、菊花 6 克、防风 9 克、日一剂、水煎服二次。加减:左边头痛加红花 6 克、柴胡 9 克、龙胆草 9 克、生地 9 克;右边头痛加黄芪 6 克、葛根 9 克;正额,眉棱骨痛,食积痰壅加天麻 9 克、半夏 9 克、山楂 9 克、枳实 6 克;头顶痛加藁本 9 克、大黄 3 克。风入骨髓而痛者加麦冬 6 克、苍耳子 9 克、木瓜 6 克、蔓荆子 6 克;气血两虚常有自汗者加黄芪 9 克、人参 6 克、白芍 6 克、生地 6 克。

方三:疏风开窍,清利头目,主治头风痛,眉棱痛,眼眶痛。

处方:川芎 4.5 克、郁金 4.5 克、白芍 4.5 克、荆芥 4.5 克、薄荷 4.5 克、芒硝 4.5 克、乳香 1.5 克、没药 1.5 克、冰片 0.5 克,共为细末,每次塞鼻内 0.3 克。

方四:主治偏头痛,血管神经性头痛,风痰血瘀头痛。

处方:白芷 10 克、冰片 1 克,将上药共为细末,装瓶,用棉球蘸少许药粉在鼻孔(左痛塞右。右痛塞左),有鼻炎者禁用。

方五:活血清热,平肝熄风,主治脑震荡头痛。

处方:丹参 20 克、石决明 20 克、桃仁 15 克、红花 10 克、赤芍 15 克、菊花 10 克、川芎 10 克、牛膝 15 克、白芷 10 克,日一剂,水煎服二次,服三剂后可缓解。

方六:补气、活血、治疗内伤头痛。

处方:黄芪 30 克、当归 30 克、川芎 30 克、地龙 30 克、细辛 15 克,共为细末,制成蜜丸,每丸重 6 克,日 2~3 次,每次服 1~2 丸,开水或黄酒送服。

第六节　面瘫的治疗

面瘫系由面神经炎所致的一种疾病,最常见者为周围性面瘫。多在 20~40 岁发病,男性略多。通常急性起病,于数小时内达高峰。

在中医学中属"中风"范畴。一般属于"中风"之"中经络"。病机主要为正气不足、营卫俱虚、络脉空虚、风邪入络所致。

方一:荆芥 10 克、干鱼鳔 15 克、黄酒、500 毫升、蜜蜡 30 克,将上药同留置一瓷碗中,放在盛水的锅内,微火煮至鱼鳔,蜜蜡化开,然后将浮于汤面的荆芥、蜜蜡去掉即成。温服,成人一次饮完,小儿减量服,剩余部分冷凝成膏,用时再化。

方二:祛风平肝、活血通络,主治面瘫。

二方组成:当归 10 克,川芎 10 克、蜈蚣 3 条、蝉蜕 6 克、甘草 6 克、地龙 10 条(焙干)乌附片 13 克、(先煎半小时),防风 13 克、钩藤 13 克、僵蚕 13 克,水煎服。

方三:蔓荆子 6 克、黄芪 6 克、炙甘草 9 克,捣如泥,涂于患侧。

第七节　低血压的治疗

低血压指成人血压收缩压低于 100mmHg,舒张压低于 60mmHg。一般男性为女性的 3~4 倍,起病隐潜。主要症状为直立时出现头痛、脚轻、眩晕、视力模糊、全身无力、发音含糊不清,大都为植物神经系统功能失调,血压降低而导致脑血流量不足,可能为原发于中枢神经系统的疾病, 在中医学中多属于 "眩晕"、"厥证"范畴。

方一:桂甘茶方,功能温经通脉,主治慢性低血压。

组成:桂枝 9 克、桂心 3 克、甘草 9 克,每日一剂,泡开水代茶饮。50 天为一疗程。

方二:桂枝甘附汤,温阳升运,主治低血压症。

组成:桂枝 15 克、甘草 15 克、川附子 15 克,每日一剂,共泡开水,频频代茶服,睡眠差者加夜交藤 50~70 克。若症状较重者加红参 15~25 克,附子增至 30 克(先煎 1 小时)。

第八节　癫痫的治疗

癫痫是由于脑部兴奋性过高的神经细胞产生过度放电引起反复发作脑功能暂时性紊乱的综合征。本病在中医上属"痫症"范畴。其发病主要与痰阻、瘀血、肝风、惊吓有关。临床治疗都从化痰开窍,平肝熄风,镇静安神,活血化瘀入手。癫痫病,临床多见,表现各异,吾博采众长,治验多有效果,现将本人临床所用验方介绍如下:

方一:琥珀寿星汤和导痰汤加味。此方系 74 年进修时,吾师席粱丞所授。

组成:琥珀 3 克(冲服),胆南星 4.5 克、半夏 6 克、陈皮 6 克、朱砂 0.21 克(冲服),焦栀子 4.5 克、茯苓 9 克、枳实 6 克、龙齿 15 克、全蝎 3 克、竹茹 6 克、钩藤 6 克,水煎服 5 剂,一日一剂,分二次服。病情缓解后用原方 5 倍量,并加白乳鼠 60 个,焙干,公猪肉和蜜为丸,为梧桐子大,每服 10 粒,日服三次。

方二:猪心 1 个,莲子七个,朱砂 6 克,用筷子把猪心扎眼,将莲子放入眼内,朱砂放入锅中,水同黄酒各半煎熟猪心,吃猪心,同喝汤。

方三:明矾 150 克、朱砂 30 克、磁石 60 克,共研末,每日三次,每次 2 克,一月一疗程,共三疗程,儿童酌减。

方四:葛根、郁金、木香各 30 克,香附子 20 克、白胡椒 15 克、白矾、朱砂、皂角仁、人参、胆南星各 30 克,共研细末,7 岁下服 1.5 克,7 岁以上服 3 克,16 岁以上服 7 克,早晚各一次,30 天为一疗程,共 2 疗程,此方曾治愈礼号四社赵儿。

方五:黄连,寒水石各等分,共为细粉,每服 6 克,浓煎甘草汤,候冷调下。

1994 年,安西县粮食局一女干部领 12 岁小女,来我处寻方问药。根据癫痫多因痰、气、火、惊四因致病理论,随开给两方:即如下的两个方剂。

方六:半夏 10 克、茯苓 12 克、僵蚕 10 克、白蒺藜 15 克、钩藤 10 克、远志 9 克、陈皮 6 克、天麻 6 克、菖蒲 9 克,水煎服,每日一剂,分两次服。10 剂服完后犯病次数明显减少,进而连服上方配服丸药。

方七:羚羊角 6 克、胆南星 30 克、郁金 30 克、莲子 30 克、桑叶 20 克、天竺黄 30 克、龙骨 40 克、荆芥 20 克、黄连 15 克、白矾 30 克、朱砂 5 克,将上药用白矾水为丸,朱砂为衣,每丸重 5 克,日 2~3 次,每次一丸,经服上方,两个月再未复发,半年后来信致谢。

【附】小儿癫痫病治愈 4 例

黑泉大队赵儿,南华礼号赵儿,红联大队段儿,以及县城陈某的孙女,年龄均在 10~13 岁。有的是重感冒后顽痰气郁,有的是惊吓,抽搐,有的是日犯病 2 次,经治疗患儿已痊愈,用方如下:

方一:治痫奇效汤。人参 15 克、白芍、柴胡、鬼箭、胆南星各 9 克、菖蒲、半夏各 6 克、肉桂、附子各 3 克,水煎 400ml,分 2 次服。另用水飞原砂 1 克,开水冲服。

方二:回痫汤。人参、山药、半夏,各 9 克、白术 30 克、茯神、薏仁各 15 克、肉桂、附子各 3 克,水煎,日一剂,分二次服。上两方,交替煎服,每服三剂后,更换一次另外配末药冲服。

方三:白金散。白矾 30 克、乌贼骨 60 克、郁金 40 克、朱砂 10 克、安定片 20 片,苯妥英钠 1500mg,共为细末,日 2~3 次,每次 1.5~2 克,经服上方 12 剂后,病情不同程度减轻,偶尔在 1~2 月中犯病一次。为了巩固病情,自制祛风饼子。

方四:祛风饼子。天麻 25 克、甘草 15 克、胆南星 25 克、僵蚕 25 克、川芎 20 克、半夏 25 克、川乌 15 克、茯苓 30 克,共为细末,生姜水汁和上药,制成黄豆大小丸,朱砂 10 克研细为衣。细嚼药丸,姜汤送下,日服 3 次,每次 5~8 丸,坚持 2~3 月。

【附】主治成人癫狂痫症方

症见精神失常,语无伦次,骂人不避。

处方一:青礞石 30 克、朱砂 15 克、菖蒲 40 克、远志 40 克、海浮石 40 克、炉甘石 15 克、茯神 40 克、黄芪 30 克、枣仁 30 克,共为细面,日服 2 次,每次 4~6 克,小儿减半。

处方二:甘遂、皂角、朱砂、菖蒲、沉香、琥珀各 30 克、共为细末,猪心血为丸,白开水送下。

【附】主治狂叫不安,精神错乱失眠方。

处方:朱砂 9 克、阿魏 3 克、猪心 1 个,用竹刀将猪心切口,加入上药用麻皮捆好,用泥裹好埋入麦草灰中焙干为细粉,用黄酒送下,分三次服用,日服药一次,服完无效,再续配服。

第十章　妇产科

第一节　妇科临床辨证

　　月经,经者常也。月经赶前为热,退后为寒。察其色,总以红为正。其变为紫黑者为热,黄如米泔者是湿,浅淡红白者是虚。或成块而紫黑色,色黯者是寒凝;成块而紫黑色者是热结。将行而腹痛拒按者是气滞血凝,即行而腹痛喜按者是气虚血少。经前发热者为血热,经后发热者为血虚。腹胀为气滞,腹痛者为血滞;泄泻者是脾虚,溏泻者是寒湿。凡逆行上溢而吐衄,血流而暴崩,皆属血热妄行。络脉伤损,瘀积肝旺所致。经水过多,色淡为虚,色深为热,腥者为寒湿。

第二节　妇科临床对症用药选方

　　血枯与经逆者并用益母胜金丹加牛膝。经阻尿窍者,用调经饮并泽兰汤。经水紫黑者,四物汤加丹参、丹皮、益母草。淡红者八珍汤。黄如米泔者六君子汤加苡仁、扁豆。寒凝成块者四物汤加桂心、牛膝。热结成块者四物汤加丹参、丹皮、益母草。气血凝滞而腹胀者,调经饮或四物汤,加元胡、香附子、木香。气虚血少而或痛或热者,四物汤加人参、白术。泄鸣溏利者,用六君子汤。血热而上下妄行者,四物汤加黄芩、丹皮、栀子、阿胶。络脉伤而妄行或喜怒过劳者,用八珍汤。瘀血积滞而不归经者用独圣丸。肝火旺不能藏血者,用逍遥散。

带症有青、黄、赤、白、黑之分。不必分属五脏,总不外乎脾虚有湿而已。用五味异功散加扁豆、薏仁、山药、泽泻,如不愈者,则加本脏药二位亦可,若有热加黄柏、莲子。

【附】1:《医宗金 》对求嗣及辨别胎孕有子。

少阴肾脉动甚者,有子脉也,但当诊其两尺阴脉搏指,有力两尺阳脉不搏指而别于两尺,为子脉无疑也。但搏而不滑者3月之胎;搏而滑者5月之胎。左寸心脉动甚,为孕子之兆,心主血、心脉旺,则血旺,故知有子,若两尺脉旺,与两寸洄别,也为有子。若流利雀啄也为孕脉。微动者始有胎孕,以川芎末煎艾汤空腹服,动甚者有孕。

【附】2:胎男女辨

上大下小,如箕之形,盖以女胎面向母腹,其足膝抵腹,故有是形也。中间圆高,如斧之形,盖以男胎,面向母背,则背抵腹,故有是形也。右手属阴,脉疾为女;左手属阳,脉疾为男。是胎气钟于阴,则右盛主女,钟于阳左盛为男也。两寸皆浮大,主生男胎;两手皆沉实女孕。

【附】3:胎前用药三安三禁

清热养血为主,恐伤阴血;理脾健脾,气血易生;疏气、顺气、气血调和,胎自安矣。

三禁者,汗,下利小便。恐过汗亡阳,伤气;过下亡阴伤血;利小便伤津液。

第三节 妇科《三字经》

我的老朋友陈立荣先生六四年所编妇科《三字经》是妇科精华,很有参考价值,收入本集,供参考。

一、妇科发展史

妇科学 自古传 内经著 既渊源 金匮章 有专篇 示范矩

树典范　巢远方　更发展　千金方　列卷前　专科著　产宝先
到宋代　是空前　专科分　理论全　陈自明　功不浅　到金元
百家鸣　张朱李　有创见　明清季　更全面　准绳作　纲目编
简而要　医金鉴　可贵者　是付山　重脾肾　疏肝先　解放后
重见天　中医学　大发展　妇幼站　遍地见　妇科学　更灿烂

二、妇女生理病理

妇人病　别有名　经带胎　产漏崩　揆生理　带任冲　肾气盛
天癸行　血海满　经始通　女属阴　月一盈　异生理　数月行
有垢胎　暗经闭　脏腑和　气血顺　两神搏　合成形　数十月
胎孕成　慢临盆　勿惊措　睡忍痛　六字诀　瓜若熟　蒂自落
小腹痛　是宫缩　恶露下　复常态　妇女病　有其因　六淫浸
寒热湿　七情伤　肝脾结　若房劳　肾气削　冲任损　血不和

三、调经

调月经　古法彰　少女时　助肾良　到中年　养肝方　经绝期
戒鲁莽　肾阴亏　心阳亢　补心丹　左归汤　经断后　扶脾忙
一般法　四物良　先期来　由火殃　清经投　两地商　后期至
要温阳　错杂至　肝脾伤　固阴煎　定经汤　归脾法　主二阳
兼郁结　逍遥良　侠吐衄　顺经汤　经闭塞　宜审详　虚损由
却痨党　血虚著　阳荣方　若气滞　气要畅

四、痛经

气血凝　病痛经　治之法　唯有通　气滞血　胀兼痛　乌药汤
桴鼓应　血滞气　痛难忍　通瘀煎　折冲饮　风冷客　吴芋行
虚寒著　大温经　热郁结　宣郁通　经后疼　原虚行　调肝汤
诸建中

五、崩漏

淋漓漏　暴下崩　虚和瘀　热妄行　劳役伤　冲任损　中气陷
脾不统　补中提　归脾雄　肾阴亏　相火动　午后热　颧骨红
地黄汤　固经能　瘀血阻　难归经　失笑散　桃仁承　怒气伤

肝不藏　气逆乱　血汪洋　逍遥散　镇降当　若产后　更要慎
防厥脱　独参灵　胶芎断　八珍汤　年老妇　须细审　癥瘕块
宜早诊

六、带下

带下病　不平常　五色见　赤白黄　寒热湿　肝脾伤　白如涕
完带汤　湿热盛　脓臭黄　龙胆泻　止带方　侠血色　止淋方
大气陷　补中方　若久虚　固肾良　单验方　更可尝　坐药类
亦可商

七、胎前

妇人妊　脉滑数　阴搏阳　尺不绝　经闭止　并呕恶　溢胆汤
利痰热　六君剂　脾虚设　胞脉阻　必腹痛　芍药散　有奇功
血淋漓　胶艾汤　胸闷塞　紫苏饮　胎位斜　炙至阴　转胞症
升举良　若子肿　理脾阳　若子痫　勾羚羊　腰腹痛　胎不安
脾肾亏　是其源　二天汤　磐石散

八、产后

产后病　津血伤　气易浮　阳易亢　侠瘀血　亦为常　加减用
生化汤　血晕症　补血汤　少腹痛　勿慌忙　瘀血阻　散结症
血虚痛　肋宁汤　若发热　分型良　风寒侵　物荆防　伤食滞
保和汤　血虚热　物炮姜

九、杂病

（1）杂病门　也不同　若乳痈　红肿痛　时寒热　牛蒡灵
　　　乳岩类　症非轻　瓜蒌散　香贝荣　中西法　结合行
（2）乳不足　有其因　血源涸　通乳成　肝瘀热　逍遥杖
　　　乳暴出　十全汤　若回乳　麦芽饮
（3）若阴挺　调养真　宜升提　勿持重　针灸法　结合行
（4）若癥瘕　气血凝　功和补　有分寸　痰气血　要辨明
　　　桂枝获　瘀血行　香棱剂　气先行　正元散　亦可斟
　　　脏燥症　甘麦攻

（5）不孕证　辨证详　体肥盛　启宫良　形羸弱　育麟当
　　　腹冰冷　温胞商　脚膝肿　化水汤　血虚热　清骨良
　　　肝郁结　种玉汤　若不效　治男方

第四节　妇科病临床治验

妇科病的常见病因不外乎外感内伤、精神因素、饮食不节、劳逸不当、产房劳而影响脏腑气血功能,冲任的正常功能,导致妇科病的发生,临床必须仔细辨证。

临床上妇科病不外乎是经、带、胎、产杂病等。

（一）月经病

1. 月经先期,指月经提前七天以上,且连续两个周期以上

①血热型:月经量多,色深红,舌红苔黄,脉滑。治宜清热凉血。方用赤芍 9 克、丹皮 9 克、黄芩 10 克、云苓 6 克、石斛 9 克、麦冬 9 克。如伴有胸闷、乳胀、肋痛者,方用丹栀逍遥散,手足心热,两颧潮红,质干苔红,方用两地汤。

两地汤:地骨皮 12 克、生地 15 克、元参 15 克、麦冬 9 克、白芍 10 克、阿胶 12 克。

丹栀逍遥散:柴胡 9 克、当归 10 克、茯苓 9 克、白术 10 克、薄荷 6 克、丹皮 9 克、栀子 10 克,白芍 9 克、甘草 6 克、生姜 3 克。

②血虚型:月经量多,血淡红、舌质淡、面白、无力倦怠,用补中汤。如出血过多,伴头晕眼花,在上方中如何首乌养血,棕炭固涩止血。月经先后无定期,选用定经汤。

定经汤:白芍 15 克,当归 15 克、柴胡 3 克、熟地 10 克、山药 10 克、菟丝子 10 克、荆芥 6 克、云苓 15 克。

补中汤:党参 15 克、炙黄芪 15 克、当归 10 克、白术 10 克、升麻 6 克、柴胡 6 克、陈皮 6 克、炙甘草 5 克、生姜 2 克、大枣二枚。

2. 月经后期,指月经延迟 7 天以上,甚至四、五十天一行,连续两个周期以上者,分三型治疗

①血寒型:经期时食生冷、冒雨涉水、寒邪客于胞宫、症见经量少、暗红。小腹疼痛热敷后减轻,畏寒肢冷、舌淡、苔白、脉细。治宜温经散寒。方用温经汤。

温经汤:当归 10 克、白芍 10 克、党参 10 克、桂枝 6 克、大枣 2 个、生姜 3 片、吴茱萸 8 克、阿胶 13 克、丹皮 6 克、半夏 9 克、麦冬 8 克。

②血虚型:经量少、色淡、面色萎黄、心悸头晕,方用人参养荣汤。

人参养荣汤:人参 10 克、当归 12 克、白芍 10 克、熟地 10 克、黄芪 15 克、姜枣、肉桂各 3 克,陈皮 9 克、云苓 10 克、远志 9 克、白术 10 克、五味子 6 克。此方起阳生阴长的作用。

③气滞型:胸闷乳胀肋痛,舌质暗红、脉弦涩,治宜行气开郁。方用加味乌药汤。

加味乌药汤:台乌 15 克、元胡 10 克、甘草 6 克、木香 3 克、附子 5 克、玉片子 10 克。

3. 痛经,指妇女在月经期或行经期前后小腹剧烈疼痛,或伴腰骶部疼痛及其它症状,严重时出现呕吐、面色苍白、手足厥冷。此证不外乎气滞血瘀,寒湿凝滞

行经时小腹胀痛拒按、色黯紫、量少有血块。方用八物汤,当归四逆汤。

①八物汤:当归 15 克、川芎 6 克、赤芍 6 克、熟地 10 克、川楝子 9 克、元胡 9 克、丁香 3 克、玉片子 9 克,加桃仁 9 克,红花 6 克。

②当归四逆汤:散寒利湿通血脉。组成:当归 10 克、白芍 9 克、细辛 5 克、木通 6 克、炙甘草 5 克、大枣 3 克、寒重者加生姜 5 克、吴茱萸 6 克。

【附】痛经治验一例。

患者王某,女,已婚,每于月经时,小腹疼痛,伴肢酸腿软,舌淡

白,脉沉紧,诊断为痛经、寒凝胞中、冲任阻塞,治宜扶阳温经。

处方:黄附片 15 克(先煎 20 分)、当归 15 克、肉桂 4.5 克、葫芦巴 15 克、香附子 9 克、炮姜 6 克、灵磁石 30 克、枣仁 12 克、茜草根 15 克、大腹皮 15 克、补骨脂 6 克、小茴香 5 克、陈艾叶 10 克,两剂后一般可痊愈。

(二)妇女带证治验

根据带下的色泽和伴有症状分为青、赤、黄、白、黑五色。临床上白、黄、赤、居多。本病的发生,主要是脾肾两脏的失调任脉不固,带脉失约所致。

1. 白带

色白如涕,无臭无色,面色无华乏力,纳差、方用完带汤。

完带汤:人参 6 克、白术 12 克、山药 15 克、陈皮 6 克、柴胡 6 克、荆芥 10 克、车前子 10 克、甘草 6 克。水煎服。

2. 黄带

色黄,宛如黄茶脓汁,有腥臭味,方用。易黄汤、止带方。

易黄汤:山药 30 克、芡实 12 克、黄柏 15 克、车前子 12 克。

止带方:茵陈 10 克、泽泻 10 克、猪苓 10 克、车前子 9 克、赤芍 9 克、丹皮 9 克、黄柏 10 克、牛膝 10 克,有腥臭味者加土茯苓 20 克、败酱草 20 克。

3. 赤带

带下色红,似血非血,淋漓不断。方用清肝利淋汤。

清肝利淋汤:白芍 10 克、当归 15 克、生地 30 克、阿胶 10 克、黄柏、牛膝各 6 克、丹皮、附子各 9 克、红枣 10 个、小黑豆 20 克。水煎服。

4. 青带

带下色青,甚则绿如绿豆汁,稠粘不断,气味腥臭,方用加减逍遥散,云苓、白芍、甘草各 15 克、柴胡、陈皮各 3 克,茵陈、栀子各 9 克,水煎服。

5. 黑带

带下黑如黑豆汁,气味也腥。方用利火汤。

利火汤:大黄、泽兰、车前子、王不留、黄连、栀子、刘寄奴各9克,炒白术、石膏各15克,水煎服。

(三)崩漏

临床常见中年妇女,月经过后,非行经期间,阴道大量出血或持续淋漓不断着称为崩漏。此症因月事间用力过甚、冷热不避致成。每遇此症,归脾汤加仙鹤草治疗效果好。如出现流血日长,经量过多者,乃气虚不能敛血,冲任不调,治宜温肾固冲,止血调经。

处方:人参9克、菟丝子15克、补骨脂10克、焦杜仲15克、桑寄生15克、茯苓12克、乌贼骨15克、三七粉4.5克、枣仁20克、茜草根15克、大腹皮12克、焦川断15克、一般3~5剂后就会明显好转。欲加固效果,在崩漏止后在后方中再加入炙黄芪、白术、覆盆子、炮姜、以益气温养脾胃。

(四)妇科杂病治验

1. 产后发热,肢体疼痛发汗

用当归羊肉汤。当归15克、羊肉250克,水煎服。

【附方】组成:人参10克、黄芪30克、肉桂3克、羊肉片1斤、当归30克、煎水喝汤,日饮1~2次,两日喝完。

2. 产后气血壅塞,乳汁不通

方用漏芦散。组成:漏芦75克、蛇退10条、瓜蒌10个(火烧存性)研末,每服6克温酒送下,每日二次。

3. 产后血崩,固经丸服之组成

煅石脂15克、炒艾叶15克,炒补骨脂15克,木贼15克,附片子6克,米汤饮下,每日2次,每次6克。

4. 产后便秘涩

处方:麻子仁、枳壳、川芎、人参各15克研面,和为蜜丸,每丸重9克。

5. 产后胎衣不下

处方:炮附子15克、丹皮、牛膝、大黄各30克。放醋60ml,熬膏和丸 6 克,每日 2~3 次,白酒送下。

6. 产后恶露不行,小腹冷痛,方用生化汤

生化汤:当归 25 克、川芎 9 克、炮姜 2 克、炙甘草 2 克、桃仁 6 克。

7. 产后血晕,清楞散

处方:泽兰根 30 克,人参 30 克、荆芥穗 120 克、川芎 60 克、炙草 24 克。细末温酒或米汤送下,每次 3 克。

8. 妊娠吐逆不食

半夏(水泡七次去水)、人参、干姜各 15 克、用生地汁浸蒸为饼,每服 6 克,米汤饮下,日二次。

9. 妊娠脐下冷痛尿多,治宜安胎和气

处方:诃子(去核)30 克、白术 30 克、陈皮 15 克、良姜 15 克、木香 15 克、米炒上药末冲服。每日三次,每次 6~9 克。

10. 产后心腹痛,方用紫苏饮

组成:当归、白芍、川芎、大腹皮、紫苏各 30 克、人参 15 克、陈皮 30 克,其细末、葱白水冲服,每次 12 克,每日 2~3 次。

11. 妇女产后风方(解放初期一犯人献方)

处方:九地、当归各 6 克、炒白芍、炒茴香、炒乳香、没药、姜灰、附片子、砂仁、焦白术、油桂各 3 克、升麻 2.4 克、炙甘草 2 克、大枣 2 个。经治两例均效。

12. 主治女阴溃疡

内服方:龙胆泻肝汤或丹栀逍遥散。

外洗方:苦参 18 克、蛇床子 18 克、黄柏 12 克、雄黄 3 克、白矾 5 克、公英 3 克、花椒 10 克、水煎外洗,一日一剂,洗三次。

13. 主治妇女月经断绝

处方:甜瓜藤 45 克、使君子 45 克、甘草 18 克、研为细面,每日酒冲服 6 克,早晚各一次。

(五)抽搐治验方

1. 主治手足抽搐痉挛作痛

处方一：煅石决明 120 克、朱砂 38 克，共为细面，每服 4.5 克，早晚用开水送下。

处方二：黄芪 12 克、当归 6 克、鸡血垆 9 克、赤芍、乳香、没药、红花、钩藤，各 4.5 克，桂枝、木瓜各 3 克，用水煎服。

2. 抽麻筋、鸡爪风

处方：千年健 9 克、地肤子 9 克、木耳 90 克，用酒煎，徐徐饮之。

3. 主治妇女抽麻筋

处方：皂刺 60 克、鸡子 2 个共水煎三四碗，去皂刺渣喝汤吃鸡子。

（六）阴吹矢气治验

许某，1995 年因产后体虚、中气下陷、行走阴吹失气，不敢在人前行走。其母代诉来我处求方。①方用补中益气汤，加菟丝子，提升中气，服药 2 剂后又配人发 30 克，猪板油半斤，溶化去油渣，炸枯人发去发渣，用瓶储存备用，黄酒为引冲服，每次 5~10 克。每日一次，药用半数而愈。②阴吹治验方：合欢皮 12 克、香附 12 克、白芍 12 克、当归 12 克、茯苓 10 克、川芎 10 克、丹皮 15 克、枳壳 10 克、陈皮 10 克、远志 10 克、郁金 10 克、甘草 5 克、煅龙齿 30 克，每日一剂，水煎温服两次。

第五节　乳房疾病

妇女乳病常见有乳疽、乳痈、乳劳、乳岩等症。

1. 乳疽、乳痈

说明：乳疽、乳痈乳房生，肝气郁结胃火成。痈形红肿掀热痛，疽形木硬觉微痛。痈发脓成十四日，疽发月余脓始成。未溃托里排脓治，已破大补养荣汤。

①托里排脓汤：当归、白芍、云苓、人参、白术、连翘、银花、贝母

各 6 克,生黄芪 12 克、陈皮 4 克、肉桂 3 克、桔梗、牛膝各 8 克、白芷、甘草各 5 克。

②人参养荣汤:人参 9 克、白术 9 克、茯苓 9 克、甘草 6 克、当归 9 克、白芍 9 克、熟地 10 克、五味子 6 克、远志 6 克、陈皮 6 克、干姜 4 克、大枣 2 克。

③治乳痈,乳疽:结肿疼痛,无论新久,但未成脓服牛蒡子汤。

处方:瓜蒌仁 10 克、牛子 10 克、生栀子 8 克、黄芩 10 克、连翘 6 克、银花 15 克、甘草 6 克、陈皮、青皮各 8 克、柴胡 6 克、芪粉 8 克、角针 6 克,水煎后入酒一杯,食远服。

治乳痈初起肿痛未成脓者。

用蒲公英、黄连根、桑叶二两捣烂,用好酒半斤同煎数沸,连渣敷肿处,药酒热服,盖被睡一时许,再用连须葱白一茶杯催之,得微汗而效。

2. 乳劳

乳劳即乳结核,耽误日久渐大如碗,坚硬痛梗形散漫,串连胸肋腋下,或红或紫或黑,破流臭水脓浆。

气实者服蒌败散及神效瓜蒌散,气虚者服逍遥散及归脾汤。

蒌败散:瓜蒌 15 克、贝母 10 克、南星 9 克、甘草 6 克,连翘 15 克加酒一杯。

神效瓜蒌散:大瓜蒌一个(焙干)、当归、甘草各 15 克,乳香、没药各 6 克,酒三盅慢火煎服。

3. 乳岩

结核隐痛,肝脾而伤,气郁凝结而成,乳中结核如棋子、枣栗子、无红无热,有时隐痛,初服清肝解郁汤。外贴鲫鱼肉、山药捣泥、麝香少许贴患处,七日一次,不可过多,多用则克伐。不应药可服香贝养荣汤、逍遥散。1994 年 6 月文化局某领导,南华下队介绍来四例患者,来我处救治,采用上方药后均治愈。

【附】乳腺增生 治宜,疏肝解郁、活血化瘀、消炎散结

处方:柴胡、香附子、白芥子、王不留行各 12 克,黄芪、白花舌草

16 克、海藻、当归各 9 克,用水煎服,月经期停服。

外用:黄体酮 20~60mg,药棉浸透外敷,塑料薄膜固定,2～3 天换一次。

1999 年 2 月粮油厂某工人用上药 2 次,痊愈。

【附】主治囊性慢性乳腺炎

处方:当归、茯苓、白术、青皮、陈皮、桔梗各 10 克、穿山甲 12 克、乳香 9 克、没药 9 克、丹参 1.5 克、赤芍 8 克、薄荷、柴胡各 6 克、丹参 10 克、瓜蒌 10 克。加减:热者加银花 12 克,公英 30 克,气虚加黄芪 15 克、肝虚加山药 10 克、白术 10 克,如加龙、牡、皂刺效果更好。

外敷:公英 90 克、野菊花 30 克、大葱头 10 个,捣烂蜜调贴患处。

南华智号丁某于 1998 年 6 月,正值夏收,经用上方治疗后痊愈。

【附】

1. 治乳房硬肿疼痛

方:沙参 12 克、皂角刺 9 克,水煎服。(化脓者忌用)

2. 乳岩,乳疽

方:姜蚕 10 克、大黄 6 克、蝉衣、蛇蜕各 6 克、蜈蚣 2 条、穿山甲 9 克,黄酒送下。

3. 乳房结核肿痛

方:血竭面 6 克,分 3 份,每个鸡蛋装 2 克,封口烧熟,白开水送下。日三次,次 6 克。

4. 乳头肿结验方

处方:鲜蒲公英 90 克、野菊花 20 克、葱头 10 个,加蜜少许,捶烂封贴患处。属乳痛者内服神效瓜蒌散加味即,瓜蒌 15 克、甘草 6 克、当归 15 克、乳香 6 克、没药 6 克、贝母 9 克、连翘 9 克、黄连 6 克、栀子 9 克、黄芩 9 克。乳头肿结枣大者,外贴膏药,内服解毒三结汤。处方:连翘 10 克、葛根 10 克、当归 10 克、黄连 6 克、栀子 9 克、黄芩9克、桃仁10克、红花5克、夏枯草15克。

5. 产妇无儿吃乳,致乳房肿胀,坚硬疼痛难忍者,服回乳四物汤

处方:川芎60克、当归60克、白芍60克、熟地60克、麦芽60克,用水煎服。

6. 治气恼劳伤,或寒热不调,乳内忽生肿痛,用治乳肿妙方

服法:用碗一只,内用粗灯草四根,十字排匀,碗内灯草头各露寸许,再用平山粗纸裁成一寸五分阔纸条,用水湿纸贴盖碗内灯草上,纸与碗口相齐;将碗覆于肿乳上,留灯草头在外,将艾大圆放碗足底内,点火炙之;艾尽再添,炙至碗口流出水气,内有痛感方止,次日再炙一次必消。

7. 治一切忧郁气滞,乳结肿硬,不疼不痒,久渐作疼,或胸膈不利,肢体倦怠,面色痿黄,饮食减少,服用清肝解郁汤

处方:陈皮、白芍、桔梗、半夏、川芎、当归、贝母、茯神、青皮、生地、香附子、苏叶、远志各9克,木通、甘草、山栀、姜3克,水煎服。

第六节　妇科妊娠方面的疾病

(一)先兆性流产

妊娠早期阴道少量流血,伴有轻度下腹疼痛,存在早孕反应,妇科检查子宫口未开,子宫增大与妊娠月份相符者,称先兆流产,在中医上属于"胎滞"、"胎动不安"、"妊娠腹痛"等范畴。本病主要是气虚、肾虚、脾虚、肝气郁滞,血热等原因造成。

(1)保胎汤,功能调补冲任,保元安胎。主治先兆流产,胎漏,胎动不安。

组成:黄芪20克、党参20克、白术12克、白芍12克、山药12克、地黄12克、炒杜仲12克、桑寄生12克、砂仁6克、大枣4~6

枚,水煎服。

辨证加减:气血虚弱用熟地、炒白芍、焦白术加阿胶、黄精,阴虚内热重用太子参或西洋参、地黄、白芍、白术、均生用,另加黄芩、丹皮、二至丸,脾肾亏损选菟丝子、覆盆子、肉豆蔻、益智仁;外伤者加当归、白芍、三七粉;出血较多选加地榆炭、黄芩炭、仙鹤草、艾叶炭。

(2)安胎合剂,功能养血益气、健脾补肾、固冲安胎。主治先兆流产。

组成:菟丝子、熟地各 12 克、淮山药、党参各 15 克、白术、续断、桑寄生各 10 克、甘草 6 克,水煎服。

辨证加减:腰腹痛者加杜仲、枸杞;胀痛甚者加炒白芍、陈皮;阴道下血者加阿胶、仙鹤草、地榆炭;恶心呕吐者加竹茹、陈皮、黄连、苏叶、砂仁等。偏阴虚胎热者加生地、麦冬、黄芩;偏气虚胎寒者加黄芪、艾叶炭。

(二)习惯性流产

自然流产连续 3 次以上,称为习惯性流产。每次流产往往都发生在上次堕胎的月份。在中医上称"滑胎"。治疗宜补肾健脾,养血固冲调治。

(1)滋肾育胎丸。功能补肾益脾,养血固冲、主治习惯性流产、先兆流产、不孕症。

组成:菟丝子 240 克、川断 90 克、巴戟天 90 克、杜仲 90 克、熟地 150 克、鹿角霜 90 克、枸杞子 90 克、阿胶 120 克、党参 120 克、白术 90 克、无核大枣 50 克、砂仁 15 克。

制法:除熟地、阿胶、杞子、大枣肉外,余药共研细末,另将熟地、杞子,反复煎熬,去渣以溶液代阿胶使之成稀糊状,另将大枣肉捣烂,将药末与药液及枣肉调匀,加适量煮炼过的蜂蜜,制成丸药,每日 3 次,每次 6 克。

(2)固胎饮。功能补肾益气,清热安胎。主治习惯性流产。

组成:熟地 12 克、炒当归 9 克、甘草 4.5 克、炒白芍 9 克、桑寄

生 9 克、川断 12 克、党参 9 克、菟丝子 9 克、五味子 3 克、淮山药 12
克、黄芩 9 克、白术 9 克、南瓜蒂 4 只,用水煎服。阴道出血加陈棕
炭 9 克、侧柏叶 9 克。

(三)妊娠剧吐

妊娠早期,孕妇发生轻度恶心、呕吐、纳少择食,头晕体倦等现
象称早孕反应。

一般于妊娠 3 月左右会自然消除。但有些妇女呕吐剧烈,甚至
不能进食、进水,中医称之为"妊娠恶阻"。恶阻的主要病机是冲气
上逆、胃失和降,每由脾胃虚弱和胃不和所致。

(1)孕吐汤。功能健脾柔肝、和胃降逆。主治妊娠剧吐。

组成:党参 9 克、当归 9 克、白术 9 克、白芍 12 克、茯苓 12 克、
陈皮 6 克、苏梗 9 克、六神曲 12 克、砂仁 3 克、姜半夏 9 克,水煎
服。

辨证加减:上腹胀满去党参、加藿香、木香、香附;心悸,失眠加
枣仁、远志;体虚腰酸加杜仲、黄芪;热盛加黄连,寒盛加生姜,剧吐
加伏龙肝。

(2)和胃健脾调中汤。功能健脾和胃、降逆止呕。主治妊娠剧吐。

组成:春砂仁 3 克(后下),苏梗 9 克、姜半夏 12 克、生姜 6 克、
焦白术 6 克、焦鸡金 3 克、党参 9 克、茯苓 9 克、制香附 9 克、黄连 3
克、陈皮 3 克,用水煎服。

(3)清热,降逆止呕,主治妊娠呕吐三方。

组成:姜半夏 9 克、佩兰 6 克、菊花 9 克、黄连 3 克、脾虚加人
参,气滞者加苏核,胃寒加干姜、砂仁。用水煎服。

(4)清热、燥湿健脾,主治妊娠呕吐四方。

组成:青半夏 30 克、青黛 10 克、赤石脂 30 克,煎一碗,蜂蜜 1
两,调匀温服,便结者去赤石脂,加代赭石。

(5)健脾和胃降逆止呕。主治妊娠呕吐五方。

组成:苏叶 10 克、黄连 10 克、半夏 12 克、陈皮 6 克、竹茹 10
克、乌梅 10 克、佩兰 15 克、甘草 6 克,用水煎服。

（6）主治妊娠呕吐六方。

处方：沙参 20 克、麦冬 20 克、太子参 20 克、石斛 20 克、玉竹 20 克、白术 6 克、砂仁 6 克、甘草 6 克、生姜 3 片，用水煎服。

（四）胎位异常

在产科中除枕前位为正常胎位外，其余胎位均无异常。常见的胎位异常有竖位、横位、持续性枕向位及枕横位、面先露等。中医中无胎位异常的病名，但可见"难产"，病机主要是气血虚弱与气滞血瘀。

（1）气血双补汤。功能补气补血，主治胎位不正或经外倒转术无效者。

组成：当归 10 克、川芎 10 克、黄芪 10 克、党参 10 克、白术 10 克、白芍、续断 10 克、枳壳 10 克、熟地 10 克、甘草 10 克，水煎服。

（2）柴芍正胎汤。功能柔肝养血、疏肝解郁、清热除湿。主治胎位不正，症见胁胀腹痛、口苦心烦、纳差欲呕、心痞噫气。

组成：白术 12 克、当归 12 克、黄芩 12 克、石斛 12 克、白芍 15 克、柴胡 9 克、茯苓 9 克，炒枳壳 9 克、佛手 9 克、甘草 4.5 克，水煎服。

（五）羊水过多

妊娠 28 周以后，羊水量超过 2000ml 或更多者，称为羊水过多。中医中称为"胎水肿满"，多因脾肾阳虚所致。

（1）消肿安胎方。功能健脾渗湿、顺气安胎，主治羊水过多。

组成：木香 9 克、木瓜 6 克、槟榔 6 克、白术 12 克、大腹皮 12 克、茯苓 15 克、猪苓 9 克、泽泻 9 克、桑白皮 9 克、砂仁 4.5 克、当归 15 克、川芎 9 克、苏梗 6 克、陈皮 6 克，用水煎服。腹胀甚者加枳壳，腿足肿者加防己，喘甚者加苦葶苈。

（2）健脾除湿汤。功能健脾补肾，除湿行水，主治羊水过多。

组成：山药 15 克、莲肉 9 克、白术 9 克、远志 9 克、川断 9 克、桑寄生 30 克、陈皮 6 克、茯苓皮 12 克、冬瓜皮 15 克、羌活 3 克、防风 4.5 克，水煎服。

(六)产后缺乳

产生乳汁甚少或全无，称为缺乳，也称"乳汁不足"、"乳汁不行"，中医有虚、实之分。虚者多为气血虚弱，乳汁化源不足所致，一般以乳房柔软而无胀痛为辨证要点。实者则因肝气郁结，或气滞血凝，乳汁不行所致，一般以乳房胀硬或痛，或伴身热为辨证要点。

(1)下乳方。功能补益气血，宣通乳汁，主治产后缺乳。

组成：党参 15 克、茯苓 10 克、白术 10 克、当归 12 克、桔梗 10 克、木通 6 克、通草 5 克、穿山甲 10 克、王不留行 10 克、路路通 10 克，水煎服。伴肝郁气滞者加柴胡、青皮、白芍；有热者加夏枯草、蒲公英、天花粉；有乳汁不通者加漏芦。

(2)通乳方。功能益气、补血、通乳，主治产后乳汁缺乏。

组成：当归 9 克、王不留行 9 克、炮山甲 4.5 克、通草 4.5 克、路路通 6 克、漏芦 6 克、熟地 15 克、生黄芪 15 克、用水煎服。

(3)主治产后乳少或无乳，用上方治疗 20 余例均有效。

处方：生甘草、通草各 6 克，穿山甲 9 克，王不留行 9 克，白芷、漏芦各 12 克，当归 15 克、黄芪 15 克、猪蹄一对、煎猪蹄水 2 碗入上药煎药一碗，服后取汗。

(七)外阴瘙痒

中医认为本病属"阴痒"，阴门瘙痒的范畴，中医认为本病的发生是脾虚生湿，湿盛下注或肝经湿热下注、或肝肾不足精亏血虚，生风化燥所致。

(1)阴痒外洗方。功能清热解毒、利湿收敛，杀虫止痒。主治外阴瘙痒，滴虫性阴道炎、霉菌性阴道炎。

组成：芒硝 15 克、苦参 15 克、蛇床子 15 克、黄柏 15 克、川椒 15 克，煎水至 1000ml 去渣存液坐浴，浸洗 15~20min(日 1~2 次)。

(2)蛇白汤。功能清热解毒，祛风燥湿，主治外阴瘙痒，各种阴道炎。

组成：蛇床子 50 克、白藓皮 50 克、黄柏 50 克、荆芥 15 克、防风 15 克、苦参 15 克、龙胆草 15 克、薄荷 1 克，用水煎，熏洗外阴。1

日 2 次,10～15 天为一疗程。

(3)主治外阴瘙痒

处方:吴茱萸 6 克、黄连 6 克、胆南星 3 克、大黄 6 克:将上药研为细粉,用食醋调成糊状,薄涂患处,抓破处勿用。

(八)非特异性阴道炎

非特异性阴道炎是阴道受物理因素或化学因素,盆腔炎症所致的分泌物增多等因素,使阴道的正常状态被破坏,病原菌易侵入而引起的炎症。主要表现为带下增多,阴部有灼热,及下坠感,常伴尿频、尿痛等症状。本病中医上属"带下"、"阴痒"的范畴。中医认为脾虚生湿,湿郁化热,或气血虚弱,外感之邪入侵所致。

(1)阴道冲剂。功能清热解毒、燥湿止痒,主治非特异性阴道炎、宫颈炎所致的阴痒。

组成:苍术 15 克、百部 15 克、蛇床子 15 克、黄柏 15 克、苦参 15 克、连翘 15 克、荆芥 10 克、枯矾 5 克、土槿皮 15 克,煎药 250ml,先用浸泡药液的棉球擦洗阴道后,再用上述药液冲洗阴道,每日一次,6 次为一疗程。

(2)止带方。功能清热解毒、燥湿止痒,主治非特异性阴道炎。

组成:黄柏 15 克、苍术 15 克、芡实 15 克、白果 10 克、茯苓 15 克、龙胆草 12 克、车前子 15 克、鸡冠花 15 克、薏苡仁 30 克、焦栀子 10 克、醋柴胡 10 克、淮山药 12 克,水煎服。

外洗方:蛇床子 15 克、苦参 15 克、百部 15 克、土大黄 15 克、苍术 15 克、川椒 10 克、艾叶 10 克、冰片 1 克(后溶)大青盐一撮。搔破流水者加枯矾 10 克、黄柏 15 克,煎水熏洗。

(九)滴虫性阴道炎

本病是感染阴道毛滴虫所引起的炎症,感染后数日可发病。阴部瘙痒,带下增多,色灰黄,呈肥皂泡状,有臭味为主要症状。在中医属于"阴痒"、"带下",的范畴。

(1)远志栓。功能清热祛痰、杀虫、消痈肿,主治滴虫性阴道炎。

组成:远志研细粉,以医用甘油,明胶为赋形剂,制成栓剂。每栓含生药 0.75 克。

外洗方:艾叶 15 克、蛇床子 15 克、苦参 15 克、枳壳 15 克、白芷 9 克。每晚水熏洗外阴,之后将远志栓 1 粒纳入阴道后穹窿处。

(2)狼毒汤。功能清热、燥湿、杀虫、止痒。主治滴虫性阴道炎、霉菌性阴道炎。

组成:狼毒、苦参、蛇床子、地肤子、二花、黄柏各 30 克、加水煎成 1500~3000ml,弃渣加冰片、枯矾各 3 克,水温后外洗,每日 2 次,每次 30~40 分钟,7 天为一疗程。

(十)子宫颈炎

(1)藤黄糊剂,消肿解毒,止血杀虫,祛腐生新,主治子宫颈糜烂。

组成:藤黄磨细粉,加适量硼砂冰片调匀,制成糊剂涂于患处。

(2)生半夏粉,燥湿化痰,消痞散结,主治子宫颈炎二方。

组成:生半夏洗净烘干,研成细粉,过筛备用,用棉球蘸上药粉少许,放于患处,24 小时换药一次。

(3)马钱子膏,主治子宫颈炎。

方法:马钱子 2 克,置香油(少许)中炸后滤去渣,然后加入适量凡士林,制成软膏备用,用时先用高锰酸钾冲洗阴道,擦净患处分泌物,用棉球蘸马钱子油,放入患处,棉球带线,每日或隔日换药一次。五次为一疗程。

(4)清热解毒,活血消肿,主治宫颈糜烂。

处方:黄柏 100 克、血竭 100 克、龙骨 200 克、白芷 50 克、桔梗 50 克、儿茶 50 克、冰片 15 克,上药除冰片外,余药均研为细面混合冰片。先用 1:5000 高锰酸钾清洗阴道。将药面撒于宫颈糜烂处。隔日一次,7~10 日为一疗程,一般 3~4 疗程均可治愈,治疗期间应避免性生活及刺激性饮食。

(十一)盆腔炎

1. 复方消炎丸,活血化瘀,清热解毒,主治盆腔炎

组成:当归 20 克、三棱 15 克、莪术 15 克、川楝子 15 克、延胡

15克、土茯苓21克、丹参25克、赤芍15克、香附10克、山药30克、芡实25克,共研细末以蜜制丸。每丸10克,每次服1~2丸,1日3次,加减:偏热者加苦参15克,黄柏15克,偏寒者加炮姜10克,小茴香10克。

2. 盆腔化瘀汤,活血化瘀,调和气血,主治盆腔炎

组成:当归尾3克、益母草3克、香附子3克、苏梗3克,用水煎服。加减:发热加银花、蒲公英、败酱草;腹痛加川楝子,带下增多者加土茯苓,失眠加五味子;食欲不振加焦三仙,月经量多加阿胶。

3. 败酱合剂,清热解毒,活血化瘀,行气利湿,主治盆腔炎

组成:败酱草30克、丹参20克、赤芍12克、木香10克、夏枯草30克、苡仁30克、延胡12克,用水煎服。

(十二)更年期综合征

(1)滋补肾阴,宁心安神,主治肾阴不足,心火偏旺的更年期综合征。

组成:生、熟地各12克、泽泻9克、茯苓12克、丹皮6克、山药12克、山萸肉9克、何首乌12克、仙茅12克,用水煎服。

(2)调补肝肾,平衡阴阳,主治更年期综合征。

组成:生地15克、紫草15克、仙灵脾10克、桑寄生15克、炒当归10克、钩藤15克(后下),制香附10克、生麦芽15克,用水煎服。

加减:心烦不安,抑郁不欢加淮小麦、炙甘草、红枣;纳差便溏加党参、白术、山药、茯苓;血压偏高者加女贞子、旱莲草、夏枯草、石决明;心悸失眠加北沙参、麦冬,制首乌、酸枣仁、五味子,自汗盗汗加糯稻根、浮小麦、白芍。

(十三)子宫肌瘤

(1)处方:生地15克、白芍9克、侧柏叶9克、益母草15克、焦地榆10克、藕节15克、黄柏4.5克、三七3克(冲)。

(2)处方:牡蛎21克、生地15克、贯众15克、炒阿胶12克、丹皮9克、焦栀子9克、黄柏9克、侧柏叶6克、当归10克、生白芍10

克、炒地榆 12 克、炒蒲黄 9 克、三七 6 克、花蕊石 10 克。

(十四)更年期综合征

处方:元参、麦冬、花粉、石斛各 10 克、三七 3.5 克、三棱、莪术各 6 克、皂刺 19 克、穿山甲 10 克、白芍 10 克、甘草 6 克。心火旺者加黄芩、黄连、远志、灯芯;肝旺加丹皮、栀子玉金;湿痰瘀者以桂枝茯苓丸合二陈汤酌加南星 9 克、莪术、皂刺、山甲;小腹痛,用宝珍膏加丁桂散贴腹部。

第十一章　中医儿科

第一节　中医儿科简述

关于儿科,古称"哑科"。小儿科的疾病,自古以来都被认为比较难治。古有"宁治十男子,莫治一妇人,宁治十妇人,莫治一小儿"的说法。其一,小儿言语不清,不能表达自己的痛苦;其二,小儿形质娇柔,脏腑脆弱,一旦患病,易虚易实,易寒易热,在治疗上稍有不慎,就会造成严重的不良后果;其三,小儿气血尚未充盈,不能单靠脉诊来探查病情。

但从临床来看,小儿科仍不过是辨其表、里、寒、热、虚、实。六者清楚,病可知其原委。外感者,必有表证,恶寒、发热、鼻塞、流涕、咳嗽、拘紧无汗。内伤者为里证,吐泻、腹痛、腹胀、惊痫、积聚。热病者必有热渴、烦躁、面红目赤、口干唇燥,大便秘结等。寒证必有畏寒喜暖、喜热饮冷、面白、小便清长,精神安静,表情淡漠。在八纲中尤以虚实最为重要。有形色的虚实,声音的虚实,脉息的虚实,体质强弱有异,声音的雄壮与短弱者有异,脉息滑实与弦细有异。《阴阳应象大论》曰"善诊者,察色,按脉,先别阴阳,审清浊,而知部分,视喘息,听声音而知所苦。观权衡规矩而知病所主。"

在治疗上,要补泻适宜,对性寒凉烈性的药物慎用,以免损伤胃气。

（一）察色

对小儿疾病的诊查,首先应详细察看面部气色,根据"有诸内必形之于外"的原理,察看面色即可了解脏腑的病变。

五部就是天庭头额属心,下颏地角属肾,鼻准属脾,右颊属肺,左颊属肝。五色是肝病多属青色,心病多属赤色,脾病多属黄色,肺部多现白色,肾病多现黑色。例如,现青色多是惊风症候,现红色多是火热症候,现黄色的多为脾伤食,现白色多属虚寒症候,现黑色多属疼痛。还可根据五行生克关系,来判断病情轻重顺逆,一般五部五色符合五行相生者为顺,符合五行相克者为逆。临床上诊查小儿,不但要注意相症,还要从现症中,注意疾病的发展趋势。例如天庭部位现青暗色多是惊风要发生。显红色多是内热病症;显黑色多是预后不良。以上是小儿察色的概括,为诊断儿科病的重要一环。

(二)听声

诊查小儿病的方法除了观面色外还应听声音。饥饿而哭,多声音绵长,无力,常有吸吮及吮指动作,得乳而止哭;因痛而哭声高尖锐;发脾气而哭,声大响亮,左顾右盼。哭声不扬,闷结不舒的,肺有病变;哭声嘶哑呼吸困难的,多喉咙有病变。哭声以清亮和顺的为宜,尖锐细弱的,症多重险,哭而无泪,声微难出者,病重多危。咳声重浊的是风湿咳嗽,咳声洪大的是风火咳嗽,咳而无痰声的是干咳,咳而痰黏稠的是燥咳,咳嗽连声不断,带有阵发性的是顿咳;咳而气喘痰鸣不能平卧,时发时止的是哮喘症候。除听声音外还闻嗅气味。

(三)问病

小儿问诊,须仔细询问家长,是否曾患过麻疹、痢疾,是否接种过各种疫苗?同时还须询问小儿及乳母的饮食起居,其中以小儿饮食对疾病的关系甚大。喜冷饮者为内热,喜热饮者多属寒证;得食稍安的是虚证;得食反更不安的为实证;喜食泥炭者,是疳证虫积的症候。

(四)虎口三关指纹诊

初生未满三岁的小儿,得了疾患,可以根据食指内侧上廉所显露脉络的形色,来判断病情,这就是诊虎口三关。一般是男孩先看左手,女孩先看右手。食指近虎口的第一节叫风关,第二节叫气关,第三节叫命关。正常指纹的形色。多半红黄隐隐而不显露,一般纹浮主病在表,纹沉主病在里;纹色红的多主伤寒,纹色紫的多主内热;纹色淡的为虚,纹滞推之不动的为实。纹在风关主病轻,纹在气关主病重,纹在命关主病危。即所谓:"浮沉分表里、红紫辨寒热、淡滞定虚实,三关测轻重。"

第二节　急性上呼吸道感染的治疗

　　急性上呼吸道感染是小儿时期的常见病,主要是鼻咽喉的急性炎症。多见于秋冬及冬春天气多变时节。病原以病毒为多见,细菌感染多继发于病毒感染之后,主要表现为流涕、鼻塞、喷嚏、微咳、重者常高烧,常伴头痛、全身乏力。在中医中多以"伤风"、"伤寒"、"感冒"命名。中医认为小儿气血尚未充实,体质娇软,卫外功能不健全,故易感受风、寒。治疗上宜疏风散邪、辛温解表,下面分三型治疗。

　　方一:清热、解表汤:主治小儿各型呼吸道感染。

　　方药组成:羌活 4.5 克、桔梗 4.5 克、板蓝根 6 克、黄芩 4.5 克、生石膏 12 克、甘草 1.5 克,寒湿酌加麻黄、桂枝。痰多者加枣仁、皂角。咳剧者加鱼腥草;咳剧久加半枝莲或桑皮;神烦不安加糯稻根、灯芯,用水煎服。

　　方二:

　　(1)辛凉解表方。

　　方药组成:荆芥穗 10 克、薄荷 6 克、连翘 15 克、黄芩 10 克、板蓝根 12 克,水煎服,适用于风热型。

　　(2)化湿解表清湿和中。

　　方药:苏叶 10 克、藿香 10 克、白芷 10 克、连翘 15 克、黄芩 10 克、板蓝根 12 克、水煎服,适用于风邪挟湿型。

　　(3)解表清热。方药组成:荆芥穗 10 克、薄荷 6 克、连翘 15 克、石膏 30 克、知母 10 克、黄芩 10 克、芦根 30 克,用水煎服,适用于表里俱热型。加减:目赤肿痛者加木贼 10 克、赤芍 6 克、蝉蜕 3 克;

咳重加前胡 10 克、杏仁 6 克；咽疼者加山豆根 6 克，风邪挟湿、热重者加黄连 6 克；咳重者加前胡 10 克、杏仁 6 克、瓜蒌 10 克；恶心、呕吐甚者加半夏 10 克、陈皮 6 克；腹泻者加滑石 10 克、炒苡仁 10 克。

方三：祛风解表清热。主治小儿上呼吸道感染。

方药组成：僵蚕 15 克、蝉蜕 5 克、木通 5 克、生地 6 克、神曲 10 克、银花 15 克、黄芩 6 克、黄连 4 克、黄柏 6 克、桂枝 6 克、车前子 10 克、每日一剂，水煎分 4~5 次服。

【附】感冒风寒总括

小儿气血未充，体质娇弱，肌肤薄弱，易感风寒，发生体表受邪的病变。如受邪轻就是伤风感冒的证候，容易治愈；重的便是伤寒，由于有传经关系，比较难治。此外每当小儿饮食不节，复感外邪；或体内素蕴伏热，或者外受惊吓，神祛气弱等，因而又有夹食、夹热、夹惊的不同，所以在治法上也就不一样。如因感冒风邪的就应疏风散邪，感受寒邪的就应辛温解表，如已见传经的就当和解、清里等等，如感冒夹热，就应清热解表，夹食的就应疏表消食，表里双解；夹惊的理当解散表邪，辅佐平肝、清热、镇惊等方法。总之，临床上应根据具体情况进行辨证施治，灵活运用。

第三节　扁桃体炎的治疗

扁桃体炎即中医所说的"乳蛾"。发病部位在咽喉两侧左或右或两侧均见，有红肿疼痛，发病于一侧者叫"单蛾"，发病于两侧者名"双蛾"。起病有发热、畏寒、头痛、咽痛。中医认为本病系肺胃蕴热、复感风邪、风热相搏、循经上乘于咽喉所致。

方一：消蛾方，清热、利咽、解毒、主治小儿扁桃体炎。

方药组成：公英、夏枯草、板蓝根、连翘各 10 克、前胡、桔梗根、黄苓、甘草各5克。用水煎服。每剂日服二次。

方二:消蛾汤,清热、解毒、利咽排脓。

方药组成:柴胡、板蓝根、杏仁、桑叶、白芷、丹皮各10克、葱根12克、花粉12克、板蓝根12克、生甘草5克、热毒壅闭加枳壳、连翘、银花。

方三:扁桃体汤,清热解毒、利咽止痛。组成:石膏25克、元参10克、板蓝根10克、儿茶5克。用水煎服。

方四:牛蒡甘桔汤,清热解毒,主治扁桃体炎。组成:牛蒡子6克、甘草3克、桔梗5克、陈皮4克、黄连3克、天花粉4克、赤芍3克、川芎3克、苏木3.5克。用水煎服。

第四节　急性咽炎的治疗

急性咽炎为咽部黏膜与黏膜下组织的:急性炎症。此病常继发于急性鼻咽或急性扁桃体炎之后。临床表现为咽干、灼热、微痛、以后疼痛加重,吞咽不便。属中医"喉痹"范畴。治宜清热利咽、止痛消肿。

方一:清热利咽、凉血止痛,主治咽部黏膜充血红肿、干痛、烧灼痛、吞咽疼痛。

组成:麦冬、板蓝根、元参各6克,菊花、银花、白茅根、藕节各10克、桔梗、甘草、薄荷各3克,用水煎。

方二:清热解毒、利咽消肿。主治外感后、咽喉痛、吞咽困难、咽腔后壁见颗粒状突起,色红赤、颌下淋巴结发炎。

方药组成:银花元参、菊花各9克、马勃、生甘草各3克,水煎服。加减:怕寒状热加荆芥、防风、薄荷;火热炽盛加土牛膝、黄芩、黄连、栀子。便秘,加瓜蒌、大黄、元明粉。咳嗽、痰多加贝母桔梗牛蒡子、射干。咽部水肿、音嘶哑加僵蚕、蝉衣。

第五节 慢性咽炎的治疗

慢性咽炎为慢性感染所引起弥漫性咽部炎症，常伴有其它上呼吸道疾病。临床表现咽部不适感，如异物感、痒感、咳嗽频繁，晨起较剧。在中医中属"喉痹"范畴。

方一:养阴清热，活血化瘀，主治慢性咽炎。处方:生地100克、熟地50克、赤芍75克、白芍75克、天冬100克、麦冬75克、黄芩100克、玄参100克、杷叶100克、石斛75克、当归100克、生甘草25克、研为细面，制成蜜丸，丸重10克，日服3次，每次1丸，二、三岁小儿减半，或三分之一。

方二:开喑煎，养阴清肺，豁痰开喑，主治喉痒咳嗽，咽部干燥，伴口喝，欲饮，声嘶懒言。

方药组成:元参、麦冬、僵蚕、苏子、泽泻、枳壳各10克、橘核、橘络、贝母各6克、地龙6克、蝉衣12克、蜂蜜3~4克，用水煎服。咳嗽重者加麻绒、杏仁、白前;声带充血水肿者加胖大海、车前子、郁金。

方三:疏风清热、降逆化痰。主治咽部似有物阻、频频咳痰不利，吞咽食物哽噎不舒、咽痛、干燥、咳嗽。

方药组成:荆芥6克、防风、僵蚕、薄荷、桔梗、甘草各10克，水煎服。

咽部淡红不燥，体倦乏力者加羌活、独活、苏叶、升麻;咽部充血、红肿、有糜烂、脓点者加山豆根、银花、牛蒡子;胸胁满闷、嗳气不舒，咽颊痰涎黏加半夏、旋花、陈皮、竹茹。

第六节　急性支气管炎的治疗

急性支气管炎,大多继发于上呼吸道感染后或传染后或传染病时。本病一年四季均可发生,尤以冬春季为多。3 岁以下小儿多见,初表现为干咳继之逐渐加重,呼吸分泌物增多,如继发感染,数日后痰液由黏液状转为脓性,伴有发热、乏力、食欲不振、呕吐等。在中医属于"咳嗽"范畴。

小儿本来肺气虚,易为风热、风寒所伤。由于风热、风寒之邪,均由表入里,肺中津液化痰,痰阻气道,肺气不得清肃,气逆为咳,脾湿生痰,痰盛为嗽。关于咳嗽的病因有肺寒,肺热的分别和食积风寒的不同。

方一:宣降汤,疏散外邪,宣降肺气。主治小儿表邪未尽,咳嗽不畅,痰多。

方药组成:麻黄 4 克、杏仁 8 克、苏子 17 克、前胡 8 克、桔梗 6 克、蒡苈子 6 克、风寒型加苏叶、荆芥、防风;风热型加桑叶、薄荷、银花;咽肿痛明显加板蓝根、生地、公英,痰热蕴肺者加鱼腥草、川贝母、桑白皮、痰热重者加黛蛤散、瓜蒌皮、黄芩。

方二:止咳散,清热平喘,止咳化痰,主治小儿支气管肺炎。

方药组成:半夏 15 克、云苓 8 克、牛蒡子 8 克、川贝 8 克、熟大黄 6 克、竹沥 6 克,过筛成粉。此为一包量,1 岁以下者,每次服 1／3 包,1～3 岁 1／2 包,3～5 岁 2／3 包,5～10 岁 1 包, 日服 2 次,服时纱布包裹药面煎煮 10 分钟,煎汁服用。

方三:宣肺止咳,通腑清热。主治小儿痰热型支气管炎。

方药组成:炙麻黄 5 克、川贝母 10 克、大黄 6 克、石膏 15 克、桂枝 9 克、杏仁 9 克、炙杷叶 6 克、炙甘草 6 克,用水煎服。痰粘加海浮石、生蛤壳;咽痒加苏叶,咽干加麦冬,纳呆加焦三仙。(焦山楂、神

曲、麦芽）

方四:消积化痰、止咳平喘,主治支气管炎。

处方组成:莱菔子 10 克、连翘 5 克、陈皮 5 克、云苓 6 克、焦三仙 6 克。有表证加苏叶,杏仁、前胡;脾虚加党参、白术、减莱菔子用量;呕吐加砂仁、竹茹;便秘加熟军。

方五:滋阴宣肺化痰,主治阴虚证象的咳嗽。

方药组成:沙参 9 克、石斛 7 克、天冬 6 克、麦冬 6 克、杏仁 7克、麻黄 5 克、厚朴 7 克、桂枝 4 克,用水煎服。神疲乏力加太子参15 克;舌苔黄干,渴欲冷饮加连翘 15 克、鱼腥草 15 克;久咳不止无痰加罂粟壳 10 克、枣仁 10 克。

第七节　小儿支气管肺炎的治疗

本病为小儿时期的常见病。尤多见于婴幼儿,以冬春寒冷季节多发。临床症状有发热、咳嗽、气喘、鼻塞、流涕。严重者颜面苍白,口唇爪甲发绀。现代医学认为,小儿支气管肺炎多以肺炎球菌引起,中医中本病属于"咳嗽","肺闭"、"肺风痰喘"、"慢脾风"、"风湿"、"冬温"等病症中。现将本病分为四型,将主症和治法分述于下。

1. 风寒闭肺咳嗽

本症由风寒闭肺、肺气不降,气急作喘。主证:发热、无汗、咳嗽而喘,咳痰不利,脉浮紧,数或弦数,指纹浮红,苔薄白。治宜辛温宣肺,解表降逆。方用:华盖散加味,麻黄 4 克、杏仁 5 克、甘草 3 克、炙桑皮 5 克、苏子 5 克、茯苓5 克、橘红 5 克。水煎服。

2. 痰饮喘咳

本症因内停痰饮,而气逆作喘。主症:不发热、咳嗽盛、鼻塞、流涕、痰鸣者。治宜辛温解表,祛痰止咳。

处方:杏苏散加减:杏仁 5 克、苏子 5 克、冬花 3 克、前胡 4 克、陈皮 3 克、桔梗 3 克、半夏 3 克、甘草 3 克、茯苓 4 克、苔白腻加瓜蒌、贝母。痰鸣加炒葶苈子 3 克、苏子 5 克。

3. 风温肺咳喘

本症由外感温邪,侵表犯肺,致肺气不宣而咳喘,可分为轻症和重症两型施治。

轻症:发热重,恶寒轻,有汗头痛,鼻塞咽干或红,或扁桃体红肿作痛,舌红苔稍黄,脉浮数,指纹浮红或紫红。治宜辛凉解表。

方用:银翘散加味,银花 5 克、连翘 4 克、竹叶 3 克、荆芥 3 克、牛子 3 克、薄荷 3 克、甘草 2 克、板蓝根 4 克。若咳嗽胸闷者加杏仁 4 克、菖蒲;如咽干口燥扁桃体肿痛,便秘结者加玄参、麦冬、瓜蒌、贝母;若见惊悸抽搐者加钩藤、白芍;便溏者去牛子;如高烧无汗者加葛根。

重症:邪热入里,主要症状高热不退、咳嗽频繁,呼吸急促、气喘痰鸣、舌红少津痰白黄腻,面红指纹青紫,治宜辛温宣肺,清热平喘。

方用:五虎汤加味、麻黄 3 克、杏仁 3 克、石膏 5 克、甘草 3 克、细茶叶 1.2 克、桑皮 3 克、生姜 1 克、葱白 2 克、若体温高者加银花、连翘、大便秘结、痰鸣甚者加贝母、瓜蒌、橘红、苏子。

4. 邪盛正衰咳喘

①虚脱:症见面白,呼吸短促,身出冷汗,四肢厥冷,脉微弱沉或细数。治宜回阳固脱。

方用参附汤:人参 6 克、制附片 3 克。

②内陷:烦躁不安、神志不清、抽搐惊悸、项强口噤、两目窜视。方用安宫牛黄丸。

③正气虚:午夜潮红、盗汗、口唇面颊发红、干咳无痰、舌绛缺津、舌苔光剥、脉细纹青、紫红。治宜养阴清肺。

方用沙参麦冬汤:沙参 5 克、麦冬 4 克、玉竹 4 克、桑叶 3 克、扁豆、花粉各 5 克、甘草 3 克、咳甚加桑皮、地骨皮。

【附】小儿肺炎验方选用

方一:清热解毒、祛痰平喘、养阴润肺。组成:黄芩4克、连翘4克、杏仁3克、麦冬3克、元参3克、紫菀3克、菊花2克、桑叶3克、甘草2克,水煎服。太阳经症加桂枝、白芍。阳虚加参附汤。少阳经症加柴胡,半夏。阴虚加沙参、贝母。心衰阴虚者加生脉饮。

方二:钩藤竺黄汤,治各型肺炎,组成:钩藤、天竺黄、姜黄、莱菔子、知母各9克、全虫、木通各3克、大黄3克、石膏15克、车前子9克,用水煎服。发热较重者,重用大黄石膏;咳喘甚者稍重用麻黄、地龙干、干姜。

方三:银黄桑地汤,凉血解毒,育阴清热,治各型肺炎方。

(1)银花9克、芦根15克、生石膏24克、板蓝根9克、杏仁6克、炙杷叶9克(用于细菌性肺炎)。

(2)银花、连翘、元参、丹皮、赤芍各9克、黄芩5克、石膏24克、竹叶4.5克(用于病毒性肺炎)。

(3)桑皮、地骨皮、银杏各9克、紫菀6克。(用于肺炎恢复期)

以上方均用水煎服,六个月内小儿,每日两次,每次7.5ml,6月到1岁10ml。

方四:贯众黄精汤,宣肺、解毒、清热、活血,主治病毒性肺炎。

组成:(1)贯众4克、银花15克、鱼腥草15克、黄精、菊花、杏仁各9克、麻黄、甘草各4.5克、生石膏30克。(2)贯众、黄精、菊花、赤芍、桃仁各9克、鱼腥草15克、银花12克、川芎6克、赤芍9克、桃仁9克,用水煎服。

第八节　婴幼儿腹泻的治疗

婴幼儿腹泻又称婴幼儿消化不良,为消化道综合征,夏秋季发病最高,发病年龄多在 1／2 岁以下,病初起时较急,以腹泻为主要症状。轻型腹泻(单纯性)每天排便次数 10 余次,呈黄色,黄绿色稀糊状,或蛋花汤样,并可夹黄白色奶瓣,偶有呕吐、精神较好、不显脱水症。重型腹泻(中毒性),每天排便在 10 次左右,亦可超过 20 次以上,大便呈水状或蛋花汤样,常伴脱水、酸中毒、低血钠等水电解质紊乱及全身中毒症状。在中医临床中属于"泄泻"实证范畴。认为泄泻之本在于脾胃,由于各种原因引起运化失常,不能分清、泌浊、并走大肠而成泄泻。

方一:健脾固肠,燥湿止泻。主治各型婴幼儿腹泻。

方药组成:诃子 10 克、防风 10 克、葛根 20 克、陈皮 10 克、山楂 10 克、麦芽 10 克、水煎,分三次服用。伤于乳食者加鸡内金 10 克、木香 5 克、湿热重者加黄芩 10 克、秦皮 10 克。

脾虚者加乌药 10 克、粟壳 5 克。(5 岁以下服三分之一量)。

方二:祛风解表,清热利湿,健脾止泻,适用于小儿腹泻病程短,无论外感六淫或是伤食。

方药组成:防风 5 克、乌梅 5 克、甘草 5 克、桔梗 3 克、葛根 16 克、生山楂肉 10 克、谷麦芽各 10 克、扁豆衣 10 克、黄芩 6 克、黄连 2 克、陈石榴皮 6 克。湿盛苔腻加厚朴。马齿苋。泻下暴注,尿少,加赤茯苓、车前子;阳虚舌淡者,可去黄芩、黄连、加炮姜、黑附片。

方三:补气健脾,和胃化湿,适用于时泻时止,久泻不愈。

方药组成:党参 10 克、白术 10 克、茯苓 10 克、甘草 5 克、炮姜 2 克、葛根 10 克、木香 5 克、藿香 10 克、扁豆 10 克。

方四:健脾利湿,升阳止泻。主治小儿非感染性泻泄。

方药组成:炒白术 5 克、茯苓 3 克、猪苓 3 克、车前子 3 克、泽泻 3 克、通草 3 克、炒柴胡 3 克、陈皮 3 克,每日一剂,水煎服。频服,可加入蔗糖调味,轻型病人禁食 8～12 小时,重型则禁食 12～24 小时。伤食者加入山楂、炒麦芽、鸡内金等。脾虚加党参、山药、扁豆等。

方五:宣肺止泻,主治无明显脱水和电解质紊乱的小儿腹泻,可伴有外感、发热和呕吐等症。

组成:麻黄 2~4 克、前胡 4~8 克,每日一剂,稍加白糖频服。

方六:罂粟壳 5 克,水煎成汁,用纱布浸汁后敷于脐部,一日调换数次。适用于久泻不止,食入即泻,顽固不化。

【附】加减六神汤治疗小儿脾虚泻泄

1957 年,我在省中医院进修时,承蒙主任医师席梁承指教,加减六神汤治疗小儿脾虚泻泄,效果很好。

处方:党参 6 克、茯苓 4 克、白术 5 克、山药 5 克、炒扁豆 5 克、甘草 3 克、水煎服。此方对腹胀肠鸣便溏或顽固不化,四肢不温,面黄、脉细、苔白、指纹淡红而用之。腹泻久不愈者加诃子,粟壳,以收涩固脱。阳气虚者加人参(或党参)补气收摄。

在上方中:去党参加入苡仁、陈皮治疗小儿泻泄更好,一日一剂,分六次至八次服。

第九节 麻疹的治疗

麻疹,俗称"痧子",是小儿时期一种常见的发疹性传染病。以发热、咳嗽、发疹为主症。一般从开始发热 3~4 天后,全身出现红色疹点,稍见隆起,扪之碍手,状如麻粒为特征,故名麻疹。

一般可按疹前期,出疹期,疹回期三个阶段进行辨证。

(一)疹前期

从开始发热至疹点出现,一般为 3~5 天,此系麻疹初起邪毒在表。方用(1)升麻葛根汤。升麻 3 克、葛根 5 克、赤芍 9 克、甘草 2.5 克。(2)蝉衣 3 克、荆芥 3 克、牛子 2 克、连翘 3 克。

(二)出疹期

一般从见点至布齐为时约 3 天,此期以毒热症较明显。方用①银花 5 克,连翘 4 克、牛子 3 克、白茅根 3 克。②牛荆蝉衣汤:牛子 5 克、僵蚕 5 克、葛根 5 克、知母 2 克、赤苓 6 克、荆芥 4 克、竹叶 2.5

克、蝉衣 2.5 克、甘草 1.5 克。如并发肺炎者去荆芥、葛根,加麻杏石甘汤,口渴者加麦冬。

(三)疹回期

一般从疹点布齐到回没,为期约 3 天左右,此期以肺胃阴伤者多见。方用沙参 4 克、麦冬 3 克、石斛 3 克、生地 3 克、银花 5 克、桑皮 3 克、贝母 3 克。

小儿麻疹合并肺炎治疗:

热症表现:壮热有汗,咳呛不畅,气粗鼻煽,涕泪不见,舌红苔黄,脉滑数。方用麻杏石甘汤加浮萍、葶苈子、西河柳、蝉衣。如舌红起刺、痰黄腻、便溏、去石膏加黄连、生地。

寒症表现:身热不畅,面色苍白,涕泪无,四肢清冷,舌淡不红,苔白腻,方用葛根解肌汤,解肌宣透,活血益气。阳气不足加人参、附子。血不和者加当归、红花。皮疹密集色红加赤芍、紫草、大青叶。不论寒热用芫荽煎洗。

第十节 婴幼儿湿疹的治疗

(1)干性湿疹:初起痒痛起白屑,形如疥疮,抓破有汁。处方:内服方,二花、连翘、赤苓、花粉、丹皮、泽泻各 3 克、生地、滑石各 4.5 克、甘草 1.5 克、白芷 1.8 克、栀子 2.4 克、桔梗 2.4 克,水煎服。外用湿疹膏,黄连 4.5 克、朱砂 1.5 克,研细面,凡士林调敷患处。

(2)湿性湿疹,有水性脓性渗出皮肤,起粒瘙痒难堪,黄水浸淫,甚则融合成片。治疗:内服干性湿疹药方,如舌质红加赤芍、丹皮。外敷湿疹散,黄柏 3 克、黄连 1.5 克、白芷 1.4 克、煅石膏 3 克、锻炉甘 2.4 克,研为细粉散患处。

第十一节　小儿急症处理

（一）高热

高热是温热病的主要症状之一，由于病邪有轻重，体质有强弱，治疗有迟早，故按其性质大致可分为温症、热症、火症。

温症：温热病初起，可见于一年四季的外感热病，而邪在表，在卫分，在肺胃两经者。症见：恶风不恶寒、发热重、无汗或汗出不畅、或咳或渴，质红苔白或淡黄、脉浮数。方用银翘散加味：连翘 5 克、银花 6 克、薄荷 5 克、荆芥 8 克、豆豉 5 克、板蓝根 9 克。

热症：系温症的进一步发展，症见不恶寒、恶热、有汗、口渴引饮、烦燥、小便黄、苔黄、脉浮数、此邪在气分。

主治方药：白虎汤加味：石膏 10 克、知母 5 克、甘草 3 克、连翘 5 克、银花 5 克、黄芩 5 克。

火症：温热病发展的严重阶段，有火热逼迫营分者，有火毒内陷血分者。症见极度烦躁，狂妄谵语，舌质红绛，苔必黄糙或干灰、小便黄赤、大便干燥。

主治方药：三黄石膏汤。黄芩 6 克、黄连 2 克、黄柏 3 克、山栀 3 克、石膏 10 克、大青叶 5 克、板蓝根 8 克。

火毒症：除火热症状外：伴发斑、出血，方用犀角地黄汤：水牛角 10 克、鲜生地 9 克、丹皮 6 克、赤芍 8 克、连翘 9 克、银花 9 克、板蓝根 10 克、大青叶 10 克、紫草 8 克。

（二）抽风

抽风又名"惊风"，是小儿常见的一种中枢神经系统的紧急症状。婴幼儿多见。中医分急惊风、慢惊风、慢脾风三类。急惊风是痰火蒙闭心窍所致。小儿受暑则生火，乳积则生痰，痰火相搏，则血虚肝失所养，肝主筋，筋脉干热，则抽搐。治疗则宜开窍、清热泻火、化痰。慢惊风是脾虚生风,小儿或吐或泻,久则脾虚,肝木乘之,治疗则宜补脾益胃,平肝熄风。慢脾风,多因吐泻日久,脾气大伤,土虚不能生金,金虚不能制木,木强克脾,出现木动风摇现象,治疗宜大补脾土,益胃回阳。

急惊风。

通关散:生半夏、皂角、细辛、薄荷各等分研为细末吹鼻,用后喷嚏者可治,无者难治。

方一:清热镇惊汤:柴胡2克、麦冬3克,栀子2克、黄连1.5克,木通2克,甘草2克、茯神3克、龙胆草2克,钩藤2克,引用灯芯、竹叶、调朱砂末服。

方二:至宝丹:麻黄、防风、荆芥、薄荷、当归、赤芍、大黄、芒硝、川芎、黄芩、桔梗、连翘(去心),白术(土炒),栀子、煅石膏、甘草、滑石、全蝎(去头)、细辛、天麻、白附子、羌活、僵蚕、川连、独活、黄柏各等分。研为细末,炼蜜为丸,每丸重1.5克,量儿大小与之,姜汤化下。

方三:牛黄丸:黑牵牛子、白牵牛子各15克、胆南星15克、枳实(麸炒)、半夏(姜制)各18克、牙皂8克、大黄5克,研细末,炼蜜为丸,重1.5克,量儿大小与之,姜汤化下。

方四:清热化痰汤:橘红3克、麦冬2克、半夏3克、赤苓3克、竹茹1克、黄芩2克、黄连2克、枳壳3克、桔梗3克、胆南星3克,引用生姜、灯芯,水煎服。

方五:主治小儿急惊风,夜惊不眠。

方药组成:全蝎30克、僵蚕30克、朱砂15克、生石膏15克、冰片1.5克,研细面,其中冰片、朱砂兑入,周岁小儿每次服0.3~4.6克,白开水送下。

慢惊风。

面色苍白发青或淡黄不华,嗜卧无神,或在昏睡中发生痉挛状态,两手颤动,眼睛半开半合,大便发青,用醒脾汤治。

处方:人参、云苓、白术、天麻、陈皮、僵蚕、全蝎、木香、胆南星、苍术、半夏,引用生姜,水煎服。

脾虚肝旺者,用缓肝理脾汤主治。

处方:桂枝 4.5 克、人参 5 克、茯苓 5 克、白芍 5 克、白术 5 克、陈皮 4.5 克、山药 6 克、扁豆 6 克、甘草 3 克、引用煨姜 1 克、大枣 2 个,水煎服。

挟湿挟痰火盛者,用青州白丸子,或柴芍六君子汤。

处方1、青州白丸子:川乌 15 克、半夏 210 克、南星 90 克、白附子 60 克。共药用新井水泡,反复多次至水清时滤出,晒干,研为细粉,用糯米粉煎粥为丸绿豆大,每服 3~5 丸,薄荷汤送下。

处方2、柴芍六君子汤:柴胡 3 克、白芍 5 克、人参 5 克、茯苓 5 克、白术 6 克、陈皮 3 克、半夏 4.5 克,甘草 3 克、钩藤 4 克,水煎服,引用姜枣,水煎服。

慢脾风。

症见闭目摇头,面唇青暗,额汗昏睡。四肢冷、气短、声哑、呕吐清水,用温中补脾汤、固真汤。

温中补脾汤:人参 3 克、白术 5 克、甘草 2 克、黄芪 3 克、附子 3 克、干姜 2 克、炮姜 2 克,陈皮 3 克、砂仁 3 克、白芍 3 克;半夏 3 克、肉桂 3 克、丁香 2 克,用水煎服。

固真汤:人参 3 克、白术 3 克、云苓 3 克、桂枝 2 克、黄芪 4 克、山药 3 克、肉桂 2 克、甘草 2 克、引用枣、姜,水煎服。

(三)昏迷

昏迷系由热、痰、内闭所致。病变部位在心包,可分为"热闭"、"痰闭"。

热闭症见:神昏不知人事,烦躁或谵妄明显,高热、面赤、此属邪热炽盛、内传心包,用牛黄清心丸。

处方:川连 3 克、黄芩 10 克、生栀子 10 克、郁金 13 克、辰砂 3 克,制成丸剂绿豆大,每次 3~5 粒,一日三次。

痰闭症见:神昏、昏睡,不烦躁,发热不甚,舌苔白或灰厚腻而润。用苏合香丸。痰火上扰心窍伴高热者用至宝丹每次半粒,每日

2次。

【附】急救一例

1958年6月,我在宣化站北高级社任主任。一日,社员王某,痛哭流涕,诉小儿病危,卫生院大夫无药可救。症见小儿昏迷不醒,双目不开,面色苍白,鼻翼煽动,口唇紫绀,指纹青紫,其母代诉,咳嗽喘促五天。我诊断为慢脾风,给予"千金散"服用后,翌日睁眼吃奶,病情好转。随开保元汤加味,服药两剂后病情痊愈。这是我为人民看病的开始。在危难中救患儿生命,坚定了我为民看病的决心,于是从行政工作逐渐过渡到行医。

千金散:全蝎3克、姜蚕5克、朱砂、冰片、天麻、黄连各1.5克、胆南星2克、甘草0.6克,共分小包,每包1克,储瓶备用。用法:5月小儿服0.15~0.2克(该小儿服3包而醒),5月至1岁服0.2~0.5克、2岁以上者服0.5~0.6克,薄荷灯芯汤送下。

保元汤:党参3克、茯苓2克、山药3克、白术3克、甘草2克、姜蚕0.5克、全蝎0.2克、神曲2克,水煎服。麝香、僵蚕为末。每次服0.1~2克,一日3~4次,竹沥汤调下。

蝉蝎散:蝉衣、全蝎等分为末,每次服1~2分,一日3~4次。

胎黄(新生儿黄疸)。

方一:茵陈蒿汤:茵陈蒿3克、栀子2克,大黄1.5克。

方二:茵陈理中汤:甘草3克、人参3克、白术3克、干姜1克、茵陈蒿3克。

鹅口疮。

方一:清热泻脾汤:宜清脾热,泻心火。组成、山栀2克、石膏5克、黄连2克、生地3克、黄芩3克、赤茯苓3克、灯芯2克。

方二:六味地黄丸加味:宜滋肾健脾,引火归源。

组成:熟地3克、山茱萸3克、丹皮2克、山药3克、泽泻3克、茯苓3克、肉桂1克、甘草2克。

方三:绿袍散化水拭口,再用冰硼散加蜂蜜调匀涂患处。

处方:绿袍散:薄荷3克、荆芥4.5克、青黛2克、元明粉2克、硼砂 1.5 克、百药煎 3 克、甘草 3 克。冰硼散:冰片 0.2 克、硼砂 0.2 克、元明粉 0.2 克、朱砂 0.2 克。研粉拭口。

尿布皮炎。

方一:银花甘草汤加味,银花 3 克、甘草 2 克、绿豆衣 3 克,煎汤代茶,连服 3~5 天。

方二:外用药,以青黛粉或松花粉于换尿布后敷臀部,对有脓疤渗液者,配以黄连油膏外搽。黄连油膏:黄连 20 克水煎三次滤出液体,浓缩至 20ml,加凡士林拌匀即成。

小儿吐乳。

方一:消乳丸:香附子 3 克、麦芽 5 克、神曲 5 克、陈皮 3 克、砂仁 2 克,姜汤化匀服之。

方二:保和丸:连翘 5 克、神曲 5 克、焦楂 10 克、莱菔子 5 克、云苓 5 克、半夏 3 克。

小儿流涎。

方药组成:白术 6 克、薏仁 10 克、鸡内金 10 克,用水煎服。

小儿夜啼。

夜啼有三种,一是脾寒,症见面色青白,口中气冷,四肢不温,腹痛便清,方用钩藤饮。

组成:川芎 2 克、当归 3 克、茯苓 3 克、木香 2 克、甘草 2 克、钩藤 3 克、白芍 2 克、茯神 3 克。二是心热,症见面赤唇红、烦躁、遍体发热,小便短赤。方用导赤散:生地 3 克、木通 2 克、甘草 2 克、竹叶 1.2 克。三是不寒不热现象表现,仅见夜啼,宜清心安神,用蝉花散:蝉衣一个,研细末,薄荷汤冲下。

婴儿不吮乳:

①因恶秽瘀血入腹中,大便未下腹满呕吐,用一捻金:生大黄、白黑二丑、人参、玉片各等分为末,少许蜜水调服。②产母贪凉过度,胎儿受寒、或生下受凉,用匀气散:陈皮、桔梗各 3 克、炮姜、砂仁、炙甘草各 1.5 克、木香 0.3 克,共为细末,每次服 1.5 克,枣汤调服。

初生小儿闭目不开方。

因产妇饮食不节,过食厚味,热毒熏蒸,受热用生地黄汤:生地、赤芍、当归、花粉、甘草等分,水煎服。

附:自编儿科《三字经》

儿科疾病,古有专著,以脾胃论治,是为大法,便于供自己临床参阅,择其主要方面,即小儿病理、诊断常患疾病、用药、选方等随编《三字经》缺陷很多,容后弥补。

一、小儿病理

医先明	五脏窍	肝窍目	心窍舌	肾窍耳	肺之窍	上下唇
此五窍	各有门	心藏神	肝藏魂	肺藏魄	脾藏意	肾藏志
喜怒悲	忧恐惊	气血利	精神居	小儿病	成人别	性纯阳
脏腑弱	易虚实	伤气血	饱伤胃	饥伤脾	胃肠脆	易积滞
惊痰浊	疳或疹	痰火盛	肝阳亢	清窍闭	癫痫狂	寒热盛
六邪伤	客忤恶	养护良	传染病	早预防		

二、观察与诊断

儿哑科	不能言	观形色	家长谈	浮表证	头身热	咳嗽嚏
躁烦多	脉沉里	郁积结	胃痛胀	呕吐泻	寒清冷	吐利恶
喜热饮	不烦卧	热气促	喝燥多	手里热	便秘结	观形色
病在何	面发赤	是风热	面青色	惊寒多	心肝热	赤绛色
脾胃虚	面黄色	若失治	脾疳裹	腹大坚	筋青色	肺虚寒
面白色	常咳汗	否结核	肾阳虚	面青色	补与泻	要隐妥
四诊参	要结合	三岁儿	望问切	指三关	察纹色	纹紫红
是风热	淡红色	伤寒多	脾失困	疳白色	慢脾风	惊青色

黄色隐　正气存　见黑色　凶尚多　纹入掌　感伤别　向里湾
是寒风　向外湾　食积多　五脏腑　各显色　肝属青　肺属白
心赤色　脾黄色　肾属青　此五色　论生克　马虎过　医之错

三、审慎用药

小儿病　易虚实　阴阳平　无病疴　正气存　难入邪　温凉性
须调知　烈性药　要琢磨　寒伤阴　热伤阳　损脾胃　食不尝
外感寒　表适当　汗发甚　气伤阳　补与泻　惦分量　内伤食
保和汤　伤真阴　要补阳　攻伐过　气血伤　医用药　性命系
和鹊妙　忧加思

四、麻、惊、疳、癎证治

麻惊疳　不一样　麻出肺　面赤黄　咳嗽嚏　常泪汪　首选方
葛根汤　疹初期　清透良　清内外　银葛方　伤阴咳　玄麦汤
肺气喘　阿桔尝　热炽盛　白莲汤　痘天花　早灭光　惊三因
细端详　外邪热　食湿伤　惊恐吓　痰火旺　从肝论　熄风汤
虎抱龙(一)　凉惊方　慢惊风　元灵汤(二)　惊悸吓　元气汤　补脾虚
建中方　益元气　夹积滞　护胃气　养脾良(四)　湿困脾　血不旺
肥儿散(五)　立用当　有专方　消滞汤(六)　早食肉　积滞伤　难消化
吐利降　小儿疳　受风热　集圣散(七)　消补良　惊热盛　肝阳亢
清窍闭　癫痫狂　　　　　定癎汤　痰火盛　温阳良　受刺渐
癎验方

五、五脏选用药方

治五脏　有专方　肝之实　泻肝凉　熄肝风　青荟方(八)　肝阴虚
地黄汤　心实火　导赤良　养心血　补心汤　清心热　白莲方(九)
肺实热　泻白方　喘咳痰　葶苈尝　祛肺痰　阿桔汤(十)　脾内虚
健脾汤　胃积滞　保和方　脾湿泻　胃苓汤　肾无实　地黄汤
肾阳虚　心阳亢　补心丹　左归良　命火衰　右归汤　先不足
滋补养　后不足　香砂汤　重护摄　保安康　虚与实　细端详

附:注解方

（一）琥珀抱龙丸

处方:胆南星 15 克、天竺黄 3 克、琥珀 9 克、麝香 0.2 克、牛黄 0.6 克、珍珠 1 克、檀香、枳实、枳壳各 1 克(无麝香、牛黄、珍珠,易人参、云苓、甘草代用)。此方对壮热、昏睡、气粗、痰壅咳喘、惊风抽搐等。

（二）凉惊丸

黄芩、黄连、栀子、酒军、龙胆草各 9 克、雄黄 2 克、朱砂 3 克共为细末,米糊为丸,每丸 2~4 克,日二次早晚各 1 丸。

（三）调元汤

炙黄芪 15 克、人参 9 克、茯苓 15 克、生姜 3 克、大枣 2 个,水煎服,日二次。

（四）养脾丸

苍术 9 克、厚朴 9 克、陈皮 6 克、砂仁 9 克、草果 5 克、神曲 10 克、益智仁 9 克、茯苓 9 克、炒麦芽 10 克,每日一剂,日服二次。

（五）肥儿散

人参、茯苓、白术、山药、莲肉、当归各 15 克、青皮、木香、砂仁、使君子、神曲各 12 克,炙甘草、甘草、炒麦芽各 6 克,粳米为丸,每丸重 3~5 克,日两次,米汤送下。

（六）消滞丸

人参 9 克、茯苓 9 克、白术 9 克、木香 3 克、砂仁 9 克、陈皮 6 克、使君子 9 克、枳实 10 克、炒黄连 5 克、神曲 15 克,共为细末,以蜜为丸,每丸重 5 克,日二次,米汤送下。

（七）集圣丸

人参、茯苓、白术、炙黄芪、宁神曲、三棱、莪术、青皮、陈皮、木香、砂仁、川芎、半夏、枳实、厚朴、甘草、当归、醋炙鳖甲,炒焦蟾酥。使君子、夜明砂、粟米为丸,麻子大,每服 25 粒,米汤送下。此方专治小儿疳疾,腹大而坚,肌肉消瘦,虽药味多而杂,补而不滞,补中有消,功补兼施,组方严谨,收桴鼓之效。本所制用"进食散"是由本方化裁而成。

（八）当归芦荟丸

（九）白虎汤合黄连解毒汤

（十）阿桔汤：甘草桔梗汤合生脉散

服药注意事项：呕吐用煨姜汤服药，脾胃弱用米汤送药；食积用焦山楂煎水送药；小腹痛，用小茴香汤送药；浮肿用灯芯汤送药；寒泻用姜枣汤送药。

玄麦汤——指玄参地黄汤：处方：玄参、生地、丹皮、甘草、白芍、枝子、升麻。

泻肝凉——指泻青丸、羌活、当归、川芎、栀子、龙胆草、酒军、炼蜜为丸，梧桐子大。

葶苈尝——指葶苈丸：葶苈子、牵牛子、防己、杏仁、莱菔子、苏子、枣肉为丸。

附：治癫痫验方

方药：葛根 30 克、玉全 30 克、木香 30 克、白胡椒 15 克、香附30 克、白蔻仁 15 克、皂角仁 15 克（砂炒）、丹参 30 克、朱砂 15 克、胆南星 30 克。共研细粉，装瓶备用。7 岁以下服 1.5 克，7 岁以上服 3 克，16 岁以上服 7 克，早晚各服一次。30 天为一个疗程，服完一个疗程后 10 天再服，忌烟、茶、酒、白萝卜、茄子等寒凉物。

第十二章　肛肠疾病

　　肛肠疾病是一种常见病、多发病,包括痔及肛裂、肛门周围逐肿、肛瘘、脱肛、肛痔等,临床以内痔多见,中医称"痔疮"。临床常见发病因素有风、湿、燥、血虚、气虚等也可单独致病,也可合而成病。

第一节　痔疮的治疗

　　痔疮是直肠末端黏膜和肛管及肛缘皮下静脉丛瘀血曲张,扩大形成柔软的血管瘤样病变,或肛门皮肤因炎症等刺激增生所致。因发生的部位不同,又分为内痔、外痔、混合痔和血栓外痔。

一、内痔

　　在肛门齿线以上,黏膜下的痔上静脉丛发生曲张扩大,所形成柔软的静脉团,称为"内痔"。其症状表现分为三期:一期痔核子、质柔软,呈鲜红色便时不脱出,肛外有血点或喷射状出血。二期痔核较大,便时脱出肛外,便后自回,三期,痔核更大,质较硬,便时脱出,须用手送回。

二、外痔

　　生于肛管梳状线以外,赘生皮瓣,按时质较硬,无疼痛不出血,仅有异物感,发炎时才有肿胀疼痛。

三、混合痔

内外痔均有,系内外痔静脉丛曲张,相互吻合。齿线上下均有痔核,内外痔形成一体,由内痔经常脱出而致。

四、血栓外痔

初起疼痛剧,很快肿胀隆起呈半圆形,表面呈紫色,经 5～7 日后肿胀自行消失,但血栓不消。

治疗方法及方药如下:

(一)地黄汤加味,宜凉血止血。

处方:生地 15 克、当归 9 克、地榆 9 克、槐角 9 克、黄芩 9 克、荆芥 4.5 克、赤芍 9 克、枳壳 9 克、升麻 4.5 克、天麻 9 克、黄连 6 克、甘草 4.5 克,便难去升麻加麻仁,大黄,便血日久,面色无光者加服八珍汤。每日一剂水煎服二次。

(二)八珍汤:党参,云苓,白术,炙甘草,熟地,当归,川芎,白芍。

(三)止痛加神汤:用于痔疮感染,肛门水肿,疼痛,大便燥结,便赤。清热利湿,和血止痛。

处方:秦艽 9 克、桃仁 9 克、黄柏 9 克、黄连 6 克、赤芍 9 克、当归 9 克、泽泻 9 克、生地 9 克、大黄 4.5 克,每日一剂水煎服二次。内痔脱外可服补中益气汤。

【附】痔疮主治方

防风秦艽汤:主治痔疮不论新旧,肛门便血坠痛。

方药:防风、秦艽、当归、白芍、赤茯苓、川芎、生地、连翘各 9 克、玉片子、甘草、地榆、枳壳、槐角、白芷、苍术各 6 克。水煎服二次,便秘者加大黄 6 克。

主治痔疮下血不止,中气虚不能摄血,食无味脚软耳鸣。

加味六君子汤:人参、白术、云苓、白扁豆、黄芪、甘草各 9 克、生姜 3 克,大枣二枚,水煎服二次。

　　如肛门脱肛,配中成药补中益气丸,早晚各 1 丸。主治痔疮坚硬作痛,脱肛不收,肿泛而用。

　　以大田螺一枚。用冰片 1.5 克(为末),用尖刀挑起螺盖将冰片放入,平放片时,待螺渗出浆水用鸡毛蘸药擦患处,自然消散。

　　组成:柴胡 6 克、升麻 6 克、当归 10 克、黄芩 10 克、川芎 10 克、甘草 6 克,出血加地榆 15~20 克,气虚脱肛加重升麻,柴胡,虚甚加人参, 火燥肛裂加重当归 25 克、川芎 12 克, 甚者加麻仁 30 克,每日一剂水煎服二次。

　　痔疮外洗方:黄柏 90 克、栀子 9 克、苦参 120 克、荆芥 90 克、防风 90 克、黄芩 90 克、海螵蛸 150 克、甘草 60 克、连翘 90 克、薄荷 60 克、地骨皮 90 克、蛇床子 90 克,取水煎药取汁外洗,日二次每次洗 30 分钟。

　　主治内痔出血(枣炭散)

　　组成:大枣 90 克,硫黄 30 克,共同放入铁锅内炒热,待大枣成炭,出锅研细,用开水冲服,也可用凡士林调成药膏涂患处。成人每次 3 克,小儿减半。

　　外洗方:(1)荆芥 90 克、防风 9 克、使君子 10 克、土茯苓 9 克、马钱子 6 克、皮硝 120 克,加水煎沸后先熏后洗,每晚一次。

　　外洗方:(2)苦参 30 克、螵蛸 30 克、黄柏 12 克、地肤子 12 克、黄芩 15 克、防风 12 克、荆芥 12 克、甘草 15 克、草莓 18 克、败酱草 12 克、血瘀加红花、热毒加银花、连翘、土茯苓。水煎取汁外洗。

　　油纱条外敷治痔疮:黄连、五倍子、紫草、白芨、上药各等分研细术,用香油炸枯过滤后,油稍冷加入黄丹粉搅拌软膏状,外敷患处。

　　主治内痔内服药方:(对症加减)

　　组成:乌梅 10 克、五倍子 3 克、苦参 15 克、射干 10 电、山甲 10 克、煅牡蛎 30 克、麻仁 10 克,便血加地榆、柏叶;炎症加黄连、黄芩;痛加乳香 10 克,没药 10 克,便秘加番泻叶 5 克,气虚加党参 10 克、黄芪 10 克,气虚下陷加升麻 10 克、葛根 10 克,每日一剂,水煎服二次。

第二节　狐惑病的治疗

"狐惑"病状为"伤寒",实际不是真伤寒,面目有青、赤、白、不固定的变化,脉往往有大小无定,使人惑乱狐疑,所以称"狐惑"病,病源说法不一,但总不外乎湿热停滞、气血瘀滞变化而成。热气向下,侵蚀下部,外阴属肝,有苦参汤熏洗患处。患在肛门部的,用雄黄单位药燃烧熏肛门患处,药方如下。

方一:苦参 60 克,为细末,煎水热熏后再热洗患处 30 分钟。

方二:雄黄 10 克,为细末,加水 2000 毫升,煎成 1400 毫升,去渣熏洗,日三次,外敷拔毒膏药(自制)。

第三节　脱肛的治疗

本病是指肛管直肠黏膜。直肠全部和部分乙状结肠向下移位,脱出肛外的一种疾病,又称"肛管直肠脱垂"。是由于气血不足,气虚下陷,不能固摄,导致肛管直肠向外脱出。本病起病缓慢,无明显全身症状,以脱出为本病的主要病状。

治疗方药:

处方一:五倍子 15 克、煅龙骨 15 克、煅牡蛎 15 克,共研细粉,大便后将药末撒于脱肛的黏膜上用纱布包扎固定,3~4 次治愈,内服补中益气汤。

处方二:止血散。乌贼骨 15 克、冰片 1.5 克、龙骨 12 克、枯矾 6 克、三七 9 克,研末敷患处。

处方三:四香散。治疗脱肛,胜湿,去腐生肌。

药物组成:枯矾 12 克、轻粉 12 克、木香 12 克、冰片 4.5 克、红粉 3 克、赤金 5 张,共研细面外敷脱肛黏膜。

处方四:防腐生肌定痛散。炉甘石 30 克、乳香 6 克、没药 6 克、珍珠 1.3 克、雄黄 15 克、冰片 9 克、麝香 0.2 克,共研细末外敷患处。

【附】治疗肛门瘙痒验方(外洗)

处方:地夫子 30 克、黄柏 30 克、苦参 30 克、蜂房 9 克、鹤虱 10 克、白藓皮 24 克、大枫子 24 克、枯矾 9 克、生杏仁 9 克、蝉衣 12 克、大黄 12 克、丹皮 12 克,水煎取汁外洗。

第四节　肠梗阻治验二例

肠梗阻,是指肠腔内物不能顺利通过肠道而产生的一种急腹症。常见症状为腹胀腹痛,气在腹内窜行,肠鸣音增高,如水鸣状。

例一:患者黄某,农民,1986 年因小腹疼痛多日,到县医院住院治疗,诊断为肠梗阻,给予手术治疗,患者拒不手术,我用清热解毒,活血通便法治疗。内服中药方如下:

大承气汤加味:生大黄 9 克、厚朴 24 克、枳实 12 克、瓜蒌 12 克、元明粉 10 克(后下)、木香 6 克、二花 15 克、公英 30 克、桃仁 10 克、甘草 6 克,每日一剂,水煎服,每剂服二次,服完药后,2 小时通黑黄色硬便二次,腹痛缓解。二诊用方如下:

组成:台乌 12 克、陈皮 6 克、青皮 6 克、当归 15 克、桃仁 6 克、木香 6 克、甘草 6 克,服药三剂后而愈。

例二:患者张某,工人,患寒湿内阻性肠梗阻,用大黄附子细辛汤治愈。每日一剂煎服二次。

组成:生大黄 15 克、黑附片 6 克(先煎半小时)、厚朴 9 克、枳壳 9 克、细辛 4.5 克、赤芍 10 克、二花 15 克、蒲公英 30 克、杏仁 10 克、莱菔子 15 克、甘草 6 克,服三剂后便下肠通而愈。

【附方】推荐验方录

方一:治便血方

炒椿根皮 125 克、炒艾叶 10 克、炒黄芩 10 克,共研细末,每次 10 克,黄酒冲下,日一次。

方二:治腹便血方

用棉籽核、槐花末等份再用乌梅水陈酒合丸(药炒黑),每丸 5 克,乌梅水送下,日服三次,每次 1~2 丸,1~2 日血即可止。

方三:治疗蛔虫性肠梗阻方

处方:生姜 200 克、蜂蜜 200 克,先将姜捣末煎水 200 毫升,水沸 3 分钟后,去渣入蜜冲服,日一次,两天后排出蛔虫,腹痛缓解。

方四:治术后肠麻痹方

排气汤:白术 12 克、白叩仁、川朴、枳壳、佛手、莱菔子、广皮、青皮、藿香、木香、炒槟榔片各 10 克,苏梗 12 克、干姜 6 克,上药水煎成 200 毫升,让患者口服或从胃管注入。

加减:伴发热者,去干姜加公英 20 克。如服 12 剂后,效果不显者加二丑 10~12 克,腹胀、肠麻痹者,加大黄 10~12 克(后下)

方五:肠梗阻分三型治疗

肠梗阻的临床表现以痛、胀、呕、闭四大症为特征,但肠梗阻所致原因有气、血、热、食、虫、湿之异,因此在具体治疗时当审证求因,审因论治。以通降下行为顺的生理特点,治疗总以通里攻下为根本大法。临床分三型:

(1)气滞型。症见:腹部阵痛拒按,走窜不定,上呕下胀,便秘无矢气,苔白薄,脉弦滑,宜行气散结,通里攻下。

处方:木香 5 克、厚朴 12 克、枳壳 10 克、大黄 9 克、芒硝 6 克、台乌、莱菔子各 10 克、香附子 9 克、瓜蒌 12 克,痛甚者加大腹皮、槟榔。

(2)瘀结型。症见腹痛骤剧,绞痛阵作,痛无定处,按不可近,呕吐,甚或呕吐血水,便秘,或肛门排出血性液体,苔黄而糙,脉沉细涩,治宜活血化瘀,通里解毒,养阴回阳。

处方:桃仁、赤芍、丹皮各 10 克、厚朴 12 克、炒大黄 8 克、芒硝 6 克、苏叶 9 克、黄连 6 克、生地 10 克、附片子 6 克、甘草 6 克,水煎服。

(3)气虚津亏型。多见于老年性肠梗阻,腹胀绞痛,恶心呕吐,便秘,神倦气短懒言,舌红苔黄,脉细数。

处方:新加黄龙汤加减:大黄 9 克、芒硝 6 克、枳实 6 克、厚朴 6 克、甘草 3 克、当归 10 克、人参 6 克、生姜 3 片、大枣 2 个,老年气血虚去芒硝。

第十三章　五官疾病

第一节　耳部疾病

1. **主治耳道流脓方**

方一:黄连 3 克、煅炉甘石 4.5 克、冰片 1 克、枯矾 9 克、共为细面,先清洁耳道,吹入药面,早晚各一次,3~5 天痊愈。

方二:鸡蛋 3 个,煮熟取蛋黄熬油,加冰片细末 0.6 克,先以药棉拭去耳内脓液,滴入鸡蛋油,一日 3~4 次。

2. **主治化脓性中耳炎方**

处方:复方黄连滴剂:黄连 3 克、硼砂 3 克、冰片 2 克,上药共为细面,溶于 20 毫升温开水内,清洁耳道,日滴一次,每次 2~3 次。

3. **主治慢性化脓性中耳炎**

处方:猪苦胆、明矾等分。将胆汁倒出烘干,研粉,加入白矾粉拌匀,装瓶,用时,先清洁外耳道,拭干后,将药粉均匀喷入鼓膜穿孔处。

4. **主治耳源性眩晕方**

"定眩汤"主治耳源性眩晕。健脾去湿,升清降浊。

处方:党参、生龙骨、生牡蛎各 30 克、陈皮、半夏各 6 克、茯苓、当归各 24 克、川芎、白芍、代赭石、荷叶各 15 克、柴胡 9 克、泽泻 15克,服三剂,日一剂,水煎服,分二次服。

5. **主治耳道息肉**

耳道息肉有耳痔、耳潭、耳挺之分,内服外敷治疗。《医宗金鉴》外科要诀如下:耳痔、耳挺、耳窍生,肝肾胃火凝结成。微肿闷痛皮损破,寒久令人必重听。

处方：内服栀子清肝汤。栀子 9 克、柴胡、丹皮、川芎、白芍各 9 克、黄芩、黄连各 6 克、甘草 5 克，另配外敷药。

脑砂散：脑砂、冰片、乌梅、枯矾、鸭胆子各等分，用凡士林和匀敷患处。鸭蛋油可治颈项小肉赘生物有效，有腐蚀作用。

第二节 鼻部治验

1. 鼻衄(鼻出血)

鼻衄是一种常见症状，可出现于各种年龄、时间和季节。本病有肺胃热甚，上壅清道，损伤脉络，血溢肺窍，或因心脾亏损，统摄失司，或因肾阴素亏，肝失涵养，肝阳上亢，其火上逆。灼伤于肺，肺络伤而血溢出清窍等不同类型。

方一：代赭石 6 克、儿茶 3 克、共研细末，用白开水冲服，分二次服完。

方二：四生地汤：生地 9 克，生白芍 9 克、生艾叶 9 克、生荷叶 9 克，水煎服。

方三：眷龙汤：治疗顽固不愈的鼻衄，煅牡蛎 9 克、沙参、麦冬、石斛各 9 克、薄荷炭、荆芥炭各 3 克、丹皮炭、茜草炭、夏枯草、贝母、藕节各 6 克、牛膝 4.5 克、白茅根 15 克、水煎服，日一剂，分二次服。

方四：吹气耳内止鼻衄，患者耳内吹气，右鼻衄吹左耳，左鼻出血吹右耳。如左右都吹，令患者正坐，面部稍向上，另两人站在病人两侧，离耳 1~2 寸，两人同时向患者耳孔内吹气，约 10~20 口，即愈。此方曾治愈多例。

2. 主治慢性化脓性鼻窦炎

本病属于中医"鼻渊"范畴。多因湿热内生，郁困脾胃，运化失常，清气不升，浊阴不降，湿热邪毒循经上蒸，停饮窦窍，或肝胆失于疏泄,气郁化火,胆火循经上犯,移热于脑,伤及鼻窍,均可燔灼气血而为脓浊涕,色黄腥臭,加之窦口狭窄,排泄不利,故浊涕长年不断。

（1）治疗急慢性鼻窦炎方

处方:苍耳子、菊花、银花、连翘、白芍、白芷、生地各9克、辛夷、薄荷、炙甘草各6克,川芎5克、细辛3克,日一剂,水煎服分二次。

加减:外感风寒加荆芥,防风,羌活各9克,有热黄痰加焦枝子、黄芩各9克,咳嗽加麦冬、桔梗各10克,头痛加蔓京子、藁本各10克。

（2）主治鼻渊方

处方一:苍耳子散;苍耳子、辛夷花各4.5克、白芷、薄荷各3克,共为细末,吹入鼻腔,一日三次,每次0.3克。

处方二:苍耳子30克、辛夷9克、白芷、细辛、黄芩各3克、薄荷、豆豉、贝母各6克,日一剂,水煎服,分二次服。红肿甚者加栀子6克、花粉6克,去白芷。头痛失眠者加菊花、蔓京子各9克。

（3）主治长期鼻塞不通,不闻气味

处方:辽细辛、穿山甲、白芷、陈皮各30克、生半夏24克、丁香18克、共为细末,包棉花或纱布内1~2克,左实塞右,右实塞左,6小时换药一次。

3. **主治鼻息肉方**

祖国医学称为"鼻茸"。它由鼻腔和鼻窦黏膜极度水肿,受重力作用而逐渐下垂所形成的肿物,非真性肿瘤。鼻息肉以渐进性鼻塞为主, 随息肉的逐渐长大而发展成持续性鼻塞。病人张口呼吸,口臭、口干、咽干、嗅觉减退或消失。有粘脓涕。

处方:内服辛夷消风散,外敷瓜梯散:甜瓜蒂3克、白矾3克、脑砂2克,共细面,外敷鼻腔。另用瓜蒂,羊脂和匀外敷鼻腔。

第三节　眼部治验

急性结膜炎：

本病以结膜充血，有分泌物，且有较强传染性的一种急性眼病，中医属"天行赤眼"范畴。

1. 主治急性流行性结膜炎

方一：大青叶 16 克、板蓝根、赤芍、当尾、栀子各 10 克、银花、菊花各 12 克、羌活、防风、甘草各 6 克，水煎服，日一剂，分二次服。

方二：结膜红肿暴发眼处方：荆芥、防风、赤芍各 10 克、银花 12 克、连翘 10 克、菊花、栀子、黄芩、桑皮各 9 克、石膏 15 克、枳壳 6 克、木通 6 克、甘草 5 克，日一剂，水煎服二次。

方三：赤脉传睛方：黄连 6 克、黄芩 9 克、荆芥 10 克、连翘 9 克、菊花 9 克、赤芍 10 克、车前子 10 克、薄荷 6 克、大黄 5 克，日一剂，水煎分二次。脉洪大者加栀子、黄柏、石膏。

2. 翼状胬肉的治疗方

方一：金花散：黄芩、黄柏、桔梗、银花各 10 克、半夏、栀子各 9 克、黄连 6 克，日一剂，水煎服二次。另外配末药，如下：

方二：白蒺藜、蝉衣、谷精草、木贼、甘草、黄芩、草决明、菊花、枝子、川芎、荆芥穗、羌活、蒙花、防风、蔓京子各 50 克，共为细末，日服 3 次，每次 6~9 克。

方三：炉甘散点眼：羌活、防风、黄芩、菊花、蔓京子各 9 克、川芎、白芷各 6 克，上七味药，共煎浓汁去渣、浓缩、将炉甘石 15 克、火硝 2.4 克、冰片 0.3 克、脑砂 2 克，入药液中点胬肉处，日三次。

3. 主治病毒性角膜炎

本病是受病毒感染角膜而引起的炎症。角膜浅层有丰富的三叉神经末梢，故本病常有明显的刺激症状，有畏光、流泪、酸痛等。本病中医称"聚星障"、"花翳白陷"。

方一：柴胡、蔓荆子各 12 克、黄芩 9 克、黄连 5 克、赤芍、枝子、防风、荆芥、龙胆草各 9 克、木通 6 克。日一剂,水煎服二次。

加减：畏光流泪、头痛加羌活 10 克、白芷 6 克、炎症明显加银花 12 克、角膜混浊加谷精草 10 克、蒙花 9 克。

方二：角膜斑翳外用化针散点眼。

处方：胆矾 9 克、防风 6 克、海桐皮 6 克、肉桂、青皮、朴硝、生杏仁、丹皮、乌梅各 6 克、青盐、花椒、白矾、菊花各 3 克、甘草 4.5 克,新针七苗泡入开水 300 克毫升内,14 天以后去渣点眼水。

4. 视网膜静脉周围炎

本病常以反复出血为特征,中医借助眼底镜检查,可见眼底的改变,故也称"目衄"。

处方：白药、连翘、白茅根各 20 克、丹皮 12 克、生地 15 克、当归 10 克、川芎 4 克、藕节 15 克、茜草 12 克、女贞子 10 克、旱莲草 12 克、甘草 6 克、三七粉 3 克(冲服)、日一剂,水煎服二次。

加减：如积血不散,减轻凉药分量,加入活血理气药,赤芍、郁金、香附;头目痛加生石决明,夏枯草;阴虚火旺加知母、黄柏;口苦咽干加元参、花粉。

5. 视网膜中央静脉阻塞

本病指视网膜静脉血栓导致血液回流障碍,眼底出血,视力减退的疾病,中医属"暴盲"范畴。

处方：丹参、赤芍、白芍、木贼、蝉衣、白术各 9 克、日一次,水煎服二次。

加减：肝郁气喘加当归 10 克、柴胡 9 克;阴虚阳亢加生地 15 克、珍珠母 20 克、牡蛎 10 克、牛膝 10 克、反复出血加三七粉 3 克、侧柏叶 6 克。

6. 视神经萎缩

本病中医属"青盲"范畴。

处方：复萎汤,清热养阴,舒肝解郁凉血。

生地 12 克、麦冬、二花、柴胡、当归、白芍、菊花、丹皮、栀子各 10 克、生石膏 30 克、丹参 18 克、赤芍 6 克、红花 3 克,日一次,水煎服二次。

7. 老年性白内障

本病以老年人因晶体混浊而致视力减退,甚至失明为特点。本病初起眼部无红肿,疼痛,反觉视物昏糊,或眼前有固定黑形,呈条或点状。或有近视感觉,或有视一物成数个等。中医认为"五十岁,肝叶线始薄,胆汁始减,目始不明"故常以补益肝肾法治疗。

处方:补肝肾,益精血,调和气血阴阳。主治老年性白内障初中期。

生地、玄参、麦冬、车前子、丹皮、女贞子、石斛各 12 克、山药、丹参、桑椹子各 15 克、生石决明 30 克、枣皮 9 克,水煎服。

加减:心悸失眠加茯神 12 克、远志 4.5 克。咳嗽加杏仁 6 克、沙参 9 克、桑皮 6 克。

8. 原发性青光眼

本病以眼压升高,视神经传导功能受损为特点,本病可分为充血性(闭角型)、青光眼和单纯性(开角型)。中医认为本病多与情志有关,肝郁气滞,化火上逆,劳神过度,阴血暗耗,水火不济,火炎于目,也有脾虚痰湿内结。久郁化火,痰火上扰清窍,或肝胆火旺上扰于目所致。

主治慢性单纯性青光眼,睫状肌疲劳,更年期综合征,屈光不正等引起的目痛。

处方:羌防四物汤。羌活、防风、熟地、当归、白芍各 12 克、白芷、川芎各 6 各,水煎服。眼胀气郁加槟榔,目珠夜痛甚加夏枯草、香附子。脾虚气弱两眼垂闭加黄芪、白术、党参、柴胡、升麻。

9. 治沙眼、赤眼、风火眼方

处方:柴胡、生地、元参、黄芩、黄柏各 15 克、黄连 20 克,上药共煎三次滤过,再加冰片 3 克、炉甘石 1 克、蜂蜜 2 两,用消毒纱布过滤,取掉杂物,以缓火熬膏,再放入炉甘石,冰片收藏点眼。

10. 迎风流泪症

本病睛不红不痛,泪下无时,迎风更甚,泪清稀而冷。

处方:熟地、山药、枸杞子、山芋肉、菟丝子、鹿角霜、龟板、牛膝各9克,水煎服,另配十全大补丸,日三次、每次一丸。

第四节　咽喉部疾患

1. 治愈烂乳娥(扁桃腺脓肿)多因风热上邪夹胃火,互结于咽喉所致

处方一、银花12克、连翘9克、马勃9克、姜蚕9克、生石膏16克、黄连6克、桔梗9克、射干9克、板蓝根10克、甘草6克、水煎服二次,每日一剂。

处方二、银花15克、甘草7克,用水煎开后凉冷嗽口,每日两次。

2. 治疗急性扁桃腺炎、喉炎、扁桃腺脓肿方

(1)内服药:银花12克、连翘10克、牛子9克、射干9克、桔梗9克、山豆根10克、元参10克、生甘草6克、每日一剂,水煎服二次。

(2)吹喉药:西瓜霜2克、琥珀6克、寒水石6克、青黛6克、儿茶6克、贝母6克、煅硼砂8克、冰片3克,共研细末吹喉,每日3~6次。

3. 治愈梅核气方(结核如炙内)

处方:法半复10克、防风6克、苏叶6克、桔梗6克、姜厚朴9克、鲜生姜9克、荆芥穗9克、生牛子9克,每日一剂,水煎服。

4. 治疗腭扁桃体肥大方

处方:生地9克、川芎4.5克、当归6克、桔梗6克、炙山甲6克、射干6克、白芍6克,每日一剂水煎服二次。

第五节　口腔疾病

一、口疮治验

本病因错杂,临床多见,不是"心火炽盛",便是"阴虚火旺",用甘温治法,疗效甚佳。现介绍验案如下:

（一）脾虚挟湿

例如 1998 年 10 月,骆驼城乡教师朱某,患口疮溃疡,脾弱湿阻,用下方治愈。

处方:党参、黄芪、白术、防风、生地、佛手各 10 克。升麻、柴胡、陈皮、木通各 6 克、竹叶 5 克,服三剂,日一剂,水煎服二次,三剂后,口疮消退,自觉乏力,在原方中加苡仁 20 克,三剂而愈。

（二）脾虚气弱,自汗,目浮,气短等症

方用党参、白术、山药各 12 克、干姜 5 克、茯苓 10 克、炙甘草各 6 克,水煎服,另配补中益气丸,服药三剂,口疮而愈,唯自汗多。去补中丸,加服玉屏风散而愈。

（1）滋阴扶正培本法,治愈复发性口疮溃疡

郝某因工作劳累,睡眠不足,有便尿黄,烦躁,手足心热,腰膝酸软,易倦,治宜滋阴养血,活血理气。

处方:生地、麦冬各 15 克、沙参、当归各 12 克、枸杞子 18 克、佛手 10 克、赤芍 9 克、葛根 10 克、花粉 10 克、每周服五剂,两周而愈。

（2）主治口疮溃疡（口疮、口糜、口疳）

处方:内服银兰汤,清热解毒,凉血。

处方:生地 12 克、板蓝根 12 克、二花 9 克、连翘 9 克、生栀子 6 克、薄荷 3 克,水煎服二次。

加减:外感风寒加防风,柴胡,荆芥;高烧加羌活、公英;胃火加石膏、知母、芦根;湿热加苡仁、茵陈。另配外用漱口药如下;姜蚕 12克、白花舌草 15 克、冰片 0.6 克、丹参 12 克,共为细末,漱口,火旺加大黄 6 克,只要坚持用药 1~2 周,效果满意。

主治口疮溃疡久不收口:

处方:血竭 2 克、大象皮 2 克、乌贼骨 6 克、轻粉 2 克,共为细粉,撒于口疮面,(脓未尽不能用)

二、唇炎治验

1. 健脾除湿汤治疗剥落性唇炎(一例)

1998 年 6 月,公某,农民,在双丰放牧,症见下唇暗褐色,痂皮鳞屑,时常脱落露出红色,基底结痂,反复发作,常年不愈。祖国医学认为,"脾开窍于口,其华在唇。"多有脾胃湿热内蕴,郁久化火,伤阴内燥所致,当以滋阴养胃,健脾除湿,清热。

处方:草薢、花粉、草蔻各 10 克、茯苓、枳壳、黄柏、枳实各 15克、生苡仁、生扁豆各 30 克、沙参、石斛各 15 克,共五剂,日一剂,水煎服二次,服后效果显著,再服五剂,痊愈。

2. 主治慢性唇炎

处方:生地、黄芩、枇杷叶、枳壳、元参、石斛各 9 克,桑叶、茵陈、甘草各 6 克,熟地 15 克,水煎服。

加减:口唇干裂者去黄芩、茵陈加当归、红花。另配外用药:白藓皮 15 克、蛇床子 10 克、川槿皮 10 克、地夫子 30 克、苦参 30 克、用砂锅煎药液,待温凉后,使患唇浸入药液中泡后,再用纱布浸透敷于患唇,每次 15 分钟,日三次。

三、主治面神经麻痹及口眼歪斜

1. 祛风散寒,除湿通络

方一:麻黄 10 克、白附子 10 克、白术 30 克、黄芪 30 克、细辛 6克、苡仁 20 克、当归 15 克、生赭石 15 克、甘草 6 克、水煎服。

加减：风胜加防风 10 克、姜蚕 10 克、湿胜加苍术 15 克、防己 12 克、寒胜去当归、黄芪、加桂枝 10 克、羌活 6 克。

方二：马钱子 3~6 克，温水泡软，用小刀切薄片，排列于橡皮膏上，贴敷于患侧面部（左歪贴右，右斜贴左）3~5 天，见效。

方三：黄芪 30 克、蜈蚣 2 条，水煎服 5~10 剂见效，治愈二例。

2. 牙痛治验

方一：扫痛牙：川乌 15 克（炮）、鹤虱 30 克、良姜 30 克、青盐 15 克、上药为末，含口内漱口，停一会吐出，日三次。

方二：蛀牙散：枯矾、白矾、乳香、没药、各等分，细末，熔黄腊成膏子，塞于蛀牙孔中。

方三：驱蛀牙虫法：取猪肚肚芽及粪，用棉球包裹在内，塞入耳门，片刻耳内挠动，蛀虫爬入棉球，笔者亲自实践，治愈本人和爱人蛀牙。

方四：银花治牙周炎：

处方：银花 20 克、车前草 20 克、六月雪 30 克，加水煎日一剂，连服 3~5 剂。

方五：葵花朵治牙痛：

葵花朵半个洗净（去籽）

用砂锅加水一碗煎沸，去渣，热服，日服 1~2 次即愈。

第十四章   运动系统

第一节   痹   症

痹症临床多见,虽为风寒湿卒至,但人的体质各有不同,感邪也有偏盛,如《素问痹论》日:"风气盛者为行痹,寒气盛者为痛痹,湿气盛者为着痹"。治痹如偏执一端,主次不明,用药杂而散,不能切中要害,难取疗效。我在临床治痹借鉴董建华教授治痹经验,只要辨证确切,病源清楚,用药重点突出,则疗效显著。

一、寒胜型:治宜除寒开痹,温阳活络

凡疼痛较剧,遇寒更甚,局部不温,舌暗不红者,为寒胜型,治时配川乌、麻黄,其力更宏。

处方:川乌5克、麻黄10克、桂枝6克、白芍6克、地龙10克、当归10克、木瓜10克、甘草5克。方中用乌头能除寒开痹,麻黄能达皮毛,开腠理,一表一里,内外搜散,止痛甚捷。方中桂枝温阳,地龙通经活络,当归、白芍开血痹,通经络,木瓜、甘草酸甘缓急。

我在临床,曾治疗临泽县四坝一水利干部,服上药疗效较好,并患腰骶骨疼痛,形寒肢麻,肢端不温,舌暗苔白,脉沉细,此因固阴凝于络脉,而重用川乌10克(先煎)、麻黄10克加鸡血藤30克,服三剂缓解,续服五剂而愈。每日一剂,水煎服二次。

二、热胜型:宜清热凉血,解毒通脉

痹症寒者居多,热痹者常见关节红肿,遇热疼痛,痛不可触,口渴烦热,小便黄赤,舌红苔黄,脉滑数。

处方：水牛角 15 克、赤芍 10 克、知母 10 克、石膏 15 克、萆薢 10 克、蚕砂 10 克、忍冬藤 10 克、丹皮 10 克、苍术 10 克、防己 10 克、地龙 10 克。此方重用水牛角、赤芍、丹皮清热解毒，凉血散瘀，通痹，疗效显著。

1994 年治疗贞号村水利干部孙某，右髁关节及足背红肿热痛，并有大片紫斑，烦热口渴，尿黄，舌质红，苔黄，脉细数，上方加红花 10 克，生地 20 克、服十剂后，痛失斑退而愈，每日一剂，水煎服二次。

三、寒热错杂型（散外寒，清里热）

其症与风湿痹症无差别，局部发热，无红肿，舌红苔黄，尿黄便干，脉有力，诊为内有热蕴，外有寒束，用外散里清之法。

处方：川乌 15 克、桂枝 10 克、知母 15 克、生地 15 克、黄柏 15 克、苍术 10 克、秦艽 10 克、威灵仙 10 克、赤芍 10 克、川芎 10 克、石膏 20 克，（清泻里热散外寒）。

1998 年冬季，临泽县贾家墩农民张某，关节疼痛年余，久治无效，我以散外寒清里热之法治疗，服用三剂，痛症减轻，五剂痛止。唯关节变形，肩不能举，形寒怕冷，尿黄，口苦舌尖红，苔黄，在上方加乳香 6 克、没药 6 克、服三剂缓解，续服五剂而愈，每日一剂，水煎服二次。

四、湿热型（祛湿毒利关节）

湿热伤筋，全身痹痛，肢体拘挛重着，皮下关节痛，皮肤瘙痒，尿黄苔黄腻。

处方：萆薢 10 克、蚕砂 10 克、桑枝 10 克、苡米仁 20 克、滑石 10 克、防己 10 克、黄柏 10 克、牛膝 10 克、木瓜 10 克，方中用萆薢、蚕砂祛湿毒；利筋骨，薏米、滑石淡渗利湿；苍术、木瓜健脾燥湿；黄柏、防己清除湿毒；桑枝、牛膝舒筋活络。全身痹痛、湿伤经络，拘身转则难者用之则效。

五、风寒湿阻经脉,除风湿活络通经

筋脉拘急,(转筋)肌肉酸痛,屈伸不利,乃是风寒湿邪阻于筋脉,气血流行失畅,为使气血周流,采用方药如下:桑枝20克、木瓜20克、鸡血藤30克、海风藤10克、络石藤10克、海桐皮10克、五加皮10克、稀签草15克,路通10克。此方凡行走困难,上肢酸痛麻木,抬举不利,舌暗脉细,苔黄,服用均可有效,每日一剂,水煎服二次。

六、顽痹

在临床治疗中确为棘手,采用通经散瘀,开关通窍,用药相得益彰。

治疗顽痹,必须开闭通阻。痹证日久,引起血瘀凝滞,疼痛较为顽固。痛有定处,关节变形,内有气血受阻,外邪与瘀血痰浊互结。用祛风寒药难以收效,必须活血通络,开通瘀痹,使气血络脉通畅,外邪外解,用黄酒、麝香为引。往往取得满意效果。麝香通络散瘀,开关透窍,上达肌肤,内入骨髓,黄酒能通血脉。

处方:鸡血藤20克、赤芍10克、桃仁10克、红花10克、川芎10克、香附子10克、片姜黄10克、乳香15克、没药15克、桂枝15克、路通10克、当归10克、麝香0.15克(水煎兑服)、黄酒60克同煎上药。此方以当归、川芎、鸡血藤养血活血;桂枝温阳行气活血;片姜黄、炙乳没、桃仁、香附子、路通,行气活血,通络止痛。看如下例:

1987年7月肃南县干部郝某,自述左臂疼痛多年,麻木胀痛不止,遇阴冷加重,舌红少苔,脉弦,上方服三剂,痛减。又来复诊,原方加三七粉3克、续服六剂。

在上方中加三倍末粉面,蜜丸,每丸10克,日服三次,各一丸,药服完后病愈。

七、肝肾虚型（补肝益肾，填精补髓）

症见：身体羸瘦，皮肤枯涩，疼痛入骨，不能屈伸，行走步履痿弱，舌红脉细。用驱散药物无效时，须补肝益肾，填精补髓。用熟地、猪脊髓为要药施治。

处方：猪脊髓一条（洗净）10克、熟地12克、枸杞10克、苍术10克、黄柏10克、白芍10克、狗脊15克、牛膝10克、当归10克、砂仁3克、甘草5克。方中猪脊髓、熟地填精补髓；当归、枸杞滋补肝肾；狗脊、牛膝补肝肾、强筋骨；白芍、甘草、缓急止痛；砂仁芳香醒脾，全方补而不腻用之有效。

南华部队患者汪某，长期坐办公室活动少，日久形成颈椎骨质增生，常服激素，随之关节肿痛，髋关节痛甚，遇冷潮湿，劳累增剧，片视为骨质疏松，有散在性瘀点，消瘦纳少面无华，舌黯红，苔薄黄，脉细数。诊为肾虚，骨髓不充，腠理空疏，外邪乘虚而入，当填精补髓，固本缓图，服上方二十余剂疼痛缓解而愈，每日一剂，水煎服二次。

八、肾阳不足型，强筋健骨，助阳运行

症见：腰膝酸软冷痛，畏寒遇寒痛甚，不能转侧，苔白脉沉，乃为阳虚邪恋，虚实互见之症。肾为水脏而寓元阳，督脉督总，督一身之阳气，若肾阳不足，督脉失固，风寒湿邪易入经络，阻阳运行。我常仿董老，方中生鹿角，配杜仲获效甚捷。

处方：枸杞子10克、熟地10克、独活10克、川断10克、牛膝10克、寄生10克、仙茅10克、灵仙10克、杜仲10克、生鹿角10克、肉桂3克。方中鹿角、灵仙、仙茅、肉桂、壮元阳补督脉，鼓动阳气；熟地、枸杞滋补肾阴，刚柔相济；寄生、川断、牛膝、独活、祛风除湿、强筋健骨，合为扶正祛邪之剂。

1998年10月，治六三村万某，女，自述腰、脊、腿疼痛多年，两膝弯曲，膝盖肿大，转侧不利，遇寒痛剧，白带清稀，面色青黑，头晕

耳鸣,舌外敷,每夜敷 2 小时,现已痊愈,参加劳动。

第二节　治疗风湿性关节炎验方

(一)风湿性关节炎

治愈临泽县四坝乡窦某,50 岁,腰腿膝臀肩胯关节,疼痛两年,诊为风湿性关节炎。

处方:苍术 18 克(土炒)、麻黄 18 克、焦杜仲 18 克、川断 18克、木瓜 18 克、牛膝 18 克、何首乌 18 克、良姜 19 克、川乌 12 克、草乌 12 克、寄生 15 克、木耳 1 斤、山羊角 9 克,为一疗程。

用法:上药共研细面并储瓶,早晚 12 克,用黄酒冲服,服二个疗程治愈。

(二)主治风寒湿腿痛

1971 年,河西大队公某,往年以货郎担为生,患两膝肿痛,经两年治疗治而不愈,来我处诊治。

处方:白芥子 3 克、蜈蚣一条、斑蝥 0.2 克、鸡蛋清 2 个、白面45 克、豆油 20 克、共研细和蛋清,豆油调匀敷患处。每日换一次,三日后肿消痛止。(孕妇忌用),经治疗,已愈。

(三)主治腰腿痛筋骨麻木、风湿凝结,气血不调、致成口眼歪斜

处方:麻黄 6 克、炙麻钱 6 克(用油煎黄去油)。

当归 18 克、苍术 18 克、黄柏 18 克、炙川乌 6 克、地肤子 46克、羌活 26 克、独活 26 克、没药 15 克、千年健 26 克、草乌 16 克、穿山甲 15 克、共研细炼蜜为丸,每次 1 丸,日服二次开水送下(孕妇忌用)

(四)主治风寒腰腿痛方

处方:炙乳香 15 克、没药 15 克、麻黄 15 克(油炸)、共研细粉

每次 4.5 克开水送下,日服 2 次。

(五)主治风寒湿关节炎(苏葱白酒煎方)

处方:紫苏 2 两,葱头连须 2 两,生姜 10 克、陈皮 9 克,共研细面,将酒煎开,调和上药做成一饼,趁热敷在患处,反复热敷,日不间断,风湿自除。

(六)主治痛风,周身关节肿痛,游走不定,久治不愈方

处方:羌活 9 克、秦艽 12 克、红花 16 克、乳香 6 克、木香 6 克、牛膝 9 克、独活 9 克、桑枝 9 克、海风藤 9 克、防己 9 克、没药 9 克、每日一剂,煎服二次,孕妇忌用。

(七)主治腰胯疼痛,气虚血瘀

处方:固安汤:枸杞 20 克、赤芍 10 克、白芍 12 克、鸡血藤 30 克、焦杜仲 10 克、当归 10 克、川断 15 克、乳香 6 克、红花 8 克、胡桃仁 6 克、穿山甲 8 克,水煎,每日一剂。

(八)主治风湿腰痛方

组成:白术 12 克、木瓜 12 克、秦艽 12 克、寄生 12 克、川断 15 克、狗脊 15 克、焦杜仲 10 克、萆薢 12 克、薏米仁 20 克,小便清白加附子 5 克;小便赤黄,脉数加苍术 10 克、黄柏 10 克。

(九)治愈顽固性腰腿痛

1960 年我在一中执教,居民雷某,女,两腿疼痛不能行走,拄拐杖而行,经校医室某医生打针治疗 3 个月无效,我诊断为风寒湿痹症,介绍用中药泡酒治疗。

组成:当归 12 克、牛膝 15 克、炙川乌 9 克、炙草乌 9 克、乌梅 9 克、二花 9 克、白酒 2 斤,将上药装入玻璃瓶泡 7 天,每日饮一杯,腰疼加焦杜仲 9 克,腿疼加重怀牛膝,血虚加当归 18 克、鸡血藤 15 克、老鹳草 9 克,服第二疗程后效果显著,抛杖行走自如。(孕妇忌用)

第三节　治疗类风湿性关节炎（焦树德经验）

焦树德教授于 67 年随北京医疗队来我县治病，我以文卫局干部身份安排食宿而相识，我引一位患类风湿关节炎的朋友治疗。焦教授将治疗法则告诉我。以后常用下方治痹，获效，故收录于本"汇集"。

治则：尪痹的治疗大法是补肾去寒为主，辅以化湿散风，养肝荣筋，祛瘀通络。肝肾同源，补肾也能养肝、荣筋、祛寒、化湿、散风。使风、寒、湿三邪从内出外，活血通络可祛瘀生新。肾气旺，精血足，则髓生骨健，关节筋脉得以淖泽荣养，可使失去正常功能的肢体、关节恢复。总之，在治疗时要抓住补肾祛寒这一重点，再随证结合化湿、散风、活血、壮筋骨、利关节等，标本兼顾。此外，注意调护脾胃，以固后天之本。

1. 处方

补肾祛寒治尪汤：川断 12 克、补骨脂 9 克、制附片 6 克、熟地 12 克、淫羊藿 9 克、独活 10 克、桂枝 9 克、赤白芍 9 克、灵仙 12 克、炙虎骨 6 克（另煎兑入）、麻黄 3 克、防风 6 克、伸筋草 20 克、松节 15 克、知母 9 克、炙山甲 6 克、苍术 6 克、牛膝 9 克，每日一剂，水煎服二次。

2. 主治类风湿性关节炎方

1974 年我在省中医学院进修，席梁承医师常用下方治疗类风湿病，效著而录用。

处方：生地 20 克、龟板 20 克、黄柏 15 克、白芍 20 克、知母 20 克、陈皮 10 克、锁阳 20 克、牛膝 20 克、木瓜 20 克、防己 15 克、寄生 20 克、伸筋草 15 克、当归 15 克、甘草 9 克、威灵仙 15 克、忍冬藤 15 克，每日一剂，水煎服二次。只要能坚持用药 15~20 剂均有效。

3. 治疗左半身发麻验案

1973 年我在省中医院门诊部同梁承师治一患者杨某,女,40 多岁,症见半身发麻,两手麻木震颤,发呕,口干,下肢略浮肿,尿少而黄,左脉弦大,右脉细,恶寒发热。

处方:黄芪 9 克、赤芍 9 克、防己 12 克、姜黄 9 克、桂枝 9 克、牛膝 12 克、钩藤 9 克、桔梗 12 克、赭石 15 克、寄生 15 克,服药三剂,每日一剂,水煎服二次,服药后麻木缓解,二诊又在原方中加天麻 9 克、蝉衣 6 克、羌活 10 克、秦艽 10 克,服三剂而愈。

治疗巴金森氏综合征:

1974 年治疗患者冯涛,兰州市人,女,症见手口不停颤动,语言含糊不清,面色正常,舌绛,用真武汤加味治疗。

处方:制附片 6 克、云苓 12 克、白芍 12 克、白术 9 克、生姜 9 克、钩藤 12 克、龙骨 15 克、牡蛎 15 克、琥珀 9 克、首乌藤 30 克,每日一剂,水煎服二次,连服三剂而愈。

【附】治疗抽搐验方

方一:筋肉抽搐鸡爪风

处方:制海螺 30 克、黄连 3 克、朱砂 3 克,共为细面,每服 3 克,白酒冲下(孕妇忌用)。

方二:木耳 15 克、扁豆 15 克、木瓜 15 克、防风 15 克、乳香 15 克,水两碗煎至一碗,一次服,再煎一次服下。

【附】治风寒湿腰腿痛药酒方

处方:川乌 9 克、草乌 9 克、牛膝 15 克、木瓜 9 克,红花、桂枝、甘草各 9 克、冰糖 18 克、白酒三斤,男用男指甲,女用女指甲(同一个人的十手甲),用瓶泡酒封口 20 天后饮,早晚一杯,服二效果显著。

【附】活鹤膝风方(两膝盖骨节肿大)

处方:栀子面 9 克、白面 120 克,另用麝香 0.3 克,用米醋调合成面饼,放两虎眼上,外贴面饼,盖以白布,热敷,或熨斗熨之,至患者膝麻痒不痛为止。

【附方】

1. 四肢麻木疼痛

处方:大葱干 30 克、生姜 15 克、花椒 5 克、防风 15 克、独活 5 克、天麻 15 克,水煎服,日两次。

2. 主治手足麻木症(养血祛风)

处方:万金汤:山药、川断各 10 克,防风 12 克、杜仲 10 克、茯苓 9 克、牛膝 12 克、人参须 9 克、肉桂 6 克、甘草 6 克、当归 10 克、川芎 10 克、独活 10 克、秦艽 12 克、熟地 12 克,水煎服。日一剂,分两次服。

3. 主治手足风痹麻木(祛风散寒汤)

处方:独头蒜、韭菜各 50 克,葱汁 50 克、艾叶 50 克、酒 300 毫升、姜 50 克,煎熬后去渣入麻油 60 克,熬至成珠时,加入黄丹粉或松香 2 两,拌搅成膏,用布摊贴患处。

4. 治坐骨神经痛验方

处方一:红藤(大活血)100 克、红糖 250 克,加水煎服,每日一剂,分两次服。

处方二:复方马钱子散:地鳖虫、川牛膝、甘草、麻黄、乳香、没药、全蝎、僵蚕、苍术各 720 克,生马钱子 6000 克。将生马钱子置铁锅中,加水适量,慢火煮沸,8 时后取出,剥去外皮,加入全部药研末,混合装入胶囊,每粒含散剂 0.25 克 ± 0.05 克,如用药量少,将上药量减去三分之二。

5. 足跟痛方:滋阴活血汤

功能补肾壮筋,活血止痛。

方一:熟地、鸡血藤各 30 克,肉苁蓉 20 克、牛膝 15 克、白芍 15 克、黄芪 15 克、杜仲 12 克、当归 12 克、淫羊藿 9 克、红花 9 克、毛姜 9 克、木香 3 克,水煎服。

方二:五加皮 10 克、芒硝 19 克、川椒 10 克、老葱 3 根,煎薰泡足,每日 1~2 次,每次 30 分钟,一般浸泡 10~15 天,足跟痛即可逐渐减轻。此方专治老年足跟痛。

6. 治疗骨刺验方

取米醋、水各 1000 毫升,同煎 10 分钟取下,待温度适宜后,浸泡患足。每次 20 分钟,日两次。用 6 次后,骨刺软化消失。

7. 治疗足跟痛验方

取川芎 30 克,研细末,用棉花裹一包踏于鞋内足后跟下,3~5 天见效。

8. 治疗肢体麻木方

天麻 9 克、何首乌 9 克、钩藤 9 克、木瓜 9 克、桂枝 6 克、海螵蛸 6 克、伸筋草 10 克、麦芽 10 克,水煎服,每日一剂,分两次服,服半月见效。

第十五章　男女不育症

第一节　男性不育症

结婚一年以上,未采取任何避孕措施,由于男性原因使女方不怀孕为男性不育症。其因男子精子发生障碍为隐睾症,青春期腮腺炎造成睾丸损害,造成无精子、精子少、精子活动力低、精液不液化等症。

中医文献有记载:男子不能生育,精寒、痰气相郁、精衰气郁与肾、肝、脾有关。肾气不足、阴精不化、精亏血少而不育;肝气郁滞疏泄无权而气血失调不育;脾虚运化失司、精液不足不育。治疗此症,主要从肾、肝、脾入手。举例如下:

(一)阳痿早泄不育症

1996 年 6 月合黎乡五四村农民王某,男,24 岁。患者和邻县一女相恋,感情深厚。因双方家长有矛盾,长时不能结婚,欲望不遂,犯有手淫。婚后,虽有性交而阴茎痿软不能坚持正常性交。女方无快感,常有情绪,回娘家十日半月不归。母问其子,告知实情,来我处治疗,症见:舌红,质淡少苔,脉沉迟而弱,两尺尤甚,诊为肾阴不足,命门火衰,以滋肾益精,壮阳兴育。

处方一:熟地 15 克、枸杞子 12 克、萸肉、山药、云苓各 10 克、丹皮 6 克、巴戟天 12 克、苁蓉、仙灵脾、何首乌、菟丝子、黄精各 12 克、鹿角霜 9 克、补骨脂、韭菜子各 10 克,服六剂,日一剂分二次服。二诊:自诉药后自觉阴茎勃起,痿软梦遗,在原方中加海狗肾 6 克,十剂,照前法服药。另配治遗精滑泄药物配合治疗。

处方:五倍子 10 克、白芷 10 克,共为细末,用醋调成团状,睡前敷于肚脐(神厥穴)固定。敷一次三日更换。配制丸药一料,功能是温肾壮阳,填精补髓,兴阳止泄。

处方二:人参 30 克、鹿茸 10 克、熟地 100 克、枸杞子 90 克、黄芪 90 克、五味子 60 克、枣仁 60 克、菟丝子 90 克、黄肉 60 克、云苓、泽泻各 50 克,海狗肾一对、胎盘粉 30 克共为细末,以蜜为丸,每丸 9 克。日服三次,每次一丸。服丸药两料,再未来复诊。一年半后,夫妻俩抱一男孩来致谢。

本例简析:男方因未按索求成婚,欲望不遂,性知缺乏,素有手淫之弊。内伤肾气,阴精亏损,阴不济阳,导致肾阳不足。宜选六味地黄汤加味,滋阴兴阳。"壮水之主,以消阴翳"。加枸杞子、苁蓉以壮阳兴欲,在丸药中用海狗肾,以暖肾壮阳。紫河车血肉之品,补气、填精、养血,气足精满,自止遗泄,谓"正气内存,邪不敢扰"。

我在临床常选用下方,专治男子不育症。

(二)专治乏力精子稀薄不育症

处方:菟丝子、覆盆子、枸杞子、车前子、女贞子、五味子、沙苑子、紫河车、黄精、何首乌、桑螵蛸、鹿角胶、当归、苁蓉,以上各 60 克,炼蜜为丸,每丸 10 克,日服三次,各一丸,淡盐水冲服。

(三)补肾生精汤主治不育症

处方:菟丝子、枸杞子、覆盆子、蛇床子、女贞子各 10 克,苁蓉 9 克、补骨脂 6 克、仙灵脾 9 克。加减如下:阴虚加生地、知母;阳虚加韭菜子、肉桂;气滞血瘀加香附子、佛手、川芎、赤芍等。

(四)主治男子精子稀少或无精子不育症

处方:枸杞子 288 克、黄精 144 克、菟丝子 144 克、苁蓉 144 克、海狗肾一对、食盐 10 克,上药共细研均匀,在半月内服完。日三次,次 7~10 克,开水冲服。

注意事项:服药期间忌房事,忌葱蒜、烟酒物。胃阳虚在上方中加人参、肉桂、香附子;阴虚火旺加知母、黄柏、生地;食欲不振加焦三仙。在 1992 年曾治东湾村姓杨男子,配上方药连服两料而孕。

（五）主治肾虚阳痿不育症

处方：熟地 30 克，山药、枸杞、云苓、巴戟、党参各 15 克，制蜂房 10 克、蛇床子10 克、补骨脂 9 克、仙茅 15 克、淫羊藿 15 克、萸肉 15 克，水煎服 10~20 副。日一副，二次。

另配末药方：蛤蚧、制马钱子、蜈蚣三药各等分，共细末装入胶囊中，每个 0.5~1 克，日二次，早晚各一次，20 天为一疗程。

处方来源：中国《秘方大全》

（六）主治夜梦遗精方

处方：熟地 10 克、萸肉 10 克、巴戟 9 克、丹皮 6 克、金樱子 10 克、莲蕊 10 克、山药 9 克、云苓 9 克，知母、黄柏各 6 克，麦冬、地骨皮、二花、连翘各 9 克、砂仁 30 克、紫贝齿 15 克，水煎服 3~6 剂。

第二节　女性不孕症

女性不孕症：指夫妇未采取避孕措施，正常同居一年以上未孕者，或婚后曾怀孕但流产后，持续两年以上再未受孕者。前者称"原发性不孕症"，后者称"继发性不孕症"。

中医认为，"女子二七而天癸至，任脉通，太冲脉盛，月事以时下，故有子。七七而任脉虚，太冲脉衰少，天癸竭，地道不通，故形坏而无子"。历代医家也各有见解，如谬仲醇云："风寒乘袭子宫"。朱丹溪谓："冲任伏热"。张子和主："胞中实痰"。巢元方又说"带下结积无子"。综合上述，不孕症的病理实质其内因是禀赋虚弱、肾气不足而冲任亏损、气血失调；外因为风寒侵袭、痰闭宫胞、残瘀阻胞络所致。其中，寒湿痰瘀又相互关连、互为因果，造成不孕症错综复杂的症候特点，临床上根据不同症状，辨证论治。调经养血是治疗女性不孕症的根本。

我在临床上来求治不孕妇女多例，现举数例如下：

1992年,罗城乡桥儿湾村,吴某,女,26岁。婚后三年不孕。症见:面黄、身瘦、乏力、舌尖红、苔白而腻、有瘀点,脉细微弱而无力。自云:月事前后不定期,色淡,小腹痛,有时血色紫黑,夹有瘀块。诊为寒湿郁滞,气血亏损。

(一)健脾化湿,理气活血化瘀而治女性不孕症

处方:党参15克,云苓、白术、陈皮各10克,半夏10克,当归、赤芍、益母草各12克,川芎、泽泻、山药各9克,薏米仁15克,甘草6克,干姜5克,五剂,每日一剂,水煎服。二诊自述:精神好转、食欲增加,行经时小腹不痛,瘀块减少,色红。本人要求,农活很忙,来往不便,要求多开药方轮服,遂开北京中医院妇科验方三张。

1. 促卵一方:月经结束后第三天起服三剂

处方:当归、旱莲草、女贞子、白芍、菟丝子、何首乌、枸杞子、山药各10克,香附子6克,水煎服,服完后接服第二方。

2. 促排卵汤第二方(服六剂日一剂)

处方:当归、赤芍、山药、熟地、益母草、川芎、泽泻、党参、红花、丹参、枸杞子、旱莲草各10克,桃仁、香附子各6克。

3. 促黄体酮汤第三方(按第二方服五剂,隔一日服一剂)

处方:当归、赤芍、旱莲草、山药、丹参、菟丝子、肉苁蓉各10克,香附子6克、甘草3克,经服完第一疗程后,再未服药,过二月后有孕。一年以后她兄告诉我,其妹顺产一男孩。

(二)血虚血少不孕症

1997年春,天城村秦某,女,25岁,婚后两年不孕。自述:男方精液化验正常。本人按月行经,经来色淡血少。症见面色萎黄、体弱、气短、舌质淡红少苔,脉象两寸脉沉而无力,右关沉迟而细。诊为禀赋虚弱,肾气不足,冲任亏损,脾不健运,治宜益气补血,温肾暖宫,滋肾养阴。

方一:当归12克、熟地12克、川芎6克、白芍10克、山药10克、砂仁5克、菟丝子、枸杞子、覆盆子各10克、五味子、车前子各8克。五剂,水煎服。口服一剂。二诊:以补肾为主益气补血,在原方中加仙茅12克、仙灵脾12克,五剂配制丸药一副(调经种子方)。

方二:醋制香附、焦杜仲各 120 克,川芎 60 克、熟地 60 克、陈皮 60 克、小茴香 60 克(童便制)、醋元胡 60 克、酒苁蓉 60 克、炒青皮 60 克,酒台乌、酒黄芩、乌贼骨、当归、酒白芍各 60 克,人参 30克、黄芪 60 克,共为细粉。

制法:真正好醋和上,药粉打糊为丸,梧桐子大,每次服 20～30粒,空心酒调开水服下。3 月后该患者来诊,已怀孕。随开保生汤(砂仁 8 克、白术 10 克、台乌 10 克,香附子、陈皮各 6 克、党参 12 克),有呕吐加生姜 3 克,后顺产一男孩。

方三:血虚血少不孕症

处方:天冬、麦冬、菖蒲、远志、云苓、益智仁各 10 克,苁蓉 15克,覆盆子、枸杞子、蛇床子各 12 克,地骨皮 6 克、人参 9 克水煎服。

1991 年 10 月,宣化利丰大队范某,女,29 岁,结婚六年未生育,诊为"原发性不孕症"。经西医检查为输卵管不通。丈夫坚持抱领一女孩。女方父亲系我的老朋友,多次叫我给女儿治病。用通经活络,疏肝理气、补肾养阴活血治疗。

处方:路路通、丹参、制香附各 18 克,赤芍、当归尾各 12 克,川芎、木通各 6 克,桃仁、王不留行各 10 克,穿山甲 15 克、青皮 6 克、枳壳 10 克,连服 10 剂、水煎服,日一剂服 2 次。上药服完后来诊,自述:经来量多,随开补肾养血方:

处方:熟地、何首乌、菟丝子各 10 克,柴胡、赤芍、白芍、泽兰、益母草、牛膝各 10 克,鸡血藤、女贞子、覆盆子各 15 克,苁蓉、仙茅、仙灵脾各 10 克,服 15 剂,每日一剂,水煎服。嘱患者随配丸药一副(变通交感丸)补肾气,益精血,助胎孕。

处方:制香附 72 克、云苓 25 克、菟丝子 100 克、当归 25 克、益母草 30 克,炼蜜为丸,每丸 10 克,早晚各一丸,经尽而用,服药三料,一年以后生一男孩。

对于妇女不孕症,必须辨清不孕的病理实质,临床所见,多属禀赋不足,肝肾虚弱。冲任经血亏损,寒湿痰瘀相互关系,对症用药会有效果。我在临床分别采用温肾暖宫、滋肾养阴、益气补血、疏肝理

气、活血化瘀、健脾化痰、清热利湿等原则进行治疗,常用方剂列下
参考:

附方一:妇女经血不调不孕症

处方:加味六味地黄丸调治,熟地 100 克、萸肉 45 克、山药 45
克、丹皮 30 克、云苓 30 克、泽泻 25 克、香附子 25 克(童便制),蜜丸
每丸 10 克,日三次,黄酒冲服。

附方二:肥盛不孕症:涤痰汤(膜闭子宫)

处方:当归、云苓、白术、半夏,各 10 克,香附子、陈皮、川芎各 9
克,甘草 6 克、水煎服。

附方三:经血不冷、不热助阴生子方:苁蓉丸。

处方:苁蓉、覆盆子、蛇床子、川芎、当归、菟丝子各 60 克,白芍
30 克、牡砺 24 克、乌贼骨 24 克、五味子 18 克、防风 15 克、黄芩 15
克、炒艾叶 9 克,炼蜜为丸,每丸 10 克,早午晚各服一丸。

第十六章　骨伤科疾病的治疗

骨科疾病,近年来临床常见为外伤性骨损很多。人体有 206 块骨骼组成。其中颅骨 29 块,躯干骨 51 块,四肢骨 126 块。外在部位在人的正常生活中均有可能致伤,严重的可致骨损、骨折。尤其近年来交通事故致伤严重,甚至使致伤患者不能劳动。在运动系统中,骨质方面存在生理性病变,如骨质疏松,椎间盘脱出,骨质增生,骨结核等病患。中医对骨伤方面的治疗,自古以来经验很多,但本人没有完全学到。现将临床见到的在治疗过程中用药方剂简介如下,供作参考。

第一节　骨折的治疗

由于外力的作用使骨组织的连续性或完整性受到破坏者,称为"骨折"。这种损伤的发生,可见于日常生活中的跌扑、滑倒、工农业劳动中的器械轧伤、压伤以及运动创伤、交通事故、建筑物倒塌、火器损伤等。

主治未破皮骨伤,骨折:

方一:鹿角霜 15 克、乳香 18 克、没药 18 克、血竭 18 克、土鳖虫 9 个、红花 9 克、大象皮 12 克、虎骨 12 克(无虎骨可用豹骨)、自然铜 15 克、龙骨 15 克、麝香 0.6 克,上药共为细面。再取陈醋 2 斤,用砂锅煎成一半后,再加入诸药面熬膏。用法:取芥末面撒于布上面,后把药膏摸在芥末面上,外敷患处,内服接骨丹二次。(麝香待药膏熬成后,再撒入膏内拌匀)。

方二:主治扭伤骨折方

处方:炙麻钱 60 克、穿山甲 30 克、僵蚕 30 克、乳香 15 克,并根据伤情加减:头部加川芎,肩部加皂刺,上肢加桂枝,胸肋骨加柴胡,枳壳、全当归、红花,腰以下加杜仲、木瓜。如遇错位,请骨科接骨,复位。

用法:将上药研为细粉,以蜜和均,制成丸药,如梧桐子大,每服 30 粒,每日三次,白酒或童便送下。

方三:夺命接骨丹

主治:活血止痛接骨,跌打损伤、伤筋断骨。

处方:乳香、自然铜、骨碎补、大黄、雄黄、白芨、桃仁、没药各 30 克,归尾 12 克,血竭、土别虫、三七、红花、儿茶各 15 克,朱砂、冰片各 6 克,麝香 10 克,共为细面,每服 2~3 克,每日服二次。

第二节　骨质增生的治疗

骨质增生症多发于中年以上,一般由肌肉的牵拉或撕脱、出血、血肿机化,形成刺状或唇样的骨质增生,对软组织产生机械性刺激,或外伤后软组织损伤,出血肿胀而致。属祖国医学的"骨痹"范畴。中医认为本病发生多由气血不足、肝肾亏虚、风寒湿邪侵入骨络,或跌扑闪挫、伤损骨络以致气血瘀滞、运行不畅、不通则痛。

一、主治颈椎骨质增生

处方:威灵仙 25 克、苁蓉 15 克、熟地 15 克、青风藤 15 克、丹参 15 克。上肢痛加姜黄、下肢痛加牛膝。水煎服,每日一剂,服 10 剂为

一个疗程,再外用筋骨止痛方:

药方组成:生川乌 10 克、细辛 10 克、洋金花 6 克(无洋金花可用炙麻钱代用)、草乌 10 克、冰片 10 克,此方治疗颈、腰及足跟骨质增生。

用法:上药除冰片外,将其余药共研细,再同冰片用 75%酒精 300 毫升浸泡,每日搅拌两次,泡一周即可用。用棉球蘸药水涂擦患处,每日 3~5 次,用此方法曾治愈城关镇居民段某(女,26 岁)及南华部队汪某,前者服用一个疗程治愈,后者服用三个疗程治愈。

二、骨金丹治疗骨质增生(腾义和方)

功能:活血化瘀,舒经活络,主治各部位骨质增生。

处方:炙麻钱 6 克、赤芍 20 克、元胡 15 克、三七粉 6 克、木香 6 克、没药 10 克、乳香 10 克、红花 10 克、郁金 20 克、秦艽 40 克、独活 40 克、血竭 10 克、牛膝 30 克、桂枝 30 克。

用法:将上药共研细粉,以蜜制成丸药,每丸 6 克重,每次 1 丸,日服 2 次,治疗案例如下:

例一:阎某,因外地工作,常住潮湿之地,腰脊常感疼痛,曾有外伤史,局部酸痛麻木,痛有定处,伸展不利,拍片诊为"腰椎骨质增生",宜用舒筋活络法用上方治疗。用药三剂后,自觉症状缓解。二诊用方如下:

处方:炙麻钱 10 克、炙草乌 10 克、炙川乌 10 克、灵仙 30 克、没药 30 克、川断 60 克、寄生 120 克、赤芍 50 克、茜草 50 克、丁公藤 50 克,将上药共研细面炼蜜制成丸药。每丸重 5 克,每次 1 丸,日服二次。用开水或黄酒送下。服两料丸药后,疼痛减轻,活动自如,上班工作。

例二:1998 年冬季,六三村二社患者万某,女,58 岁;县城患者张某(由农村迁入),因受潮湿阴寒所袭,腰腿沉重发凉,屈伸困难,得热减轻,均用上方治愈。可同时外擦樟脑液,收效显著。

樟脑液配制方法:川乌 20 克、草乌 20 克、樟脑 15 克、冰片 5

克,浸于75%酒精500毫升,泡7天,擦患处,每日数次。

骨质增生汤,养血疏经活络,主治骨质增生(唐山,陈平献方)

处方:白芍30克、木瓜15克、威灵仙15克、甘草6克,五加皮6克,每日一剂,水煎服三次,颈痛加羌活,腰痛加川断,下肢痛加牛膝。

主治外伤性骨伤肌肉肿痛。

处方一:大黄2克、乳香3克、没药3克、川乌3克、草乌3克,共研细粉,用蜂蜜、大葱捣糊调和敷患处,每日换一次,用药前先将局部用温水洗净。

处方二:"八味紫金丹"主治一切痈疽、损伤、挫伤及各种外伤。

处方:血竭、儿茶、乳香、没药各12克,冰片0.6克、麝香0.3克、赤石脂3克、松香30克。

配制法:先将松香10克、没药8克、儿茶8克、赤石脂9克,研细粉,再将血竭5克、冰片3克、麝香少许研细。同上药混合过筛备用。用时可将药粉称15克,摊于纸上(根据伤处大小),用40%白酒润之,贴于患处,每10~20分钟用酒润一次,以免干燥疼痛,每隔两天换药一次,曾用此方治疗多例,收效较好。

贞号村患者李某,1989年不慎将胸骨碰伤(未发生骨折),经敷此药又内服复元活血汤二剂而愈,其处方如下:

处方:大黄(酒炙)10克、柴胡15克、当归9克、桃仁9克、红花6克、炮山甲6克(冲服)、天花粉9克、甘草6克,每日一剂,水煎服二次。

附方:腰椎间盘突出症

本病因年龄的增长和经常受挤压、扭转等外力的损伤,使椎间盘弹性变差,逐渐发生退行性变而致。其主要原因为椎间盘间隙变窄,周围韧带松弛,从而引发椎间盘容易破裂突出,纤维环破裂,髓核脱出,治宜补气活血,利气止痛。

处方:核桃仁20克、黑芝麻210克、杜仲60克、川断30克、香附子15克、当归60克、补骨脂45克、木瓜30克、菟丝子60克、元胡 30 克。

用法：将上药共研细粉，炼蜜调和制成丸药 7~9 克重，每次服一丸，每日服三次，用黄酒送下，每服 100 丸为一疗程。（此为解放军513 医院郭大夫献方）

小结：腰为肾之府，故景岳曰："腰痛者肾虚十之八九"。本方用核桃仁、黑芝麻、杜仲、川断等药补肾壮骨，补骨脂破血化瘀，当归养血活血，元胡、香附行气止痛、舒筋，木瓜、菟丝子养血柔筋、除寒祛湿。

第三节　跌打损伤

跌打损伤亦称"伤筋"，是骨伤科常见疾患。凡人体各部的筋肉受外力撞击、扭转、牵拉、压迫或因跌扑闪挫等原因所引起的损伤，统称为"伤筋"（跌打损伤）有时伴有骨折、脱位或内脏损伤等。

方一：主治扭伤，内挫伤，胸骨肋痛方

处方：狗脊 4.5 克、没药 4.5 克、降香 3 克、生姜 3 克、刘寄奴 3克、土鳖虫 7 个、五灵脂 3 克、血竭 3 克（或加凤仙花 10 克），红糖为引，水煎服，每日一剂服二次。

方二：跌打损伤、软骨筋肿、疼痛治验

1974 年我在省中医院进修，同银川区医院张大夫，郭大夫同住一舍，听到郭某是该院骨科专家，因政治因素致权威受冲，在家养病，我们便去访慰。郭老先生彬彬有礼，在交谈中遂授跌打损伤验方，录于笔记，临床用于如下：

1985 年 6 月，罗城小学某教师，上梯时不慎掉在地下，腿脚肿痛，经多次治疗无效，故来我处求治，随将郭老验方开服。

处方：血竭 10 克、乳香 20 克、没药 20 克、三七粉 10 克、红花10 克、苏木 10 克、炙麻钱 5 克，自然铜 6 克、桃仁 10 克、朱砂 6 克、当归 15 克、元胡 15 克、黄瓜子 15 克、生姜 15 克、土鳖虫 10 克、冰片 6 克、麝香 0.5 克,痛在上部加白芷,中部加杜仲,下部加牛膝,足部加木瓜。

用法:将上药共研细粉,每次冲服 10 克用白酒送下,每日服三次,服药半料而愈。

方三:主治一般跌打损伤方

处方:大黄 12 克、生姜 12 克、刘寄奴 12 克、红花 12 克、土鳖虫 12 克、血竭 12 克、三七 12 克、雄黄 12 克、(炒焦)朱砂 12 克、月石 12 克。上肢加桂枝 6 克,腰部加杜仲 6 克,下肢加牛膝 6 克,头部加川芎 6 克。

用法:将上药共研细面,每次冲服 6 克,白酒送下,每日服三次。

方四:消瘀膏治疗损伤、挫伤、闪伤后局部瘀血肿痛,关节脱位。

处方:大黄 250 克、白芷 75 克、姜黄 75 克、生乳香 75 克、生没药 75 克。将上药研细面, 每次取 50 克药粉加凡士林 25 克、蜂蜜 100 克调匀贮瓶备用,冬季用药时将蜂蜜加热,再入凡士林调均,外敷患处。

用法:视伤口大小,将药膏摊于棉垫之上,敷于患处,每用绷带包扎,冬季 48 小时,夏季 24 小时换药一次,换药前必须常规消毒皮肤。

方五:五倍子膏治疗各类跌打损伤(跌碰、扭损、闪挫、压轧等)

制法:五倍子 1 斤(500 克)放铁锅内炒至深黄色,再研细粉,再用醋、蜜等份,调成糊状,放入有盖的罐内备用,用时视伤痛面积大小,均匀涂药,再用银皮纸盖贴半小时,变成硬性膏药,不需用纱布包扎,5 天换药一次。如皮破者,洗后擦干,再用药膏外敷,且用纱布覆盖。孕妇禁用。

方六:主治红伤、皮破、肌损、流血

处方:乳香 6 克、没药 6 克、儿茶 12 克、血竭 6 克、龙骨 6 克、大象皮 6 克、海螵蛸 6 克、赤石脂 9 克、珍珠 0.6 克、朱砂 6 克、冰片 1.5 克、麝香 0.15 克、轻粉 4.5 克、海巴 6 克、石膏 15 克、古石灰 15

克(新的不能用)。

用法:将上药共研细面,干敷患处。

(附方两例:骨髓炎)

1972 年 11 月,我在罗城河西大队工作,社员许某,两腿膝关节肿大,伸屈不利,行走困难,邀我诊断,诊为寒湿凝积,气血瘀滞,湿阻经络,以散寒祛湿、通经活络法治疗:

生黄芪 15 克、附片 30 克(先煎半小时),当归 30 克、牛膝 30 克、苍术 15 克、薏米仁 30 克、羌活 15 克、独活 15 克、丹参 15 克、鸡血藤 15 克、甘草 6 克。每日一剂。水煎服二次,连服三剂,配外敷药如下:

处方:栀子 10 克、桃仁 10 克、白芥子 15 克、白麦面 120 克、将上药共研细粉,同蛋清调和外敷患处,用热水袋熨之,麻痒不痛为止,经上两方调治而愈。

骨髓炎是骨组织受到细菌感染而引起的一种炎症。多由疖、痈、毛囊炎等炎症的化脓性病灶通过血液引起。

本人在临床治疗一例颌下骨骨髓炎:患者赵某,女,20 岁,利沟村人,1997 年 4 月来我处就诊,经西医诊断为"颌骨骨髓炎",我采用清热解毒,祛瘀排脓法治疗。

内服处方 1:木香 6 克、白芷 10 克、泽兰 15 克、丁香 5 克、桃仁 10 克、花粉 10 克、赤芍 10 克、川芎 10 克、荆芥 10 克、三七 3 克(冲服)水煎服,每日一剂服三次,同时制末药调服。

末药处方 2:黄米 9 克、香附子 9 克、白芷 9 克、五倍子 3 克、草乌 3 克、红花 3 克、乳香 3 克、没药 3 克、肉桂 6 克、泽兰 6 克、木香 6 克、丁香 6 克、桃仁 6 克、花粉 6 克、赤芍 6 克、川芎 6 克、三七粉 5 克、共研细面,用黄酒冲服。每次 5 克,每日两次。经服药病情好转,又加三倍药量制成末药冲服。后又配以张锡纯活络灵效丹加味治疗。

处方:全当归 10 克、生乳香 6 克、生没药 6 克、丹参 12 克、二花 15 克、透骨草 12 克、甘草 6 克,每日一剂,水煎服,共服 20 剂而愈。

（附方）主治滑囊炎验方

治膝关节肿大而不红漫痛，无局部紧张感。

处方：薏米仁 30 克、苍术 9 克、桂枝 9 克、牛膝 15 克、泽泻 30 克、猪苓 12 克，每日一剂，水煎服二次。服药后将局部作常规消毒后做穿刺抽液，然后用绷带压迫包扎患处。

第四节　烫伤、烧伤、冻伤的治疗

一、主治水烫伤方

处方组成：大黄 15 克、乳香 6 克、没药 6 克、冰片 15 克，将药共研细粉，用香油调和外敷患处。湿烂则干用，将药粉直接撒在患处。或用川芎适量研细用香油调成糊状，用鸡毛调涂患处，治好为止。

二、治火烫伤

治疗方法：将干豆腐皮用火烧成存性，研细面，用香油调成糊状外敷患处，或用煅石膏 500 克，冰片 30 克研细面，用凡士林调涂患处。

三、主治疮面焮红起泡者

治疗方法：地榆 120 克、大黄 16 克、寒水石 4 克、冰片 9 克（后下）、向日葵瓣 3 克，用香油适量将药炸焦后去渣，待油温冷却后加入冰片搅拌均匀，外涂疮面。

四、治烧烫伤、冻伤

治疗方法：白面粉文火打成稠糊，摊在纱布上约 0.5 毫米厚后，然后在上面撒一层白糖，用红汞消毒疮面后，外敷上药膏。5 分钟后可止痛,一日换药一次,三日内肉芽复生,效果较好。

五、主治水火烫伤发红起泡期

治疗方法:用紫草 25 克、米壳 25 克、黄蜡 15 克、冰片 15 克、香油 1 斤。将香油入锅煎开,再将紫草、米壳入油中炸焦捞出,再加入黄蜡溶化,略冷后及时放入冰片,稍加搅拌后,待凝结即成。用药前先洗水泡,消毒疮面(或用生理盐水洗净疮面),外敷药膏。或用鲜蒲公英根捣汁,待其汁稠结后,外敷疮面,每日两次。

六、银花解毒汤:清热解毒,养阴生津,主治烫伤、烧伤

处方组成:地丁 15 克、连翘 10 克、丹皮 10 克、银花 12 克、黄连 6 克、赤茯苓 10 克、夏枯草 15 克、蒲公英 30 克,水煎服,每日一剂服二次。

七、煤油治疗冻疮

冻疮不论已溃未溃者,先以温水洗净患部,再用棉球蘸煤油外擦,后用消毒纱布包扎,两日换一次,此法除治冻疮外,又能治阴风(八角风)及肛门蛲虫。

附方三:治皮肤癌(白砒条,一效膏)

药方配制①白砒条:用白砒 5 克、淀粉 25 克加水适量揉成面团,捻成线条状待条自然干燥后备用。②一效膏:用朱砂 25 克、炙甘草 75 克、冰片 25 克、滑石粉 250 克、淀粉 250 克、加麻油适量,调成软糊状备用。

治疗方法:局部常规消毒后,在肿瘤周围,间隔 0.5~1 厘米处刺入白砒条,深至肿瘤底部,在肿物周围形成环状,然后外敷一效膏,隔日一换。

主治皮肤癌方,功能腐蚀拔毒。

处方:红砒 3 克、指甲 1.5 克、头发 1.5 克、大枣 1 枚(去核)、碱发白面 30 克。

制法:先将红砒研成细末再将指甲、头发放入枣肉内,用发面包好。放入桑木炭火中烧成炭即成。

用法：将药粉直接撒在瘤体上，或用麻油调糊状抹于瘤体面。

辨证加减:淋巴结肿大,用血竭 30 克、紫草根 30 克、水蛭 15 克、地鳖虫 15 克、松香 12 克、麝香、蓖麻子适量,制成药膏外贴。

【附方】治骨结核方

处方:熟地 25 克、当归 10 克、鹿角胶 15 克、人参 12 克、白术 20 克、山药 20 克、百部 12 克、肉桂 3 克、生龙骨 15 克、丹参 15 克、麦芽 20 克、共研末,炼蜜为丸。每丸重 12 克,每 6 小时服 1 丸,即子时、卯时、午时、酉时各服 1 丸,温开水送下。

第十七章　皮肤病的治疗

　　皮肤病是发于人体皮肤及其附属器官的疾病。因皮肤是人体最大的器官,为肺所主,与脏腑气血等密切相关,在病理状态下,脏腑功能失调,气血不和等,均可导致皮肤功能失调而发生病变。故《内经》曰:"诸痛疮痒皆属于心"。《诸病源候论·疮病诸候》中说:夫内热外虚,为风湿所乘则生疮所以肺主气,司于皮毛,脾主肌肉,气虚则肤腠开,为风湿所乘,内热则脾气温,则肌肉生热。湿热相搏,故头面生疮,常见的外因有、风、寒、湿、热、虫等。内有血虚风燥,肝肾不足等。结合本人临床对皮肤病的治疗经验,下面介绍痒病,癣、疣、带状疱疹、鹅掌风、足跟漏道(牛程)、脱发、神经性皮炎、手足皲裂、面部黄褐斑等症。

第一节　皮肤痒病的治疗

　　"诸痛疮痒,皆属于火"。痒应属风不属火,因为风甚为阳化热为火,形成血瘀化风。医训云:"治风先治血,血行风自灭"。以此为治疗大法。

一、在临床对痒病共分六型论治

　　(一)风热型

突然发生丘疹,普遍全体,形如米粒或块片,风邪常走窜四肢,遍体作痒,抓破溢血,随破随收,不化腐脓,热甚者焮红作痒,伴有疼痛,或暴发露布肤面,治宜疏风清热止痒。

处方:生地15克、当归10克、何首乌15克、僵蚕10克、蝉衣10克、银花12克、地肤子15克、白鲜皮15克、刺猬皮8克、苍耳子15克、丹皮10克、连翘12克、薄荷6克、白芷10克,每日一剂,水煎服二次。

(二)湿热型

症见痒甚,黄水淋漓,甚则皮肤溃烂,伴有秽臭气,结痂色黄,伴有少许脓液,有胸闷纳呆,舌苔黄腻、脉濡数。湿甚者浸淫四窜,沿皮腐烂,越腐越痒。此因湿热而成,素有脾胃虚弱,又因七情所伤,外因湿热或风湿之邪浸渍肌肤,容于湿而化热,在外邪诱导下发于肌肤而成湿热痒症,宜清热化湿,疏风止痒。

处方:首乌15克、僵蚕10克、蝉衣10克、银花15克、地肤子15克、刺猬皮10克、苍耳子15克、白鲜皮15克,舌苔黄、热重加龙胆草10克、黄柏10克、丹皮10克、土茯苓20克、茵陈15克,苔白加草薢10克、泽泻10克、薏米20克,偏热加黄芩10克、栀子10克,水煎服,每日一剂,服二次。

(三)血热型

症见发病来急,丘疹鲜红,灼热而痒,有痛感,出现水泡或脓胞,抓破溢血鲜红,结血痂或脓痂,多伴有身热烦躁、口渴、尿赤、舌红或绛、脉多洪数,是病在血分,近火则痛,火远则痒,痒甚起疙瘩,治宜清热凉血,解毒止痒。

处方:生地30克、元参15克、蝉衣10克、二花10克、僵蚕10克、地肤子15克、刺猬皮10克、白鲜皮15克、丹皮12克、紫草20克、蒲公英30克,热毒重者服紫血丹。

(四)血燥型

症见丘疹或红或紫,如米粒状,或似瘀块,皮肤起白屑,瘙痒较甚,抓破易出血,无黄水,伴有口渴、口干、泛津、大便干燥、脉多弦数或细数。此症形成多由素食辛辣,或痒症日久,血燥内搅,兼外感风燥之气,搏击血分成病。治宜滋阴润燥,凉血祛风。

处方:生地 30 克、元参 30 克、当归 12 克、何首乌 15 克、蝉衣 10 克、僵蚕 12 克、二花 15 克、地肤子 15 克、白鲜皮 15 克、刺猬皮 10 克、苍耳子 15 克。痒甚加乌梢蛇、白花蛇舌草,皮肤燥加胡麻仁,水煎服,每日一剂,分二次服。

(五)血瘀型

症见丘疹或斑块呈紫色或暗红,夜晚痒甚,遇冷热增剧,抓破流血、暗红。有少许黄水、结痂,有乌紫血,根底难消失。妇女癥瘕反应,多因血瘀经络日久而化风热,风邪致毒而成。治宜活血化瘀,驱风止痒。

处方:桃仁 10 克、红花 8 克、地龙 10 克、穿山甲 9 克、生地 20 克、当归 12 克、何首乌 15 克、僵蚕 10 克、蝉衣 10 克、二花 10 克、地肤子 15 克、白鲜皮 13 克、刺猬皮 6 克水煎服,每日一剂。

(六)血虚型

此型起病缓慢,反复发作,丘疹色淡,小如米粒不甚痒,皮肤不润而萎黄,抓破无黄水,舌淡无苔,脉细弱,多见血虚生风,产妇较多见。治宜祛风滋阴补血。

处方:熟地 20 克、当归 12 克、何首乌 20 克、天麻 10 克、蝉衣 10 克、僵蚕 10 克,按症状不同加减。再配以外洗药如下:

处方组成:苦参 30 克、黄柏 30 克、地肤子 15 克、大枫子 15 克、苍耳子 15 克、蛇床子 15 克、白芷 9 克,水煎取汁外洗,也可用疥药、蛇药、如意金黄散等。

二、附方治疗痒病

附方一:消风散治疗皮肤痒症、风疹、湿疹。症见皮肤疹出色红,或遍身连片斑点,瘙痒,抓破后渗出水液,苔白或黄、脉浮数有力。治宜疏风止痒、清热除湿。

处方:荆芥 10 克、防风 15 克、牛蒡子 10 克、蝉衣 10 克、苍术 12 克、苦参 15 克、木通 8 克、石膏 15 克、知母 15 克、当归 10 克、生地 15 克、胡麻仁 10 克、甘草 6 克,水煎空腹服,每日一剂服二次。

附方二:二地汤治疗全身性皮肤瘙痒,症见斑疹隐隐,或成片状,瘙痒难忍,遍及全身,腰膝酸软,舌红少津,脉浮,治宜养血滋阴,润肤止痒。处方:熟地 10 克、生地 10 克、赤芍 10 克、当归 10 克、川芎 9 克、女贞子 10 克、枸杞子 10 克、玉竹 10 克、麦冬 10 克、生黄芪 20 克、首乌 15 克、菟丝子 10 克、浮萍 10 克、刺蒺藜 15 克、防风 10 克、白鲜皮 15 克、防己 10 克、枳壳 10 克,每日一剂,水煎服二次。

附方三:当熟养血汤治疗老年性皮肤痒症。其症状表现为失眠、多梦、肌肤干燥、刺痒,起针尖样丘疹,舌淡苔白,脉沉细无力,以老年多见。治宜养血安神,祛风止痒。

处方:当归 9 克、熟地 9 克、鸡血藤 9 克、酸枣仁 9 克、柏子仁 9 克、五味子 9 克、荆芥 9 克、防风 9 克、川芎 6 克、首乌 6 克、甘草 6 克,每日一剂,水煎服三次。病变为苔藓样加乌梢蛇、僵蚕、蝉衣,糖尿病或便秘加草决明,将熟地换生地,腹胀纳差加焦三仙,高血压加钩藤(后下)。

附方四:首乌养血汤治疗老年性皮肤瘙痒症,其临床表现为皮肤不润,起米粒样丘疹,不甚痒,多见年老体虚患者。治宜滋阴生津,养血祛风。

处方:当归 12 克、制首乌 15 克、黄精 10 克、山药 15 克、生地 10 克、天冬 10 克、麦冬 10 克、蝉衣 6 克、防风 10 克、炙甘草 6 克,每日一剂,水煎服二次。冬季瘙痒,加桂枝 10 克,夏秋季瘙痒加黄芩 12 克、元参 10 克,瘙痒顽固加全蝎 6 克,气虚加党参 15 克、黄芪 15 克,水煎服,每日一剂,温服二次。

附方五:当归地黄饮治疗顽固性荨麻疹,皮肤瘙痒症。此症发病急,皮肤突然出现大小不同的风团,呈淡红色或苍白色,有剧痒,灼热或刺痛感,彼落此起,反复发作,消退后不留痕迹,常伴有呕吐腹泻,部分患者有发热现象。治宜养血祛风,益气固表。

处方:当归 9 克、川芎 9 克、白芍 9 克、生地 9 克、黄芪 9 克、何首乌 9 克、白蒺藜 9 克、荆芥 9 克,防风 9 克、甘草 6 克,每日一剂,水煎服二次。出疹呈红色者病在血分,应重用生地 30 克,呈白色者在气分,重用黄芪 20 克,奇痒难忍加地肤子,白鲜皮。

第二节　癣的治疗

癣是由风热湿邪侵袭皮肤,郁久化热、化虫而成,瘙痒无休,《医宗金鉴》分为六类:其一为干癣,索然干枯,瘙痒起白屑。其二为湿癣,瘙痒出针汗,浸淫如虫。其三为风癣,是年久不愈的顽癣,不知痛痒。其四为牛皮癣,状如牛领之皮,厚而且硬。其五为松皮癣,红白斑点相连,时时作痒。其六为刀癣,轮廓全无纵横不定。此六癣常见由肺、脾之风、湿过甚形成。应着眼治疗,宜杀虫止痒、渗湿消毒,各分述于下:

（一）头癣,中医称"秃疮"

根据头癣的致病菌种不同,可表现为黄癣、白癣、黑癣三种,成人和儿童都可患病,但以儿童多见,本人临床治愈五例,效果较佳。

处方一:藤黄 3 克、枯矾 3 克、轻粉 1.5 克、雄黄 1.5 克,共研细面,用麻油 120 克、黄蜡 9 克、白蜡 9 克,煎成枯膏备用。用药前先用白矾 4.5 克、川椒 4.5 克,煎汁洗头患处,再用膏药外敷。每日一次,五例均在半月内治愈。

处方二:驴胞衣一个（农村可收到）收胞衣用瓦烤黄研细,再用凡士林调匀,取盐水洗净头部后,外涂上药,每日一次,效果较好。

（二）手癣、足癣、体癣

癣发生在手足的掌指（趾）之间的称"手足癣",发生在头皮、掌指（趾以外）的称"体癣"。

方一:治疗体癣验方:土槿皮 25 克、蛇床子 12 克、大枫子 12 克、花椒 12 克、百部 12 克、防风 5 克、当归 10 克、蝉衣 7.5 克、透骨草 12 克、侧柏叶 10 克、吴萸 5 克、斑蝥 1.2 克,共研粗末,泡入 75% 酒精 2000 毫升,浸 48 小时后,可以擦患处。也可以加入适量冰片,每日擦患处 2~3 次。

方二:复方三仙丹治疗各种癣症

组成:三仙丹 5 克、黄丹 15 克、枯矾 10 克、青黛 20 克、冰片 5 克,共研细粉,用凡士林 100 克调和药面,涂擦患处,每日 3 次。

方三:消风苦参丸,治疗各类牛皮癣

处方组成:苦参 60 克、大黄 30 克、独活 30 克、防风 30 克、枳壳 30 克、黄连 15 克、黄芩 15 克、栀子 15 克、菊花 15 克共研细面,茶水送下(开水亦可)每次冲服 7~10 克,每日服 3 次。

方四:外擦必效散,治疗各类癣证。

处方组成:川荆皮 60 克、海桐皮 30 克、大黄 30 克、百药煎 42 克、巴豆 25 克、斑蝥 1 个、雄黄 6 克、轻粉 6 克,共研细粉,用凉开水和药面外用,将癣清除硬皮后,薄敷一层药膏,每日一次。

(三)桃花癣

症见面上风癣初起,渐成细疮,时作时痒,春天多起,女性较多见,治宜疏风清热。

方一:疏风清热散

组成:荆芥 4.5 克、防风 4.5 克、银花 6 克、蝉衣 5 克、皂刺 4.5 克、苦参 4.5 克、全虫 2 克、葱白 3 寸,每日一剂,水煎服二次。

方二:消风玉容散,主治桃花癣

组成:绿豆面 4.5 克、白菊花 15 克、白附子 15 克、白芷 15 克、食盐 7.5 克,共研细面,加冰片 1.5 克,每日代肥皂洗面。

方三:仙人掌去刺,切成小块,用微火焙黄,研末后用凡士林调成糊状,每日涂患处一次,连用 7 天即可见效。

第三节　牛皮癣的治疗

本病因其顽固难愈,皮厚而且坚,状如牛领之皮,故名"牛皮癣",相当于西医所称的"神经性皮炎",分型治疗,选方如下:

(一)血热型(进展型)

脉弦、舌红、苔黄、宜清热解毒。

平屑汤加味,以滋阴凉血,解毒化瘀为各型加减主方。

方药:生地、银花、大青叶、丹参各30克,元参、土鳖虫各15克。麦冬、白芷、苦参各12克,当归10克、黄连9克、大枣5个、甘草5克,水煎服,日二次。

加减:苔黄、脉弦者加水牛角粉10克、青黛9克、生石膏20克,也可加量倍分量制成细末冲服。日3次5~9克。

(二)血燥型

脉弦细、舌淡少苔,在上方中减黄连、黄芩,重用生地30克、何首乌30克、鸡血藤20克。

(三)血瘀型

脉涩细缓,舌质紫暗,有瘀点斑块,减元参、麦冬、黄连加桃仁、红花、莪术;头痛加葛根、白芷;便秘加大黄,四肢重者加桂枝。

处方:参元饮,清热解毒,凉血活血,主治牛皮癣。

处方组成:生地15克、元参15克、栀子15克、板蓝根15克、蒲公英15克、野菊花10克、桔梗10克、当归10克、赤芍10克、花粉15克、土茯苓12克、贝母12克、地丁12克、甘草6克,每日一剂,水煎服二次。

附方一:复方青黛丸,清热解毒,消斑化瘀,祛风止痒,主治牛皮癣。

组成:青黛50克、白芷50克、焦楂60克、神曲60克、五味子

40 克、白鲜皮 60 克、乌梅 40 克、土茯苓 60 克、草薢 60 克,共研细面,用开水或米汤冲服,每日二次,每次 8 克,小儿减半。此方治疗五例,1~3 月内均治愈,其中一例因外出,未坚持服药,半年后复发。

附方二:大蒜头剥皮,研糊成薄饼,在患处先垫一层薄布,再敷蒜饼,然后用艾柱放在上面灸;患处转红色,如白水泡,可一次治愈。如不行,二周后再治,三次治愈。

附方三:麻钱子 3 克(生用)、生川乌 3 克、硫黄 3 克、雄黄 6 克、白矾 6 克、冰片 3 克,用 75% 酒精 100 毫升泡上药,7 天后每日用药水擦患处三次。

附方四:斑蝥 0.2 克、皂角 5 克、车前草 5 克,浸入 50 毫升陈醋中泡 7 天后,每日五次用药水擦患处。

附方五:藤黄膏(曾治愈三例头癣患者)

制法:藤黄 3 克用清油炸枯再用枯矾 3 克、轻粉 1.5 克、白矾1.5 克,将上药共研细粉,取凡士林 20 克,制成膏剂,用药前先用白矾 4.5 克,花椒 4.5 克,煎水洗患处后涂上药膏,每日二次。

治愈"白癜风"一例

张某,男,15 岁,初在右眉棱上方,起一米粒呈黄豆大小黄色斑点,多在毛际周围随时迁移增大融合成片,呈淡黄色而变成白色,瓜子大片状。久治无效,西医诊为"白癜风",1989 年 4 月,父母对子很关心,到我处就诊,症见右头角右眉上方有瓜子大两片白中透淡黄色斑,诊为"白癜风",用桑冬丸治疗。

处方:嫩桑叶 1000 克,阴干,冬青子 1000 克,共研细粉,炼蜜制成药丸,每丸 10 克重,每日服三丸。外擦斑雄合剂。每日擦 1~2 次,经用外擦药液后,白斑块皮肤破损,流黄水,数周后斑块缩小色渐有淡红色,内服冬桑丸,服二料而愈。

第四节　湿疹的治疗

　　祖国医学认为痒属于风,灼热属于热,红斑,丘疹属于血热,水痘、糜烂、渗液、肿胀属于湿。接触性皮炎具有皮疹和自觉症状反映了风、湿、热三邪证候,故以清热凉血、利湿祛风为主,治之均有效果。

　　湿疹以湿为主,急性湿疹尚兼有风热之邪,每因风、湿、热三者合而为病。治疗当以除湿、清热、祛风为宜。

　　方一:清凉祛风汤:清热凉血,利湿祛风,主治接触性皮炎。

　　处方:生地 30 克,生石膏 30 克、知母、元参、生栀子、牛蒡子各 9 克,水煎服,日一剂,煎三次。

　　兼用皮炎洗剂,大黄粉、苦参粉各 5 克、炉甘石 10 克、石炭酸 1 毫升、甘油 5~10 毫升,蒸馏水加至 100 毫升,外擦。

　　加减用法:如发于胸部以上者,加黄芩、泽泻;腹部以下者,加黄柏、猪苓;外阴者,加龙胆草;便秘者加大黄;食欲减退者加厚朴、白术。

　　方二:主治生漆接触性皮炎(漆疮)

　　处方:化斑汤:石膏、连翘各 15 克,升麻、牛膝、竹叶、元参、知母各 10 克、黄连、荆芥、甘草各 6 克,蝉衣 10 克、浮萍少许。人中黄 1 克水煎,一剂分三次服。

　　方三:苦参乌蛇汤:清热,利湿,祛风主治湿疹。

　　方药:苦参 9 克、乌梢蛇 20 克,水煎服,婴儿减量 2 / 3。急性湿疹加黄柏 9 克,龙胆草、苍术各 6 克,五倍子 5 克;慢性湿疹加当归,丹皮、赤芍各 9 克,生地 15 克,(中药苦参、马齿苋有降低毛细血管通透性作用,能减少炎症渗出、治湿疹有效)。

　　方四:苍术米仁汤:清热燥湿、祛风止痒、活血化瘀。主治湿疹。

处方:薏米 50 克,苍术、黄芩、川芎、赤芍、白蒺藜各 15 克,苦参 20 克、生甘草 15 克,水煎服。(渗液多,伴感染者加板蓝根、二花或蒲公英各 30 克。渗液糜烂加紫草 20 克)

方五:马齿苋化湿方:清热解毒、退肿利湿。

马齿苋 30 克,黄柏、苦参、蛇床子、泽泻各 15 克,龙胆草、红花、甘草各 9 克,大黄 6 克,效果很好。

方六:健脾除湿汤:主治慢性湿疹、淫疮、足癣、渗出性液较多者。

处方:生苡仁、生扁豆各 30 克,山药 15 克,芡实、枳壳、黄柏、白术、茯苓各 12 克,水煎服,日一剂,服二次。

方七:湿毒膏:主治慢性湿疹、皲裂性湿疹收湿止痒。

药物:青黛 50 克、黄柏 103 克、煅石膏 103 克、炉甘石 60 克、五倍子 90 克共为细末,加入 30% 的凡士林调成油膏,涂于皮肤损伤处,日 1~2 次。(朱仁康方)

方八:苦参膏:主治湿疹、牛皮癣、皮肤瘙痒、股癣、阴囊湿疹,女阴痒症祛湿杀虫。

苦参末 60 克、凡士林 240 克调匀成膏抹患处。(赵炳南方)

方九:湿疹外洗方:苦参 60 克,蛇床子、益母草、百部各 30 克,以上药水煎二次,外洗患处,日 2~3 次。

方十:全虫方:主治慢性湿疹、阴囊湿疹、神经性皮炎、节结性湿疹、顽固性皮肤瘙痒性皮肤病。

处方:全虫 6 克、猪牙皂 6 克、皂刺 12 克、刺蒺藜 15~30 克,炒槐花 15~30 克、威灵仙 25 克、苦参 6 克、白鲜皮、炒黄柏各 15 克,水煎服,日二次。

方十一:主治婴儿湿疹(祛湿、止痒、活血、清热)

处方:丹参 30 克,茵陈 30 克,苦参 25 克,水煎服,每日一剂,取 1/5 药液内服,余液外洗患处,日二次。

方十二:植物、日光过敏性皮炎(水泡水肿糜烂)

处方:银花苡仁汤:银花、连翘各 15 克、浮萍 9 克、蒲公英 12

克、苡仁 12 克、车前子、木通各 9 克、甘草 30 克,水煎服,日二次,曾治多例有效。

【附】疣

疣是一种由病毒引起的皮肤赘生物,俗称"瘊子"。临床上分为寻常疣、扁平疣、传染性软疣、跖疣和丝状疣等五种。但临床前两种多见,都因风毒之邪,阻于经络,与肝热肌腠逐发而成。也有认为:肝主筋,肝失所养,肝气外发而成疣。我临床治疗 23 例,都有显著疗效。以内服药为主,再配以外洗剂治疗。

(一)扁平疣

好发于颜面手背,粟粒至高粱米大小的扁平隆起,表面光滑,触之较硬,略带圆形,疣呈肤黄红色或浅褐色,散开或密集分布。用夏枯草汤治疗,治宜清热、散风、解毒,其方如下:

内服方药:大青叶 15 克、板蓝根 30 克、败酱草 20 克、夏枯草 15 克、柴胡 10 克、黄芩 10 克、连翘 10 克、桃仁 10 克、防风 8 克、陈皮 6 克、生大黄 6 克、麻黄 5 克、甘草 6 克,疣发颜面加桑叶 6 克、桔梗 8 克,疣发下肢加牛膝 10 克,呈褐色舌红脉数加青黛 10 克、夏枯草 10 克、皂刺 6 克,痒甚加蝉衣 6 克、荆芥 5 克,每日一剂水煎服二次。

外洗药:马齿苋 70 克、紫草 15 克、大青叶 15 克、苦参 30 克、白芷 20 克、陈皮 18 克、细辛 18 克、蜂房 10 克、蛇床子 20 克、苍术 20 克。将上药用水煎两次,共煎汁 500 毫升,装瓶待用,每次 20 毫升煎热洗患处约 30 分钟。

(二)寻常疣

初起是针头大小丘疹,逐渐增大到豌豆大或更大,表面粗糙,质地坚硬,灰黄色或褐色,呈乳头瘤样增殖,多发于手背、手指、指甲缘、眼、脸、颈、额处,中医称"刺瘊"。都因肝失所养,失去藏血功能,导致血枯生燥,筋气外发,遭风毒邪气相乘,而致血瘀肌肤不润,而生枯筋箭。治宜养血柔肝、解毒。

方药:生地 30 克、公英 30 克、白鲜皮 12 克、地肤子 12 克、丹参

15 克、丹皮 9 克、赤芍 9 克、当归 9 克、桃仁 9 克、莪术 9 克、三棱 9 克、苦参 10 克、僵蚕 9 克、炙百部 6 克、生甘草 9 克，每日一剂，水煎服二次。后再煎一次加明矾 9 克外洗。

另方：用鸡蛋七个蒸熟剥皮，每个切四份，拌食醋 50~70 毫升，空服，共分二次服完，忌盐、酱油、碱。一次不行隔日再服。外敷：生铁锈 3 克、枯矾 4 克、雄黄 2 克、轻粉 1 克，共研细面用凡士林和匀擦之。

【附 1】：牛程蹇（足跟漏道）治验

向某，西八里堡小学生，11 岁。因常到湖中滑冰足跟着寒冷而化热生疗，足掌皮肉顽硬肿起，高埂色黄，痛不能行，破烂成漏道，经张掖某医院和本县治疗无效，我认为此病是寒风袭于血脉，气滞血凝而成。

治法：取新瓦一块，上铺鸽粪一层，在粪上盖一笊篱，脚踏上面，从侧面向粪上灌开水，蒸之浸渍之，另又取新砖一块，烧红用韭菜汁泼之，反复几次，脓水流尽，外擦生肌玉红膏，每日用米泔水开后，温洗多次，撒牛角散。

方一：仙方活命饮合五香丸：五香丸组成：乳香 9 克、丁香 9 克、藿香 9 克、沉香 9 克、青木香 9 克，水煎服二次，日一剂。

方二：牛角散：轻粉，松香，龙骨，牛角尖烧灰。等量共为细末，用牛骨髓擦疮面，半月而愈。

【附 2】：带状疱疹

本病多发于胸肋腰部，古名曰"缠腰火丹"。皮疹分布如蛇，又叫"蛇丹"、"蛇窜疮"等，如心火妄动，三焦风热乘之，发于肌肤。治宜清肝泻火，利湿解毒，用丹栀柴胡汤治之。

处方：丹皮 10 克、栀子 12 克、柴胡 10 克、川芎 9 克、当归 10 克、赤芍 10 克，高热加生石膏 30 克，剧痛加郁金 10 克、元胡 10 克，肝火甚者加黄柏 10 克、龙胆草 10 克、马齿苋 15 克，每日一剂，水煎二次。

丹栀逍遥散加味治疗带状疱疹，治宜疏肝解郁，利气止痛。

处方:丹皮 10 克、栀子 10 克、柴胡 8 克、白芍 10 克、白术 10 克、云苓 10 克、枳壳 10 克、薄荷 6 克、甘草 6 克、当归 10 克,每日一剂,水煎服二次。

【附3】:鹅掌风

鹅掌风生于掌心,由于余毒未尽,兼血燥风毒凝滞而成。初起斑点叠起白皮坚硬而厚,干枯燥裂。经本人临床治疗三例,疗效颇佳。用方祛风地黄丸,治宜滋阴凉血,祛风解毒。

(1)处方组成:生地 60 克、熟地 60 克、白蒺藜 45 克、牛膝 30 克、独活 30 克、知母 30 克、黄柏 30 克、枸杞子 30 克、菟丝子 15 克、白鲜皮 40 克、当归 30 克、土茯苓 45 克,共研细末炼蜜制成丸药,每服一丸,黄酒送下。外用白矾 10 克、皂矾 10 克、儿茶 3 克、侧柏叶 5 克,共研细备用,用鸡蛋油混溶敷手心,用纱布固定。外擦三油膏。

(2)处方组成:牛油、猪板油、银珠、轻粉,将三油溶化用黄蜡 30 克共调匀擦患处。(用凡士林亦可)。

(3)生肌玉红膏组成:白蜡 90 克、猪板油 300 克、轻粉 45 克、樟脑 45 克,先将蜡油溶化,离火候温再入樟脑轻粉搅匀,稍凝固再入冰片 3 克,搅匀后收瓶备用止痛立效。此膏对疮痛都可用,治乳炎加银珠 0.3 克、疮疡加龙骨 0.5 克、杨梅疮取膏 10 克加红粉 0.2 克。

【附4】:治疗手足皲裂症

外用处方:白芨 10 克,研面用凡士林调膏外擦或用白芨 4 克、红花 5 克、松香 5 克、黄蜡 5 克、用凡士林调膏外擦;或用猪骨髓 5 克、白矾 2 克、雄黄 3 克、调匀外擦。

附方一:明矾洗剂治疗手足皲裂

明矾 10 克、白芨 15 克、马齿苋 6 克,水煎三次,用前将药液加热,手浸入药液 20 分钟,每日早晚各一次。同时将药研细末用凡士林 60 克调膏外敷。

【附5】:主治各种紫斑方

组成 1:紫草 30 克、地肤子 15 克、槐花 10 克、大枣 3 枚,每日一剂,水煎服二次。

附方二：主治色素性紫斑（苔藓样皮炎）

组成：生地 30 克、白茅根 90 克、藕节 10 克、仙鹤草 10 克、大枣 4 个,每日一剂水煎服二次,共服十剂而愈。

【附6】:神经性皮炎

本病是一种慢性瘙痒性皮肤神经官能症,中医称"顽癣"。初起患部有阵发性瘙痒,抓后出现米粒大或多角形扁平丘疹,以后皮纹加深,皮肤增厚,形成苔癣样斑块。

内服药方 1：当归 10 克、川芎 9 克、赤芍 10 克、丹参 10 克、地骨皮 10 克、白鲜皮 10 克、蛇床子 10 克、甘草 6 克、体弱者,可服黄芪加味汤;黄芪 15 克、当归 10 克、白术 10 克、云苓 10 克、远志 10 克、僵蚕 10 克、银花 12 克、甘草 6 克、水煎服,每日一剂服二次。

内服药方 2：白鲜皮 30 克、生苡仁 30 克、苦参 9 克、蝉衣 9 克、甘草 6 克,先浸 2 小时再煎,服两次,小儿减半。

外用药方 3：白鲜皮酊;即白鲜皮 60 克,用半斤白酒浸泡 7 天后去渣,加薄荷脑(冰片也可)外擦患处。

附方三：斑雄合剂治神经性皮炎。

组成：斑蝥 1 克、雄黄 6 克、生山楂 6 克、用 75%酒精 100 毫升泡七天,去渣,外擦患处,反应起水泡,外敷纱布,流去黄水而愈。

第五节　脱发的治疗

脱发为常见疾病,有斑秃,早秃,有脂溢性脱发等,斑秃局限于斑状脱发,骤然发脱,无炎症,无自觉症状,为无意中发现。

(一)主治脂溢性脱发,益肝肾,补气血,祛风湿

处方一：脂溢脱发汤：旱莲草 30 克、何首乌 15 克、天麻 15 克、菟丝子 15 克、白芍 15 克、生地 12 克、木瓜 10 克、茯苓 10 克、羌活 10 克、甘草 15 克、当归 10 克;日一剂,水煎二次服。

加减用法:头油多,屑多,多痒加入白蒺藜 15 克、白鲜皮 15 克、川芎 12 克、苡仁 12 克。肝肾虚加桑椹子 15 克、女贞子 15 克、龟板 15 克;肾虚加黄芪 15 克、仙灵 15 克,获效后服生发丸。

处方二:何首乌、天麻、黑芝麻、白芍、胡桃仁、党参、旱莲草等分用蜂蜜制成丸。日服三次,每丸重 10 克,如头油多者,用艾叶 10 克、菊花 10 克、防风 10 克、藿香 10 克、甘草 6 克、荆芥 6 克、白鲜皮 15 克、白蒺藜 15 克,水煎洗,隔日一次。

(二)主治各类脱发,养血滋阴,补益肝肾

处方一:滋阴益肝汤:生地 15 克、熟地 15 克、当归 20 克、侧叶 15 克、首乌 25 克、黑芝麻 20 克,水煎服,风盛血燥去熟地,用生地 30 克、加丹皮 10 克、蛇床子 15 克、苦参 20 克、川芎 10 克、白鲜皮 20 克。

处方二:外擦生发酊:配方红花 20 克、干姜 30 克、当归 33 克、赤芍 33 克、生地 33 克、侧柏叶 33 克,上药用 75%酒精 1000 毫升,泡 20 天,外擦患处,日擦三次。上方来源“秘方大全”,临床施治,效果满意。

(三)脱发验方

附方一:主治青年脱发方(华良才方)

处方:当归 10 克、赤芍 10 克、川芎 9 克、生地 15 克、首乌 15 克、天麻 10 克、菟丝子 15 克、蝉衣 10 克、甘草 6 克,头皮痒加白鲜皮、地肤子,手心热加旱莲草、女贞子,日一剂,水煎服二次。连服三至六剂治愈。

附方二:主治秃斑脱发

中医称“鬼舐头”。治宜养阴补血,乌须生发。

处方:苣胜子方,即苣胜子 9 克、黑芝麻 9 克、桑椹子 9 克、川芎 9 克、白芍 12 克、甘草 9 克、当归 9 克、菟丝子 12 克、首乌 12 克、白术 15 克、木瓜 6 克,日一剂,水煎服三次。

附方三:生发酊,主治斑秃

处方:侧柏叶 30 克、干红辣椒 10 克、75%酒精 100 毫升,头痒加大黄。上药泡酒精 7 天后,用棉球蘸药汁,擦秃斑处。

附方四:斑秃验方:

处方:破骨脂 9 克、斑蝥 3 只、白酒 150 毫升,浸泡 12 日后,去渣备用。用药时,患处周边发剪短,外擦上药液,每日三次,痂皮脱落再涂 1~2 周,患处即生细毛发。

附方五:"乌发丸"主治脱发,头发细黄及白发。

处方:乌发丸:生地 60 克、熟地 60 克、丹参 60 克、侧柏叶 60 克、旱莲草 30 克、女贞子 30 克、桑叶 30 克、黑芝麻 60 克、制首乌 60 克、以蜜为丸,每丸 9 克,日服三丸,三月见效。多食油菜、黄豆、猪肝、鸡肝。

附方六:一麻三至汤,主治秃发。

方一:黑芝麻 30 克、女贞子 10 克、旱莲草 101 克、黄精 20 克、侧柏叶 10 克,日一剂,水煎服二次。

方二:黑芝麻 10 克、女贞子 10 克、旱莲草 10 克、生地 10 克、栀子 10 克、侧柏叶 10 克、白芍 10 克、地骨皮 10 克、牡蛎 20 克、制首乌 20 克、黄精 20 克,每日一剂,水煎服二次。

第六节　面部黄褐斑的治疗

主治面部"印斑":

例:1997 年 6 月中旬,年已 30 多岁的张某,女,面有印斑及雀斑,来我处求治。

症见以鼻为中心,全然灰黑,如蝶伏其面,两颧间及鼻两侧有灰黄色米粒小点。月经正常,白带多,兼有心悸、失眠、尿淡黄、舌质红、苔黄、脉右寸数等症状,诊为肺经湿热,兼有心火上炎,脾胃湿滞,用疏肺散斑汤治之。

方一:荷叶 6 克、防风 10 克、蝉衣 6 克、桔梗 10 克、百合 10 克、贝母 15 克、竹叶 10 克、木通 10 克、瓜蒌皮 10 克、半夏 10 克、益母草 15 克、牡蛎 20 克、夜交藤 15 克、甘草 6 克。水煎,每日一剂。煎三次服,连服五剂。

上药服完后复诊,症见尿转多,心悸失眠好转。又在上方中加莲须 10 克,去夜交藤,加茯苓 10 克,连服四剂。又配以外用药如下:

用法:霜柿子叶 60 克、绿豆 30 克,共研细面,每日用口水混合药面洗面部,每日 2~3 次,晚间涂擦后不洗面,早晨洗去,十日后患者来诊,症见面部印斑及雀斑缩小,色淡,白带减少,胃纳增加,精神愉快,月余后患者返沪前来我处,观其面色斑淡黄白,发亮,印斑淡黄而小,基本正常,随告嘱患者回沪后在原方中加夏枯草 10 克,木贼 10 克煎服,后听亲属说已痊愈。

体会:《内经》云:"地气上为云,天气下为雨,雨出地气,云出天气"。肺为华盖,主皮毛,五脏六腑之气皆上泵于肺。肺通调水道,输布津液,有为天气之气化,头面为诸阳之会。出印斑者,或黑或灰,皆为阴邪,湿邪,如天气、云气蒸腾,肺气不宣,输布失职,湿邪郁久而成印斑。方中用荷叶、防风、竹叶、蝉衣、桔梗、百合清热发散宣通为本。木通、甘草通小便除湿热,贝母、半夏,去中上焦痰湿,宣通理肺,故而见效。外用药霜柿叶,有减少散在印斑的作用,绿豆清热解毒,故擦面可散瘀斑。

方二:紫草洗方治疗黄褐斑

处方:紫草 30 克、茜草 15 克、白芷 15 克、赤芍 15 克、红花 15 克、厚朴 15 克、丝瓜络 15 克、木通 15 克。

用法:用水煎一剂取汁擦洗湿敷,每次洗 20~30 分钟,日三次。

方三:化斑汤,主治黄褐斑

功能:平肝潜阳,化斑清热。

处方:珍珠母 20 克、僵蚕 9 克、白菊花 9 克、茵陈 12 克、赤芍 12 克、白芍 12 克、六月雪 12 克、丝瓜络 12 克、生甘草 3 克、茯苓 9 克、夏枯草 12 克。

服法:每日一剂,水煎服三次,外用柿子叶研细粉用凡士林调膏外敷,日 2~3 次。

方四:主治黄褐斑方

功能:理气健脾,活血祛瘀。

处方:黄芪 15 克、党参 10 克、当归 10 克、白术 10 克、生地 10 克、川芎 9 克、桃仁 9 克、红花 9 克、赤芍 10 克、甘草 6 克。用法:每日一剂水煎服三次。

方五:消斑美容汤,主治面部黄褐斑

处方:熟地 15 克、女贞子 15 克、当归 10 克、川芎 10 克、赤芍 10 克、白芷 10 克、紫苏 10 克,每日一剂,水煎服二次。

方六:润肤消斑方,主治黄褐斑、粉刺、酒渣鼻

处方:大枫子 30 克、杏仁 30 克、核桃仁 30 克、红粉 30 克、樟脑 30 克。

用法:将大枫子、杏仁、核桃仁捣细,加入红粉,樟脑调匀,如太干可用麻油少许,洗面后涂擦,日二次。

方七:美容散,主治面黑粉刺、黑疮。

处方:皂刺 15 克、升麻 24 克、白芨 4 克、白芷 4 克、花粉 5 克、甘松 28 克、砂仁 2 克、绿豆粉 10 克、白丁香 5 克(麻雀粪)。

用法:将上药共研细面,洗面前,在手心放少许药粉后,再用口水及水调匀药面涂于面部,一般夜涂早洗。坚持半月见效。

方八:主治黄褐斑,妊娠斑面部色素

处方:柴胡 6 克、木香 6 克、川芎 6 克、生地 15 克、牛膝 15 克、益母草 15 克、泽兰 9 克、丹参 9 克、枳壳 9 克、白芍 9 克、赤芍 9 克。

用法:每日一剂,水煎服 2 次,每疗程三剂,2~3 疗程痊愈。

第十八章　疮疡病的治疗

第一节　疮疡痈疽

疮疡痈疽范围很广,治疗方法也多,常患部分有内外痈之分,简述于下:

一、外痈

外痈包括痈疽,疔疮,丹毒流注,瘰疬等。致病内因七情或恣食辛热之物。外因外感六淫之邪伤寒,都能使营卫不和,气血凝注,经络阻滞,致生各种疮疡病变。其中以湿热、火毒尤多。辨证方法,大体和内科一样,要明确病情的阴阳虚实,以及善恶顺逆。如先是疮形高肿,根盘紧束,灼热焮痛,皮肤红赤,来势急暴,未成易消,既成易溃,溃后脓水稠黏,容易收敛,统称阳证。反之为疮形平塌,色白漫肿,根脚散漫,不红不热,有的软陷或不痛,或微痛,酸痛并作,来势缓慢,未成难消,既成难溃,溃后脓水清稀,不易收口,统称阴证。另外单纯的阴证或阳证,不难辨别。如果阳中有阴,或阴中有阳,错综复杂的病情在辨证时,必须从整体出发,抓住疾病的主要方面,才能得出正确的诊断。大致分两个方面诊治。

(一)痈疽阳证治法

处方一:仙方活命饮:清热解毒,消肿软坚,活血止痛,用于痈疡初起,红肿热痛,湿热火毒,痈疽疔疮。

处方组成:银花 12 克、穿山甲 10 克、当归尾 10 克、乳香 6 克、没药 6 克、花粉 8 克、皂刺 9 克、防风 9 克、陈皮 6 克、白芷 6 克、贝母 9 克、甘草 6 克,每日一剂,水煎服二次,以白酒为引。

处方二:牛蒡解肌汤:疏风清热、消肿,主治上部疮疡。

处方组成:牛蒡子 10 克、薄荷 6 克、荆芥 10 克、连翘 10 克、山栀 9 克、丹皮 9 克、石斛 9 克、玄参 10 克、夏枯草 15 克、甘草 6 克,每日一剂,水煎服。

处方三:五神汤:清热解毒,分利湿热,主治下部疮疡属湿热之症。

处方组成:茯苓 10 克、车前子 9 克、金银花 15 克、牛膝 9 克、紫花地丁 15 克,每日一剂,水煎服二次。

处方四:消瘰丸:滋阴清热化痰,软坚散结主治瘰疬,未破或已破。

处方组成:玄参 90 克、牡蛎 90 克、贝母 80 克,共为细末,以蜜为丸,每服 9 克,开水冲服,每日三次。

处方五:透脓散:托毒溃脓,治疗脓已成而不外破溃者。

处方组成:生黄芪 30 克、穿山甲 10 克、川芎 6 克、当归 10 克、皂刺 6 克,每日一剂,水煎服二次。

(二)痈疽阴证治法

处方一:阳和汤:温补和阳,散寒通滞为阴证外疡之主方,主治一切阴疽及流注之属于阴虚而寒者。

处方组成:熟地 9 克、白芥子 6 克、鹿角胶 10 克、肉桂 3 克、生姜炭 6 克、麻黄 6 克、生甘草 6 克,每日一剂,水煎服二次。

处方二:小金丹(也可作汤剂):化痰祛湿,逐瘀通络,主治湿痰瘀疽经络,而为流注痰核等证。

处方组成:白松香 45 克、草乌 45 克、五灵脂 45 克、地龙 45 克、木鳖 45 克、炙乳香 25 克、炙没药 25 克、当归身 25 克、麝香 9 克、墨炭 4.5 克,每日一剂,水煎服二次。

二、内痈

痈疡发于脏腑,称为内痈。内痈病变也很多,如肺痈、肝痈、胃痈、肠痈等。在临床辨证也不外乎分清病情的寒热虚实,成脓或未成

脓,宜散结消肿,排脓为主,其治方如下:

1. 苇茎汤

清肺化痰、逐瘀排脓,主治肺痈,成脓或未成脓,咳吐脓痰,肌肤甲错,胸中隐隐作痛。

药物组成:芦根 30 克、薏米仁 24 克、冬瓜子 24 克、桃仁 9 克、每日一剂,水煎服二次。

2. 大黄牡丹皮汤

泻热破瘀,散结消肿,主治痈疡初起,发热汗出,右少腹疼痛拒按,痈疡尚未成脓者。

处方组成:大黄 9 克、丹皮 9 克、桃仁 9 克、瓜子 15 克、芒硝 9 克(后下),以水 50 毫升煎药,每日一剂二次。

3. 薏苡附子败酱散

排脓消肿,主治肠痈已成脓,身无热,肌肤甲错,腹皮急,按之濡为肿状。

处方组成:薏米仁 30 克、附子 3 克、败酱草 15 克,水煎顿服,每日一剂,分二次服。

4. 清肠饮

主治肠痈,腹痛甚者,手不可按,右足屈伸不利。

处方组成:二花 30 克、元参 20 克、黄芩 12 克、麦冬 12 克、地榆 20 克、当归 20 克、甘草 9 克、薏米仁 15 克,每日一剂,水煎服二次。

5. 红藤煎治肠痈

脓已成,疼痛较甚者,活血逐瘀,排脓。

处方组成:银花 15 克、红藤 10 克、乳香 6 克、没药 6 克、连翘 10 克、大黄 6 克、丹皮 9 克、地丁 15 克,每日一剂,水煎服二次。

6. 如意金黄散,是疮家良药

处方组成:天花粉 240 克,大黄、姜黄、白芷各 1200 克,厚朴、陈皮、甘草、苍术、天南星各 78 克,共为细粉装瓷瓶封固,用时,如红肿发热,未成脓者,用茶水蜜调外敷,已成脓者,葱汤蜜调敷外部。

治疗外疡内痈,疔、疮、痈、疽、疥、疖等,必须辨清阴阳,方可用药,切勿乱投药物,以致后患。

【附】腋痈

腋痈俗称"夹痈",以肝脾二经为患。肝经血滞,脾经气凝,共结为肿。初起皮色不变,漫肿无头,日久方痛,乃生寒热,此患难消,终必作脓。宜用温补药物,忌用寒凉药物。治方如下:

处方一:柴胡清肝汤:清肝利湿解毒,治疗腋痈未破者用。

处方组成:川芎5克、白芍5克、生地5克、柴胡5克、黄芩5克、焦栀子5克、花粉5克、防风5克、牛蒡子5克、连翘5克、甘草3克。每日一剂,水煎服二次。

处方二:十全大补汤,应用时取肉桂、加香附、陈皮,治疗腋痈已破者用。

处方组成:人参5克、黄芪15克、白芍5克、川芎5克、熟地5克、当归5克、白术5克、茯苓5克、炙甘草3克、香附子5克、陈皮5克,水煎温服二次,每日一剂。

第二节 臁疮的治疗
（附褥疮、浸淫疮、黄水疮、蜗疮）

臁疮好生于小腿下三分之一胫骨两旁踝部皮肤肌肉间的慢性溃疡,亦称"裙带疮"。发病先痒后痛,焮红漫肿,继则溃烂,蔓延很快。疮面肉色较红,脓水变稠,有敛口的现象。疮面肉色灰暗,脓水变稀,一时难愈。疮面有菜花状,有癌变之象。此病多因湿热气滞血凝,瘙痒抓破,外伤,虫咬,湿疹均可诱发。

治疗臁疮的经验(四方)

(1)初起发痒,局部色红,微肿疼,流稀薄脓水者,宜消风散加减。

处方:荆芥12克、防风10克、当归9克、生地10克、牛膝9克、苦参9克、蝉衣9克、苍术10克、木通6克、石膏15克。

以上症状,如红肿痛甚者,以防风解毒汤加减。

处方:荆芥 12 克、防风 10 克、蒺藜 9 克、连翘 10 克、牛膝 9 克、石膏 15 克、银花 12 克、川芎 9 克、苍术 10 克,外用石珍散:昆布、轻粉 3 克、煅石膏 15 克、黄柏 10 克、青黛 9 克。

(2)凡皮肤暗紫、痒甚、脓水不多者以选用逍遥散加减治疗,外用风湿膏(水杨酸、硫磺、石炭酸、凡士林)涂布。

(3)局部皮色黑紫,疮口四周乌黑,僵硬不活或脱屑,流污水恶臭者,以补中益气汤加减,外用夹纸膏(黄柏、苍术各 10 克、轻粉 3 克、儿茶 9 克、五倍子 6 克、枯矾 4 克、青黛 9 克、黄丹 9 克、雄黄 4 克、血竭 4 克、银珠 3 克)贴之。

①鸡蛋十个煮熟去蛋白,将蛋黄放入铁锅内文火炒至油出,取出蛋黄将数块纱布放入炒拌均匀。置清洁容器中备用,应用时按疮面大小外敷纱布,一日换一次。

②将艾叶洗干净,晒干焙黄,共研细,撒于疮面。

③外用三仙丹粉少许撒疮面,上贴拔毒膏。

(4)内服药方:清热利湿,消毒吸摄。

①萆薢 10 克、牛膝 10 克、黄柏 10 克、黄芩 10 克、苦参 10 克、防风 10 克、当归 15 克、银花 15 克、地丁 15 克、黄芪 10 克、苡仁 20 克、水煎汤服。

②益气通络,祛腐生肌。(用于下肢溃疡)当归 10 克、桂枝 10 克、黄柏 10 克、牛膝 10 克、黄芪 10 克、党参 10 克、木瓜 10 克、防风 10 克、萆薢 10 克、银花 10 克、薏仁 20 克,水煎服。

临床治疗七例,痊愈六例,其中一例是黑泉乡新开村公某因过冰河,疮被冰碴碰破复发,又用上方 10~15 天内治愈。

③消风散加味。适用于红肿流稀薄脓水者用。

处方:荆芥 10 克、防风 10 克、当归 9 克、生地 10 克、牛蒡子 9 克、石膏 15 克、苦参 9 克、蝉衣 10 克、苍术 9 克、木通 6 克,水煎服,日二次。

④防风解毒汤,用于红肿痛甚者。

处方:荆芥 12 克、防风 10 克、蒺藜 8 克、连翘 10 克、牛蒡子 9 克、石膏 15 克、银花 12 克、川芎 6 克、苍术 9 克,水煎服,再外用石珍散撒疮面患处,轻粉 5 克、煅石膏 20 克,黄柏青黛各 9 克,研细粉撒布患处。

⑤补中益气汤加减,用于僵硬不活,脱屑,有污水恶臭者。

处方:党参 15 克、白术 10 克、当归 9 克、陈皮 6 克、黄芪 15 克、芝麻 6 克、柴胡 4.5 克、炙甘草 5 克,水煎服。外用夹纸膏(黄柏 12 克、苍术 9 克、轻粉 3 克、儿茶 6 克、没药 6 克、五倍子 6 克、枯矾 6 克、青黛 9 克、黄丹粉 9 克、雄黄 6 克、血竭 6 克、银珠等)制膏贴之,如若痒甚,皮色暗紫,脓水不多者用逍遥散煎服。

处方:樟脑 21 克、猪油 20 克、葱白 30 克,共捣糊状,清洁疮面,药膏涂于疮面上,然后放消毒棉花盖好,用塑料纸固定。一日换一次。

【褥 疮】

治方:消肿活血拔毒,(瘰疮化裁方)

组成:鹿角胶霜 30 克、黄柏 30 克、南星 30 克、花粉 30 克、煅龙骨 15 克、共研细粉,放有色瓶中备用,用生理盐水洗疮面,用清鱼肝油调药面,按疮面大小外敷,日换一次。

另方:红花 50 克、黄芪 30 克、白蔹 20 克、上药以 75%酒精 500 毫升,浸泡七天,去渣用纱布蘸药水洗疮面,后用纱布蘸药水包扎,一日换一次。

浸淫疮外洗治验方:

内服药方:黄柏 10 克、苦参 9 克、苡仁 20 克、滑石 10 克、茵陈 12 克、牛膝 10 克、苍术 10 克、白鲜皮 15 克、甘草梢 6 克,水煎服,每日一剂二次。

外洗方:狼毒 75 克、五倍子 25 克、苦参 25 克、煎汁加白矾 15 克、雄黄 9 克,外洗疮面,每日数次。

黄水疮二例治验:

例一:患者张某,女,20 岁,在窑沟牧羊,面部起黄豆大脓疱,抓破流黄水,糜烂月余,抗菌素无效,于1996年8月来我处就诊,诊断为黄水疮。

外用药方:青黛50克、硼砂3克、黄柏40克、薄荷50克、冰片2克、人中白30克、黄连15克,将上药研成细粉装瓶备用。

用法:将药粉用香油或菜油调成糊状,给患处消毒后涂药,然后用纱布覆盖,隔日换药一次,内服黄连上清丸,三次痊愈。

例二:患者李某,女,25岁,左耳后流黄水,头部有散发性脓疱,颈淋巴结肿大。

治法同上,服黄连上清丸两盒,每日三次,各一丸。疮口涂青黛粉膏,二日换一次,7天而愈。

附方一:干辣椒5克、豆油1两,将辣椒用油炸后去渣,每日涂抹患处二次,一般二三日即愈。

附方二:薏米仁20克、苦参25克、甘草20克加水煎至1500毫升,冷却后每天擦洗患处3~4次(每次半小时左右),二剂而愈。

【蜗疮(二例治验)】

此病生于两掌之中,形如茱萸,两手相对而生,起黄水泡,痛痒无时,破流黄汁水,时好时发,内必生虫。

处方:黄连解毒汤:黄连6克、黄柏10克、栀子10克、黄芩10克、每日一剂,煎服二次。再外用藜芦膏如下:

处方:藜芦30克、苦参30克、猪板油240克、用油将上药炸枯去渣,放松香30克溶化后加雄黄30克、枯矾30克、拌匀后外擦患处,此方所治病例,恕不列举。

第三节　疥疮的治疗

(附疗疮、痤疮、鱼口疮)

处方一:治疗干湿疥疮

组成:生狼毒9克、冰片6克、核桃仁7个,共研细面分三包,睡前取一包药面撒在褥子上,最好在上面铺一张纸,以免油褥,起床后将药粉扫下收留,如此轮流使用,7天就可治愈。

此方屡用屡验,用药前时忌辛辣,男人保护小便(外阴),女人保护乳房,不要蒙头,以防薰眼。

处方二:硫黄9克、雄黄9克共研细面,用猪板油适量,共捣泥状,用纱布包裹烤热擦之,两晚见效。

处方三:红皮鸡蛋1个,花椒3个,硫黄30克,将鸡蛋破小孔,倒取清子,留黄将花椒放入蛋内封口,置慢火烤为存性,黄干为度,研细和硫黄粉捣成糊状,涂擦患处。再用时用微火稍烤热再用。

【附疔疮】

疔疮是发生在颜面部的急性化脓性疾患, 发病急而危险性较大。其形小,根深坚硬,如丁之状。

1. 主治疔疮恶疮,兼见心烦欲呕,寒热往来等症

处方:紫花地丁12克、二花60克、公英15克、荆芥6克、防风8克、白芷6克、连翘9克,痛加乳香6克、没药6克,毒重疔有头加蜈蚣1~2条,去头足,忌鱼腥发物。

2. 主治疔疮初起,尚未成脓者

处方:干葱白7根,白矾9克,共研细粉,分7份,每服一份,热黄酒送下,盖被再服葱汤一碗,出汗为止。

3. 治疗多发性疔疥肿方(清热解毒)

处方:蚤休10克,紫花地丁20克,苍耳子12克、野菊花10克,麻黄6克,豨莶草15克,银花15克,水煎服,每日一剂。

【痤　疮】

本病是毛囊与皮脂腺发生的慢性炎症皮肤病, 女子发于青春期,以面部、胸部、手背部皮脂腺丰富的部位形成丘疹,中医称"粉刺""青春蕾",粉刺、脓疮、结节、囊肿,《医宗金鉴》外科歌云:"肺风粉刺肺热面,鼻起疙瘩亦肿痛。破去粉刺老结屑,枇杷颠倒自收功"。皆因肺气不清,外受风热亦有膏粱厚味,胃热上蒸或月经不调等,均可致病。

寻常性痤疮,治宜清热凉血祛风:

处方一:桑叶 20 克,丹皮 15 克、生地 13 克、生石膏 40 克、黄芩 15 克、菊花 15 克、甘草 9 克、每日一剂,水煎服二次。便秘加大黄,有结节囊肿加皂刺,红紫色者加紫草,感染者加板蓝根。

处方二:主治痤疮方:二花 15 克、远志 12 克、川芎 12 克,黄芩 15 克、当归 12 克、桔梗 12 克、牛子 10 克、野菊花 15 克,每日一剂,水煎服二次。

处方三:粉刺汤(主治痤疮,粉刺)

丹参 15 克、丹皮 10 克、黄芩 10 克、银花 15 克、菊花 10 克、贝母 10 克、桑皮 10 克、白蒺藜 12 克、白花蛇舌草 20 克、土茯苓 12 克、牛子 10 克;伴囊肿结节者加龙胆草、海藻,皮脂溢出加苡仁、生枳壳、生山楂。水煎服二次。每日一剂。

处方四:瘴疮饮。治疗痤疮,清热解毒利湿

药物组成:荆芥 50 克、薄荷 50 克、防风 65 克、栀子 50 克、枳实 20 克、甘草 20 克、川芎 65 克、黄芩 65 克、连翘 65 克、白芷 65 克、桔梗 65 克、苦参 50 克。将上药研细制成蜜丸,每丸 10 克,每日服二次,每次 1 丸,一料不愈,连服二料而愈。

处方五:消痤饮:主治痤疮

白花草、赤芍 13 克、草河车 13 克、丹皮 10 克、虎杖 10 克、杷叶 10 克、元参 10 克、大青叶 10 克、黄芩 10 克、桑皮 10 克、甘草 6 克、每日一剂水煎服二次。伴脓疮色赤肿痛者加公英 15 克、二花 15 克,口苦目赤心烦热加栀子 10 克、夏枯草 10 克、便于尿赤加川大黄 6 克、芒硝 6 克(冲服)。伴丘疹流水,瘙痒无度者加苦参 10 克、泽泻 10 克、苍术 10 克,去生地、元参。有瘢痕损害者,加三棱 10 克、莪术 10 克、丹参 10 克、或去甘草,加昆布 10 克、海藻 10 克。

处方六:颠倒散,外擦治痤疮

制法:将大黄、硫黄各等份,共研细面,每晚用茶水调匀涂擦面部,白天洗掉,本方亦可用于治疗酒渣鼻。

【鱼口疮】

鱼口疮生于两胯合缝之间,结肿于小腹之下,阴毛之旁,名"横痃"。

治鱼口、便毒,骑马痈,横痃等症,未成脓者宜山甲,内消散治之。

处方一:当归尾 15 克、甘草 10 克、大黄 9 克、炒山甲 2 克、僵蚕 10 克、牵牛子 3 克、木鳖 1 个(炙)水酒各一碗,煎 1 小时。空腹服二次,行便二三次后喝稀粥,药渣趁热敷患处。

处方二:九龙丹、治鱼口疮脓已形成

儿茶 9 克、乳香 6 克、巴豆 3 个、木香 4 克、共研细面,制成绿豆大丸,每次服 5 丸,用白酒送下,日服二次,喝稀粥。

处方三:黄芪内脱散,治鱼口下消者

黄芪、当归、川芎各 9 克,白术、二花、天花粉、皂刺各 4.5 克,甘草、泽泻各 3 克,水煎服,每日一剂,服 2 次。

【瘰疬】

治瘰疬不分表里、虚实、新久、诸痰结核。

处方:陈皮、白术、桔梗、川芎、当归、白芍、连翘、云苓、香附、夏枯草、黄芩各 9 克,半夏、白芷、甘草、藿香各 4.5 克,生姜三片,水煎服,入酒一杯,临睡前服。

紫霞膏:主治瘰疬初起,未成脓者贴之自消,已成未溃者贴之自溃,已溃核存者贴之自脱;对诸色顽症、臁疮、疼湿痰、湿气、新久棒疮、疼痛不已者用之,药物及制法如下:

处方:明净松香 250 克,铜绿 30 克

用麻油 2 两,入铜锅内先熬数滚,滴水不散,方下松香熬化;次下制铜绿至白烟收尽,其膏已成,凉温入瓷罐。用时烫化,摊贴患处。如量大加倍用药依上法熬制。

第四节 鼻痔(鼻息肉)的治疗

鼻痔者,由肺气不清,风湿郁滞而成,鼻息肉结如榴子,日后渐大,闭孔窍,使气不得宣通。内服辛夷清肺饮,外以硇砂散逐日点之,渐化为水而愈,节饮食,断厚味,戒急暴,省房欲,愈后不再复发。

处方一:辛夷清肺饮,治肺热鼻内息肉,初如榴子,日后渐大,闭塞孔窍,气不宣通者。

辛夷 3 克、黄芩 3 克、山栀 3 克、麦冬 3 克、百合 3 克、石膏 3 克、知母 3 克、甘草 3 克、枇杷叶 3 克、升麻 2 克,每日一剂,水煎温服二次。无效者分量加倍。

处方二:硇砂散,治鼻息肉,初如榴子大或渐大下垂。

硇砂 3 克、轻粉 1.5 克、冰片 1 克、雄黄 1.5 克,将上药研细。点于息肉上,每日 5~6 次,自然化为水而愈。

第五节 下疳(附杨梅疮、阴囊痛)的治疗

下疳是因邪淫欲火郁滞而成,其因有三。一因男子欲念萌动,阳兴阳举,淫火猖狂未经发泄,以致败精浊血流滞中途,结而为肿。二因妇人阴器瘀精,浊气未净而接与交媾,以致淫精传袭而成。三因热药多致火郁未发而成;男子萌念火郁之症,初起先必涩淋,小便溺痛,次流黄浊败精,阳物渐损,甚则肿痛腐烂。妇人阴器不洁,初为先从皮肿光亮,皮破流水,肿时痒麻时发。男妇房术所伤,蕴毒所致,初起阳物痒痛,坚硬紫色,疙瘩渐生,腐烂渐作;血水淋漓,不时兴起。

治疗本病应以清热解毒,疏利肝肾祛邪,为治疗大法。选方有:

八正散,清肝导滞汤,平胃散,龙胆泻肝汤,黄连解毒汤,芦荟丸等。

下疳主治方

症状一:肝经湿热,玉茎肿痛,小水涩滞作痛,清肝导滞汤治之。

处方:萹蓄 12 克、瞿麦 9 克、滑石 6 克、甘草 3 克、大黄 6 克。以灯芯 2 克为引,水煎服二次,每日一剂。

症状二:玉茎患疮,或便毒,悬痈,小便赤涩,或久溃烂不愈,又有阴囊肿痛,红甚。以龙胆泻肝汤主治。

处方:龙胆草 9 克、连翘 9 克、生地 9 克、泽泻 9 克、车前子 9 克、木通 9 克、归尾 6 克、山栀 9 克、甘草 3 克、黄连 3 克、黄芩 9 克、大黄 6 克,水煎服一次,每日一剂。

症状三:阴囊玉茎湿肿如猪肚,小便不利,坠重作痛。用清肝渗湿汤治之。

处方:苍术 9 克、白术 10 克、茯苓 10 克、山栀 6 克、厚朴 9 克、泽泻 10 克、陈皮 6 克、木通 6 克、天花粉 10 克、昆布 10 克、甘草 6 克、木香 3 克、川芎 6 克、当归 9 克,每日一剂,水煎服二次,发热,色红加龙胆草、黄连。

症状四:心经蕴热,小便赤涩,玉茎肿痛,或茎窍作痛,及上盛下虚,心火上炎,口苦咽干,烦躁作渴。以莲子清心饮治之。适用治虚阳口干,小便白浊,夜则安静,昼则发热。

处方:石莲肉 10 克、黄芪 10 克、黄芩 9 克、赤茯苓 10 克、人参 6 克、炙甘草 6 克、泽泻 9 克、麦门冬 9 克、地骨皮 6 克,每日一剂,水煎服二次。

症状五:肝经积热,小便淋闭不通,用八正散治之。

处方:大黄 6 克、车前子 9 克、瞿麦 10 克、山栀 9 克、木通 6 克、滑石 9 克、甘草 6 克,水煎服二次,每日一剂。

症状六:因热药所伤,致玉茎、阳户痒痛,小便涩滞,白浊滑精,至夜阳物兴举不得眠,用解毒木通汤治之。

处方:木通 9 克、黄连 4 克、龙胆草 9 克、瞿麦 10 克、滑石 6 克、山栀 9 克、黄柏 9 克、知母 10 克、芦荟 9 克、甘草 6 克,以灯芯 3 克为引,每日一次,水煎二次。

症状七:下疳溃烂作痛,妇人阴蚀疮作痒,小儿肝积发热,口鼻生疮,牙龈蚀烂,以芦荟丸治之。

处方:胡黄连 6 克、黄连 9 克、芦荟 10 克、白燕黄 6 克、青皮 9 克、白雪丸、鹤虱草各 20 克、麝香 0.3 克、木香 10 克,将上药为末,蒸饼糊状,制成丸剂,麻子大,每服 3 克,空心清米汤送下。

【杨梅疮】

关于杨梅疮症近几年临床少见。于 1990 年 4 月,有天水市采购员李某(约三十出头)。来我处求医,声称:他在 1989 年 10 月《甘肃日报》报导我治疗外科病的经验后,慕名而来。患者自述长年住广州、深圳等地采购,因乱搞性交,身患杨梅疮,并传染给妻子,阴囊溃烂,久治不愈。据本人所述,其病根浅,阴部溃烂,流脓水。西医确诊梅毒,我以梅毒疮诊治,开给处方轮服十剂,每日一剂,水煎服二次。

方一:灵魂内托散:人参 9 克、木瓜 9 克、土白术 15 克、银花 12 克、防己 9 克、花粉 9 克、白鲜皮 15 克、薏米 30 克、当归 9 克、白芍 9 克、川芎 6 克、土茯苓 15 克、威灵仙 9 克、甘草 6 克,每日一剂,煎服三次。

方二:杨梅一剂散:麻黄 10 克、威灵仙 20 克、大黄 15 克、羌活 12 克、白芷 12 克、皂刺 12 克、银花 15 克、穿山甲 10、克、蝉衣 10 克,水煎服,每日一剂。克主治杨梅疮,不论新久、无元气虚弱者,宜服下药。

方三:当归 6 克、白芍 6 克、川芎 6 克、熟地 6 克、薏米 6 克、木瓜 6 克、防己 6 克、花粉 6 克、银花 6 克、白鲜皮 6 克、人参 6 克、白术 6 克、甘草 2 克、威灵仙 2.5 克,下部加牛膝 4.5 克、土茯苓 60 克,水煎服,每日二次。

【阴囊痈】

初起不红微肿,睾丸引痛,不作寒热,起坐自便者轻,已成红肿发热光亮者,疼痛有时为顺,溃后腐烂,囊皮脱落,甚者睾丸突出,能食不痛者。

寒热交作,睾丸肿痛,痛连小腹者宜发散寒邪、脓水清稀者,朝寒暮热者宜滋阴内托,溃后不收者,宜养血健脾,治方如下。

方一:清肝渗湿汤,治肝经湿热结肿,小便不利,红肿。

处方:川芎9克、当归9克、白芍9克、生地9克、龙胆草9克、栀子9克、天花粉9克、黄芩9克、泽泻4.5克、木通4.5克、甘草4.5克、灯芯、竹叶为引,水煎服,每日一剂。

方二:滋阴内托散,治痈已成,发热肿痛者,脓即可穿溃。

处方:当归9克、白芍9克、熟地9克、黄芪9克、皂刺4.5克、泽泻4.5克、穿山甲4.5克,外用金黄散,红肿坠痛者,用葱汤调蜜外敷。

方三:治愈房室后受寒,致阴囊牵引下腹痛,恶寒发热,诊脉紧数而无力。先宜散寒方。用五积散二剂,寒热而退,换方八珍汤加肉桂,丹皮、泽泻,三剂而愈。

第十九章　方剂学临床加减应用

一、小柴胡汤的临床加减应用

小柴胡汤久被临床医生重视应用。20世纪80年代前期,我参加地、省中医学术交流会议,与会的专家、学者介绍小柴胡汤临床加减治验,对我启示很大。我借鉴中医先贤用小柴胡汤经验、临床应用,各有特点,起纲举目张的作用。处方为治少阳病的主方,药物组成:柴胡、半夏、人参、生姜、大枣、黄芩、炙甘草。其中柴胡、黄芩清少阳经腑邪热,疏利肝胆,增强疏泄及新陈代谢作用。半夏,生姜,和胃止呕,能开能降,助柴胡能透达散邪气;人参、甘草、大枣,温脾扶正,拒邪,内传太阴之路,不通过汗、吐、下的方法达到去邪目的,为和解之剂。现就临床采用的十七个柴胡汤证加减应用分别如下:

以小柴胡汤主症为基础,如果出现下述各症,则面对症状加减应用。

(1)若兼见头痛、发热、脉浮等表证时,于本方减去人参之碍表,加桂枝微发其汗,使表邪得解。此方叫柴胡加桂枝汤,除治表证,又能治心悸,逆气上冲等证。

(2)若兼见腹中痛,有拘挛之感,按其腹肌而如条索状,此及肝脾不和,肌肉与血脉拘挛,应减去黄芩的苦寒,加入芍药以平肝缓急而利血脉,此方叫柴胡加芍药汤,又能治疗妇女气血不和的月经不调,痛经等证。

(3)若在外兼有太阳表证不解而肢体烦痛,在内则少阳气郁而心下支结,用桂枝、芍药同加,使其外合营卫,内调气血,其病可愈。此方为柴胡桂枝汤,为桂枝汤与小柴胡汤的合方。根据个人的临床使用经验,此方治疗慢性肝炎,继发性的肝脾肿大,在上方减去人参、大枣,加鳖甲、牡砺、红花、茜草、土鳖虫,其效果使人满意,此方又治神经官能症的周身气窜作痛,用手拍打,则出气打咯,而窜痛暂缓亦颇有效。

(4)若兼见口渴欲饮、舌红而苔薄黄,反映了胃中有热而津液不滋,虚而引水自救的病象、本方应减掉半夏、生姜、而加瓜蒌/栝楼、麦冬,沙参则清热滋液,若津伤及气,则口渴为甚,应加重人参剂量。此方也治"糖尿病"如符合少阳病机,也用之有效。

(5)若兼见小便不利,心下悸致力不安,脉弦而舌苔水滑,此乃少阳三焦不利,水邪为患,此方减去黄芩,加茯苓、泽膝,使水邪去而小便利,其病自愈,此方名柴胡茯苓汤。若加白术,亦治小便不利,大便作泄,口渴,心烦,欲饮等证。

由此可见,口渴一证,有津少和津聚之分,应从小便利与不利,舌黄加以区别。

(6)若兼胸热心烦,大便不畅,脉数而滑,于本方减去人参,加黄连、瓜蒌,此方柴合方,又能治胸痛,心下痛,服药后,大便解下黄涎,为病去之症。

(7)若兼见咳逆。舌苔白而润。脉弦而缓,为寒饮束肺,肺气不温所致,于本方减去人参、大枣、生姜,加干姜、五味子,此方名为柴胡姜味汤,大柴胡汤互用,一治痰热,一治寒饮,两相对照,前后呼应。

(8)若兼见胁下痞硬,肝脾肿大,手可触及,此乃气血瘀滞所致,本方减大枣之壅塞,加鳖甲、牡砺、丹皮、赤芍,软坚消痞,此方名大柴胡鳖甲汤,又治阴虚低烧不退,宜减去人参、生姜、半夏,每能收效。

(9)若兼见大便秘结,胃脘痛,急不可耐,呕不止,口苦咽干甚,郁郁微烦,胁胀满且作痛,脉弦有力,舌苔黄腻,此乃胆胃实热,气机受阻,疏泄不利之证,本方减人参、甘草之补,加大黄、枳壳、芍药之泄,以两解少阳,阳明之邪,此方名大胡汤,临床应用以治疗妇女痛经,急性胆囊炎,急性阑尾炎,各种急腹证等,加减化裁,现已中西医所接受加以使用。

(10)若兼傍晚发潮热,而又两胁不适,口苦心烦,本方剂量减为一半,另加芒硝于激发药内化开,煎一二沸后服之,此方名柴胡加芒硝汤,有和解少阳与调和胃中燥热的作用,然泻下之力不及大柴胡汤之峻。

(11)若兼见大便溏泻,下午腹胀,小便不利,口渴心烦,或胁痛指背,手指发麻,脉弦而缓,舌淡苔白,此乃胆热脾寒,气化不利,津液不滋之证,于本方减人参、大枣、半夏、生姜,加桂枝、干姜、牡蛎、天花粉,此方名柴胡桂枝干姜汤,与大柴胡汤互相引发,一兼治胃实,一兼治脾寒亦见少阳为病影响脾胃而有寒热虚实的不同。余在临床用此方治疗慢性肝炎而出现腹胀,泻泄而有太阴病阴寒机转,投之往往有效,若糖尿病而有少阳病机时,此方亦极合拍,临床幸勿忽视。

(12)若兼见大热,大烦,大渴,汗出而大,便不秘,舌苔黄,口中干燥的本方减半夏、生姜,加生石膏、知母,此方名柴白汤,治三邪合病,而以烦热口渴为甚的,确有一定的疗效。

(13)若柴白汤证,兼见骨节酸痛,虽高热而两足反冷,苔黄而腻,为热中挟湿所致,上方再加苍术方能奏效。

(14)若肝区疼痛、厌油喜素、多呕、体疲少力,小便黄短,舌苔厚腻,肝功能化验转氨酶单项为高,此乃肝胆湿热,日久成毒,蕴郁不解所致,于小柴胡汤减人参、甘草、大枣,加茵陈、土茯苓、凤尾草、草河车。此方名柴胡解毒汤为治疗急慢性肝炎的临床常用方剂。

(15)若上述肝炎证候,其人面色黧黑,带有油垢,体重逐增,背臂时发麻或胀,舌苔厚腻,服药难于褪落,脉弦而濡软无力,此乃湿热之邪较前为重,有郁痹之势,于柴胡解毒汤再加石膏、滑石、寒水石、竹叶、双花。此方名为柴胡三石解毒汤,对治疗肝炎各病有清热解毒、降酶退舌苔的现实意义。

(16)若兼见黄疸,一身面目悉黄,色亮有光,身热心烦,口苦欲呕、恶闻荤腥,体疲不支,胁疼胸满,不思饮食,小便黄涩,大便秘结,口渴腹胀,舌苔黄腻,脉弦滑,此为湿热之邪,蕴郁肝胆,胆液失常,发为黄疸。可于本方减人参、甘草、大枣加茵陈、大黄、栀子,此方名曰柴胡茵陈蒿汤,治疗急性黄疸肝炎,如黄疸虽退,而小便黄赤未已,或大便灰白未能变黄,便不可停药过早,应以治愈为限,以免反复而不愈。

(17)若兼见胸满而惊,谵语,心烦,小便不利等证。此乃气火交郁,心神被扰,不得潜藏的反映。于本方减去甘草,加桂枝、茯苓、大黄、龙骨、牡砺、铅丹,此方名曰柴胡加龙骨牡力汤,有开郁泻热,镇惊安神的效果,又治疗小儿舞蹈症,以及精神分裂症、癫痫。应以病机属于肝胆者有效。惟方中的铅丹有毒,有时剂量宜小不宜大,宜浮而不能久服,用时以纱布包裹扎紧入煎。

二、六君子汤的临床加减应用

以上概括介绍了小柴胡汤加减证治,虽列举了十七方,仍为举一反三而设,不能尽其所有,其中参考临床经验,而与《伤寒论》不尽全合。

六君子汤是由党参、茯苓、白术、甘草、陈皮、法夏六味组成。其功能健脾益气。燥湿化痰,和胃消痞,降逆止呕。

其方加减应用如下:

1. 喘咳

患慢性咳嗽多年,遇寒而发,气急,喘促痰多色白如泡,气短,胸闷紧促不舒。身无寒热、胃纳减少、苔白腻、脉弦滑。辨证为脾肺气虚,痰湿上犯。

上方加白芥子、苏子、五味子、厚朴,连服后病机好转,又在上方去白芥子、厚朴、炙草、加胡桃肉、肉桂、枸杞子、沉香。喘咳而愈。

慢性喘咳一症,病机以脾肺肾三脏之虚为主,但三脏之权衡,仍以脾脏至为重要,喘咳一症,其标在肺,本在肾,故于喘咳症状突出时,应先治肺平喘,喘满顺缓时,继后被肾纳气,取脾肾同治。

2. 妊娠恶阻

诊为精神困倦,气短懒言,目眶凹陷,呕恶频频,吐清涎,口淡胸闷,厌恶饮食,大便数日未解,舌淡、苔薄白,脉细滑。症为脾胃虚弱,腑气不通,胃失和降所致。

处方:用上方去甘草,加入藿香、苏梗、砂仁、生姜、代赭石。

妊娠恶阻常见于肝阳偏盛之人,孕后肝血养胎,遂至肝阴不足,肝气亢盛,肝木犯胃而致胃失和降,呕恶者多见,但皆平素脾胃本虚,素有痰饮之人,受孕之后,冲脉之气挟痰湿上逆者,呕吐亦甚。

3. 眩晕

头晕欲倒,伴呕吐发作多次,头重如冒,难于起立走动,躺在床上犹如舟荡,目闭眼暗,视物旋转,耳鸣不聪,时吐痰涎,常感胸闷纳差,苔白滑,脉弦滑。证为肝风挟痰浊上扰清空。于上方去甘草,加牛膝、泽泻、代赭石,白蒺藜。

病机十九条有云:"诸风掉眩,皆属于肝。"后世有"无痰不作眩"、"无虚不作晕"揭示了眩晕与风,痰之关系密切,在脏腑与肝经至为紧联,体质上常以虚为主。沉痰之产生无不与脾虚有关,脾失健运,以至水谷不化精微,聚湿成痰。痰湿阻滞,则清阳不升,浊阴不降,肝风挟痰浊上扰清空,故眩晕,治则健脾利湿,平肝熄风,燥湿化痰,降冲止呕。

4. 泄泻

泄泻稀溏,完谷不化,日六至七次已一周,大便略有酸馊味,不思食。腹部虚胀,肠鸣漉漉,神疲怠倦,目眶微陷,面色青白,苔厚腻而白,此为脾虚挟滞之泄泻,上方去党参、法夏加入参须、苡仁、麦芽、焦楂、白蔻、淮山药。

泄泻之由,外因不过有湿,故有"湿胜则濡泻"之说,内因主要为脾虚,故有"泄泻之本,无不由于脾胃"之说,概而言之,湿为主因,脾为主脏则为泄泻之成因。治宜健脾燥湿,理气化滞。

5. 胁痛

胁痛隐隐,性情苦急,午后低热,头晕目眩、食欲减退,胸脘不舒,唇色暗红,舌边紫包黑,脉沉弦细,大便不实,证为肝郁瘀滞,肝木克脾土之证,治则健脾理气,疏肝解郁,养血祛淤,于上方去陈皮、法夏加入青皮、郁金、白芍、当归、丹参、茜根。如肝脏肿大、硬者,在上方加桃仁、红花、鳖甲之类加减应用。

肝脉布于两胁,肝气郁滞,失其条达之性,故胁痛而苦急,胸脘不舒。肝气久郁则肝血虚损,血虚生风兼以内热上熏,故头晕目眩。肝木犯脾,脾胃受损,以致纳食少进,大便不实。

六君汤为治脾胃虚弱,痰湿内阻的主方。脾胃为后天之本,脾胃健运,则五脏六腑得以供养,机体自然充盛。脾脏特性为喜燥而恶湿,若脾胃虚弱,运化失职,则水湿浸渍,湿从内生,日久聚湿成痰,从而变生诸般症候。

三、苓桂术甘汤的临床加减应用

本方适用于脾胃阳虚,肾阳不足所致,诸病有效:

(1)用于痰饮眩晕;如脾胃阳虚加台参,脾虚相火逆加白芍,白带多腰重,则用苓术加山药,芡实,恶心加半夏、陈皮。

(2)用于寒湿泄泻:如泻水频者重用苓术,兼寒痛加干姜,肝郁气滞加木香、白芍。

(3)用于白带:腰痛加杜仲、川断,胸脘胀满加木香、香附,便溏重用苓术,下元虚寒加干姜,附子。

(4)用于水饮病:小便不利加猪苓、泽泻,兼痰加半夏、陈皮。

(5)用于喘病:兼有表证加桑叶、菊花或白芷、防风。佐以肃降肺气加杏仁、苏子,神昏慌张加百合。

四、止嗽散的临床加减应用

处方:桔梗、荆芥、紫菀、百部、白前、陈皮、甘草。

(1)外感咳嗽:风寒者加远志、苏叶;风热者加杷叶、茅根、桑叶;鼻寒涕多者加前胡、白薇;头痛甚者加蔓荆子;喉痛加连翘、牛膝,喉痒加橘红;呕者加竹茹、生姜;胸闷者重用陈皮,加苏子;挟食者加莱菔子、谷芽;平日嗜酒者加葛花、枳壳,湿重加茯苓、苡仁、木通。

(2)内伤咳嗽:盗汗、干咳者去荆芥,加百合、元参、生地、地骨皮、五味子、天冬;久治不愈者合五味异功散;痰多稠黄加知母、川贝、桑皮;痰稀白者加清夏、干姜、五味子、细辛。

五、逍遥散对妇科病的临床加减运用

处方:柴胡、当归、白术、白芍、炙甘草、茯苓、薄荷、煨姜功能疏肝解郁、健脾养血。用于肝郁血虚所致的两胁作痛,头痛目眩,口燥咽干,疲乏食少或寒热往来,或月经不调,乳房作胀。加减应用:经量多,头晕目眩、腹胀身热为血盛火盛,方用丹栀逍遥散加味。经先期,量多色赤,为虚热伤阴,本方加生地、龟板。经后期,量少有血块,腹痛,乃为气血瘀滞,加香附子、川芎、元胡。经先后无定期:小腹胀痛,身热乃为阴阳相搏,加醋炒元胡,醋香附子、台乌、木香。行经乳房胀痛,乃为肝胃气郁,加瓜蒌、羌活、枳壳。行经四肢麻木,加桂枝、陈皮、天麻。行经期浮肿,乃为脾虚木郁,加桂枝、人参。行经日久时多时少,淋漓不断,小腹胀,乃为血燥房劳,肾气虚损,加炒黄芩、盐炒黄柏、荆芥穗。带下赤白是湿热入胞宫,去薄荷,加椿根皮、黄柏炭、良姜炭。阴道痒、淋漓作痛,尿频不利,是湿热下注膀胱,去薄荷、白芍,加龙胆草、泽泻、木通、滑石,大便不利加大黄。

六、温胆汤的临床加减应用

温胆汤:北京中医研究院方文贤医师临床应用广泛的方剂,疗效较高,临床借鉴治疗的疾病分析如下:温胆汤出自唐·孙思邈《备急千金要方》,主要由半夏、竹茹、橘皮、生姜、甘草,后世人又加枳实、茯苓组成。临床特征是:虚寒不寐,心悸胆怯,头重眩晕,胸闷腹胀、纳呆、痰多、口苦、口粘、恶心呕吐,苔腻,脉滑或弦。治疗以下症均有效果。

1. 眩晕病(美尼尔氏病)属于痰浊中阻,上扰清阳

主症:头重眩晕、胸闷气塞,泛恶欲吐。耳鸣失眠,口苦苔腻、脉弦。在本方加天麻、白术;痰湿重者加苍术、白术、天南星、白芷;痰火面赤、脉滑数者加黄芩、黄连、胆南星;眩晕重者加旱莲草,钩藤。

2. 癫痫:属顽痰浊蒙闭心窍者

主症:突然晕倒、呼之不应,移时苏醒。平时失眠多梦,胸闷多痰,苔白腻、脉弦滑,临证加减;发作期加石菖蒲、远志、瓜蒌、僵蚕、全蝎,便秘尿黄加服礞石滚痰丸;发作期加石菖蒲、远志、胆南星,为兼气郁者加香附、柴胡。

3. 高血压属于痰热上扰者

主症:头晕痛、面胀、面红目赤、性急易怒、耳鸣、恶性,舌黄腻、脉弦、滑有力。临床加减,一般加夏枯草、龙胆草、珍珠母、牛膝、白芍等。

4. 冠心病属于痰浊内阻者

主症:胸闷刺痛、眩晕、舌苔浊而厚腻、脉弦有力。临床加减;舌紫暗或舌尖有瘀点,兼见瘀痛明显者,加三七、元胡、五金、五灵脂;胸闷痛者加薤白,瓜蒌、厚朴。

5. 胃及十二指肠溃疡

属于痰气郁结者。主症:脘腹疼痛,恶心呕吐,食纳不佳,或胃脘隐痛,恶心烦满,吐酸水,苔腻脉滑。加减:烦满吐酸加木香、砂仁、乌贼骨;脾虚消化不良者加山药,扁豆、薏苡仁、炒麦芽。

6. 急、慢性胃炎

属于痰热郁阻中焦者。主症:脘胀、腹痛、烦躁、口苦、呕恶吐酸、苔腻或黄腻,脉弦滑。吐酸脘胀者加黄连,吴茱萸:嗳气呕吐者加旋覆花、代赭石;热重加栀子、黄连、黄芩。

7. 胆囊炎

属于痰热内扰者。主症:上腹痞满,胸胁胀痛,厌食油腻,脘部灼热,吞酸泛恶,口苦、苔厚腻,脉滑数。如见寒热往来加柴胡、黄芩;胁痛甚者加川楝子、郁金、元胡;热重便秘加栀子、大黄、元明粉。

七、丁甘仁案临床经验借鉴

1. 感冒分为四法治疗

（1）疏邪解表法——歌诀

疏邪解表晚蚕沙,苏苓枳曲桂兰加。前胡豆卷姜葱配,感冒寒邪治不差。

方药组成:蚕沙、苏梗各 12 克,茯苓、枳壳各 9 克,神曲 10 克、桂枝 6 克、佩兰 10 克、前胡、豆卷各 9 克,生姜 2 克,生葱白(连根)二截,水煎服,日二次。

本方适于风寒外邪初感,证见头昏畏风,一身疼痛,微恶寒,舌苔薄白不干,二便正常,脉弦细微数,无汗,上腹满闷等证,如见苔黄、尿黄、不畏寒,鼻涕见稠无汗,去桂枝、生姜,加大青叶、淡竹叶,或改用银翘散加减。

（2）和营达邪法——和营达邪谷佩芩,蚕沙夏芍赤茯苓。苏梗枳桂鲜荷叶,姜枣煎之寒热平

方解:药物组成:谷芽 9 克、佩兰 12 克、黄芩 9 克、蚕沙 9 克、半夏 9 克、白芍 6 克、赤茯苓 10 克、苏梗 9 克、枳壳 9 克、桂枝 10 克、荷叶 6 克、生姜 3 克、枣二枚。

本方适于前证二三日不解,风寒入营,有恶寒发热、胸痞食少,涕清或微黄稠,苔薄白脉弦数或紧,无汗一身痛,如热偏重,宜去姜桂,加淡竹叶、大青叶、或桑菊饮,大便秘加瓜蒌仁。

（3）疏邪化痰法歌诀——疏邪化痰薄荆桑,枳桔前胡杏夏良,荷叶橘红与苏梗,赤苓象贝加牛蒡

方解:

方药组成:薄荷 6 克、荆芥 9 克、桑叶 9 克、枳壳 9 克、杏仁 9 克、前胡 6 克、半夏 9 克、荷叶 6 克、橘红 9 克、苏梗 9 克、赤茯苓 9 克、川贝母 10 克、牛子 10 克。

本方适宜于热轻寒重,邪犯手太阴肺,咳嗽痰多为白泡,肺气为痰邪闭而不宣,微恶寒、无汗,一身困痛,有稠涕或无涕,二便和等

证,舌苔白腻,脉弦滑。

(4)宣化畅中法——歌诀:宣化畅中大腹毛,荆砂苏夏曲兰调,藿香、陈皮、赤茯苓佛,表里双解和法高。

方解:

(1)处方:大腹皮、荆芥各10克、砂仁6克、苏梗、半夏、枳壳、神曲各10克、佩兰、藿香各12克、陈皮6克、赤茯苓、佛手各10克。

(2)本方适于风寒外感,四五日不解,寒邪入里,证见胃腹胀满,食少畏寒,苔白腻,脉沉弦或紧,无汗,身与四肢不暖,口不渴,尿清,大便稀。

感冒(即流感病毒),预防方法有三:

(1)多饮水,节饮食,慎寒热,适劳逸,虚邪贼风,避之有时,增强正气。

(2)流行区,集体生活中,适当饮醋汤,或以醋熏卧室,以解除病毒。

(3)对个别发病,或集体服大锅汤:板蓝根或大青叶,贯众,甘草煎汤服。

据现代药学证明常用的解病毒药有:虎杖、射干、豆根、牛蒡子伸筋草根,银花、连翘、蒲公英、糯米草、马鞭草。

2. 肺痈类(一法)

清金祛痰法——歌诀:清金养肺更祛痰,杏蛤桃桑贝茹兼。瓜络冬瓜苇薏苡,败酱荷叶加金钱。

方解:

(1)处方:杏仁9克、蛤蚧粉3克(蛤蚧以瓜蒌壳代用)、桃仁6克、桑皮9克、川贝母9克、竹茹6克、丝瓜络9克、冬瓜仁10克、苇茎10克、薏米仁10克、败酱草15克、荷叶6克、金钱草15克。

肺痈乃由邪热客肺伤营而成,多见咳吐脓血痰,发热胸痛,痰多腐臭,寸脉浮数或数大。"千金"苇茎汤及苡仁附子败酱汤二方为有效方。本方由此二方化裁面成,原方有生姜,如见吐血,则辛温之品不宜,故改为败酱草,清热祛瘀为妥,蛤蚧可不用,改为瓜蒌壳。

3. 失眠类(二法)

(1)和胃化浊法——歌诀:和胃化浊夏佩兰,谷芽竹茹白术煎,陈皮枳实猪苓,更加乌梅养胃丸。

方解:

①处方:半夏 10 克、佩兰 12 克、谷芽 10 克、竹茹 9 克、白术 10 克、陈皮 9 克、枳实 9 克、朱砂拌茯苓 12 克、苡仁 20 克。

乌梅养胃丸组成:乌梅 30 克、人参 20 克、藿香 30 克、厚朴 30 克、苍术 25 克、茯苓 30 克、陈皮 15 克、草果 30 克、甘草 15 克、生姜 10 克共为细末,开水冲服,日三次,每次 10 克。

本方治疗:脾失健运,消化不良,或晚餐过饱,舌苔垢腻,上腹痞闷,不能安眠等证。

(2)养阴安神法——养神安神抱木神,地芍灯心斛枣仁,远朮牡龙和小麦,琥珀宁心夜交。

方解:

①组成:茯神 12 克、生地 10 克、白芍 10 克、灯芯 3 克、石斛 10 克、枣仁 10 克、远志 9 克、粟米 6 克,牡蛎、龙骨各 20 克,小麦 15 克、琥珀 6 克、夜交藤 15 克。

②本方主治心肾阴虚,水不济火的失眠证,已有牡蛎可去龙骨加大枣二个、甘草 5 克,麦麸代小麦。

体会:失眠一证,多由肝肾阴虚,相火挟心火而致。脾胃虚衰,浊滞中土或饮食不节。致上腹痞满而失眠者,亦常用之。

4.崩漏类(二浊)

(1)益气固摄法——歌诀:益气固摄用八珍,除去芎草腑香升。芪胶续远血余贯,藕节棕灰与枣仁。

方解:(1)处方:八珍汤是四君四物二汤组成,方中川芎、甘草不用,木香 3 克、升麻 6 克、黄芪 15 克、阿胶 10 克、川断 9 克、远志 6 克、血余炭 9 克、贯众 9 克、藕节 10 克、棕榈炭 12 克、枣仁 9 克。

本方主治中气不足不摄血,脾虚不统血,冲任带脉虚损而致的血崩证。

（2）养血保胎法——歌诀：养血保胎桑寄生，黄芪杜芍萱麻根，地黄艾续阿胶炒，藕节当归与淡芩。

方解：

组成：

桑寄生 10 克、黄芪 15 克、杜仲 10 克、白芍 9 克、萱麻根 9 克、生地 9 克、艾叶（炒）6 克、川断 12 克、阿胶（炒珠）10 克、藕节 9 克、当归 10 克、黄芩 9 克。

治疗孕期胎动下血或先兆流产者，如见寸脉弦大，苔黄唇干，则改杜仲为旱莲草或益母草为宜，大便稀溏次多，而苔不黄厚则可加白术 10 克，菟丝子、白芍各 12 克。气虚较明显则加人参 9 克、白术 10 克。胎动不安、鲜荷叶好，陈艾叶须醋炒较好。

八、真武汤的临床加减应用

处方：附子、白术、白芍、生姜、茯苓组成。用于阳虚水泛，火不生土之证，若倍用附子加炙草同用，回阳制水之力倍增。凡水肿，哮喘，疝气等病，具脉沉微欲绝或浮大无根，苔白多津或黑而滑润，心悸气短，或呕逆巅眩，寒水失制者均可。阳虚较甚重用附子，宜加炙草同用，正气虚加人参，命火衰微，肾气不纳，加破故纸，肉桂。疝气寒凝气滞作痛加桂枝、橘核、升麻。阴不潜阳，虚阳外浮者加龙骨，牡蛎，龟板。

九、小青龙汤的临床加减应用

处方：麻黄、桂枝、干姜、白芍、甘草、半夏、细辛、五味子，本方虽治支饮、溢饮、肺胀等症，但可随证加减，运用无穷。如恶寒无汗，气喘重者重用麻黄，再加杏仁、苏子，以宣肺定喘；发热恶寒无汗，则以桂枝、芍药为主，并加姜枣以调和营卫，而减去麻辛之辛散；咳嗽胸胁支满，舌滑不燥者可重用细辛、半夏以散饮行水，降逆化痰；久咳肺虚可重用五味子，胸闷腹满可加葶苈子、莱菔子。

十、三仁汤的临床加减应用

处方:杏仁、薏米仁、白蔻仁、竹叶、厚朴、通草、滑石、半夏,本方广泛用于湿热郁遏,湿热交蒸,气机不畅而具有胸膈痞闷,口渴不欲饮,舌苔白腻等主要症状,及兼有午后身热,面色晦滞,脉濡,本方可治疗肺炎,伤寒,支气管肺炎,胎盘稽留,产后感染,子宫肌瘤手术后发热,脾切除术后发热,以本方治疗。

十一、大柴桂汤的临床加减应用

处方:小柴胡汤与桂枝汤的复合方。用量增至原方四倍,称大柴桂汤。

主治少阳病兼有太阳表证,及三焦不透,荣卫不和,心腹急痛者,功能透三焦,和荣卫通津液,止腹痛,胆道蛔虫,阑尾炎,粘连性肠梗阻,急性胰腺炎,急性化脓性腹膜炎,过敏性紫斑等。

【附】治验病例介绍

例一:肠结核、肠鸣、鸡鸣泻、脾肾虚寒。

处方:四神丸、真人养脏汤加减治疗,药物:破故纸、吴萸、肉蔻、五味子、党参、诃子、白芍、白术、木香、甘草、大枣,温肾扶阳,补脾益胃。药量视病者新久而下,一般三至五剂而愈。

例二:秃斑病,突然眉发、窝下、阴部毛脱落,治宜宣布肺气、驱风邪、调和营卫。药用:党参 15 克、橘皮、天麻各 10 克、菊花 9 克、桂枝 6 克、灵仙、白芍各 9 克、川芎、杏仁、百合各 10 克、何首乌 15 克、麦冬 9 克,水煎服,日二次,五剂后,将上药三倍制蜜丸服。并以艾叶汤外洗患处,半月后毛发出生。

例三:支气管哮喘,二年日益加剧,辨证为肺气不利,寒气上逆,施以小青龙汤化裁理肺散寒,化痰止喘。

药物:麻黄 6 克、白芍 10 克、细辛 5 克、茯苓 12 克、石膏 20 克、橘红、半夏、杏仁各 9 克、五味 6 克、贝母 10 克、瓜蒌 10 克、冬花 10 克、桂枝 10 克、生姜 5 克、甘草 6 克,三剂喘止,上药二倍制丸药,服后而愈。

例四：支气管炎患者，面青唇绀，四肢厥逆，气热鼻扇，咳嗽多痰，色白而粘，喉中痰鸣。治宜厥逆回阳，逐饮泻肺。

药物：附子、桂枝、白术、甘草、陈皮、半夏、干姜、苏子、葶苈、麻黄、杏仁、云苓。三剂后气喘平息，二方去苏子、葶苈、附子，服三剂而愈。

第二十章　丸散膏丹的配制方法及使用方法

一、三仙丹配制法

此丹用于一切痈疽,溃后而有腐肉者。

处方:火硝 21 克、白矾 24 克、水银 30 克。

制法:先将火硝、白矾共研细末,置于铁锅底中央铺平,用手指触成蜂窝状,再将水银置于各个蜂窝之中,用细瓷碗一个扣定,碗沿与锅底接近处,用盐泥封固,上面再置沙土与锅沿,碗足里放一块棉花,上面压一块石头,或砖等沉重之物,以免加热而升起,锅下用木柴烧之,先用文火,后用武火,烧 40~60 分钟以碗底内的棉花成焦黄色为度,稍冷揭开,将升于碗上者和碗底的残留渣滓取下,分别研细备用。升于碗上的叫"红升丹",也叫"红粉",碗底残渣叫"红粉底"(即三仙丹)。二药功效,大体相同,红粉刺激性小,化腐的作用也小;而三仙丹刺激大,化腐作用也大。"红升丹"可以内服,"三仙丹"只能外用。

用法:用棉球蘸少许,均匀撒于溃疡面上,若腐肉较多之处,可多撒一些,上面盖上膏药或软膏固定。

二、铁箍散药膏制法

用于一切痈疽红肿疼痛,而属痈疽阳证,及多种皮肤病。

处方:大青叶 60 克、大黄 30 克、黄柏 30 克、黄连 30 克、黄丹 30 克、铜绿 30 克、胆矾 30 克、芙蓉叶 30 克、五倍子 30 克、乳香 30 克(若无铜绿用煅石膏代之)共为细末备用。

配制方法:用香油或清油 300 克,黄蜡 90 克,花椒 3 克,先将油入锅内加热,下花椒炸枯捞出,再下黄蜡熔化后,离火待阴凉,加入铁箍散药粉,充分搅拌均匀即为软膏,若用凡士林为基质,即按上面比例配制。

三、追阴膏

主治一切阴疮。凡不发烧,不痛,不高肿不作脓,及寒湿流注或一切皮肤不变,漫肿无头,但无肌热之疮疡,或鹤膝风等疮而属于阴证者皆用之。

处方:炒干姜 90 克、肉桂 15 克、炒草乌 90 克、南星 30 克、炒赤芍 30 克、白芷 30 克,共为细末备用,配制方法:参用铁箍散药膏法。

四、万应止痛膏制作方法

主治一切疮疡而疼痛剧烈以及汤烫,火伤之症。

处方:甲药,浙贝母 90 克、白芷 90 克、生大黄 90 克、广木香 60 克,共研细末备用。

乙药:樟脑 90 克、薄荷脑 3 克、麝香 0.6 克。

制法:先将乙药麝香研细,次入薄荷脑研冰片,溶化后加樟脑,再研细,后取甲药粉 33 克,缓加入乙药粉中,混合均匀即得。

五、藤黄膏

用于一切皮肤病,瘙痒难忍或流水而无脓液者(慢性湿疹),乙性皮炎银屑病等。

甲药苍术、防风、蛇床子、川芎、花椒、枯矾、甘草各等分共研细备用。

乙药:藤黄不拘量研细末。

丙药:天灵盖不拘量用炒土烫黄,趁热浸于醋中,淬酥研细末,将甲乙丙三种药各取等分,混合均匀备用。配制法同铁箍散相同。

用于湿疹及多种流水的皮肤病。

六、青黛膏

处方:苍术 120 克、黄柏 120 克、白芨 120 克、青黛 90 克、赤石脂 120 克、煅炉甘石 120 克,共研细备用。

制法:用油蜡软膏或凡士林 240 克加入药粉搅匀即可。

主治一切痈疽,已破,未破,都可贴之。

七、拔毒膏(经验方)

组成:甲药、生山甲 6 克、象皮 6 克、血余 6 克、生姜 60 克、大蒜 4 头(去皮)鲜嫩槐枝 30 寸(粗细)。

乙药:血竭 6 克,儿茶 6 克,轻粉 6 克,冰片 6 克,麝香 1 克共研细末。

丙药:香油 20 两,黄丹 10 两。

制法:将香油放入锅内煎热下甲药炸枯,细滤渣,再将油煎至冒白烟略稠时,下黄丹随下随搅,待膏药气色黑亮,将少许滴水内,用手试之,以不粘手,带韧性为宜不可太粘,太干,加锅内香油少许。离火待温时,加乙药搅匀即可。

用法:根据疮面大小,将药膏熔化,摊于纱布外敷。(省中医院陈家生大夫供方)

八、外科痈疽用方

1. 托里排脓汤(治溃疮排脓消肿)

处方:当归、白芍、人参、白术、茯苓、连翘、二花、贝母各 6 克,炙黄芪 12 克、陈皮 4.5 克、肉桂 3.2 克、桔梗 6 克、牛膝 6 克、白芷 4.5 克、甘草 4.5 克。水煎服,日一剂,分两次服下。

2. 托里定痛散

处方:四物汤加乳香、没药、肉桂、粟壳,溃后血虚疼痛。圣愈汤治溃后血虚内热。

九、白降丹治疗皮肤癌

处方:水银 36 克、火硝 60 克、明矾 30 克、皂矾 30 克、胆矾 30 克、月石 30 克、青盐 30 克、食盐 30 克。

制法:①先将水银与三矾研以不见水银为度,再将余药加入共研细末。②将上药末置于小铁锅中,盖大碗一只,周围用盐水泥糊固不能叫走气,文火烧半小时后再用武火烧 1 小时,碗底放大米一粒成焦黄色停火放凉,将碗取出,碗底附着为霜之白色结晶,即为白降丹。用竹制刀片将白降丹从碗底取下,研细,贮于瓷瓶中备用。

使用法:①将白降丹直接撒于肿瘤局部,用拔毒膏药贴伤口处,每隔三日或五日换一次。②将白降丹附着于纸捻上,结扎肿瘤肌底部,膏药密封,3~5 日换一次。

十、紫连膏治愈化脓性皮肤病

处方:紫草粉 15 克、黄连粉 10 克、硫磺 5 克、冰片 1 克、黄柏 10 克,共溶于凡士林 50 克内,调匀然后涂患处。此膏对于疥疮,疖病,阴囊湿疹,头部疮均有效。

十一、三石膏治疗糜烂性足癣

处方:制炉甘石 9 克、生石膏 9 克、熟石膏 9 克、樟脑 1 克、冰片 1 克,共研细末,用生猪板油 2 两,捣烂如泥,再将上药粉加入调匀。用法:先将患处用温开水待凉洗疮后,用消毒棉花拭干,敷药膏干后,用纱布盖好固定,每日换药一次,治愈为止。

十二、四仁膏治疗神经性皮炎酒渣鼻、牛皮癣

处方:大枫子仁、木鳖子仁、胡桃仁、蓖麻子仁各 30 克、三仙丹粉 20 克、樟脑 24 克,将四仁捣烂泥状,收三仙丹粉樟脑粉溶于内,储瓶,用时取枣大一块用纱布包内擦患处。日用二次,待油尽,收药另放一瓶。用蓖麻油调匀,仍用上法擦。

十三、番泻大黄散治疗

食积滞胸腹胀满热结便秘不通。

处方:番泻叶 30 克、生大黄 18 克、陈皮 30 克、黄连 15 克、丁香 18 克,共为细末,每次服 6~8 克,小孩减半。便通后停药。也可用番泻叶 1.5~3 克泡水喝。也可通便。妇人产褥期便秘,取番泻叶 5~6 克,冲泡开水 150 毫升,泡 5~8 分钟清液饮下脾胃虚弱者慎用。

十四、生肌定痛散

生肌定痛散治溃烂红热肿痛、有腐者、化腐,生肌定痛。

处方:生石膏 30 克(为末,甘草汤飞四五次)辰砂 6 克,冰片 0.6 克,硼砂 15 克。上四味药共研细调匀,储瓶内密封用时撒于疮面。

十五、加味太乙膏

棚味太乙膏主治痈疽发背及一切恶疮,湿痰流注,风湿遍身,筋骨痛,火烫伤,刀伤,七伤外证,男子遗精,女子白带贴脐下。

处方:生地、白芷、当归、赤芍、元参各 30 克,肉桂 30 克、大黄 30 克、木鳖 30 克、阿魏 4.5 克、没药 4.5 克、乳香 7.5 克、血余炭 15 克,柳枝、槐枝各 20 根 2 寸长,黄丹 600 克,香油 1 斤半。

制法:与拔毒膏相同。

十六、珍珠丸治愈猪囊虫病

凡皮下结节,经医确诊为猪囊虫病者有效。

处方:珍珠 4.5 克、明矾 500 克、黄蜡 120 克、蜂蜜 60 克。

制法:珍珠盛于豆腐中,放入蒸笼中蒸 1~2 小时,取出,文火炒微黄色,研粉,与明矾粉混合搅匀,备用。再将黄蜡融化,加入蜂蜜,共化为液状时,再将珍珠明矾粉投入,搅匀,趁热作成绿豆大小丸,晾干备用。日服 3 次,每次 3 克,饭前 1 小时服。此方系兰州省中医院所制,曾介绍酒泉友人,经治疗,已痊愈。

十七、白砒条一效膏治疗皮肤癌

药方配制：①白砒条：白砒 5 克，淀粉 25 克加水适量揉成面团，捻成线条状，待自然干燥备用。②一效膏：朱砂 25 克、甘草 75 克、冰片 25 克、滑石粉 250 克、面粉 50 克，加麻油适量，调成软状。

用法：局部常规消毒后，于肿瘤周围间隔 0.5 至 1.0 厘米处，刺入白砒条，深达肿瘤深基部，在肿瘤物周围形成环状，外敷一效膏。

十八、消瘀膏

主治：骨折后瘀血，跌打闪挫局部血肿，四肢关节脱位。

药物组成：大黄 250 克，白芷、姜黄、生乳没各 75 克共为末，用 50 克药粉加凡士林 25 克、蜂蜜 100 克，用中药粉调匀，贮藏备用。春季加适量陈醋加热调匀。

用法：视伤大小摊于棉垫之上，外敷用绷带包扎，冬 48 小时，夏 24 小时换一次，每换药时消毒洗净皮肤。

十九、如意金黄散

主治：痈疽发背，诸般疔肿，跌扑损伤、湿痰尿毒、大头瘟肿、漆疮、火丹、风热天疱，肌肤赤肿、干湿脚气、妇女乳痛、小儿丹毒，凡外科一切诸般顽恶肿毒，随手用之，无不应效，为疮家良药。

处方：天花粉 500 克，黄柏、大黄、姜黄各 250 克，白术 250 克，厚朴、陈皮、甘草、苍术、天南星各 60 克。

制法：上药共晒干燥，碾为细粉，瓷器收贮，勿令气。

用法：凡遇红赤肿痛、发热未成脓者，用茶汤同蜜调敷；如微热微肿及大疮已成，欲作脓者，用葱汤同蜜调敷；如漫肿无头，皮色不变，湿痰流毒，附骨痛疽，鹤膝风等病，用葱汤同蜜调敷；如风热恶毒所生，患处皮肤亢热，红色光亮，形状游走不定，蜜水调敷：如天泡、火丹、黄水漆疮、恶血攻注等症，用大青叶捣敷；如火烧烫伤破烂，用麻油调敷。

第二十一章　推荐部分单偏验方

　　所推荐的单偏验方是本人多年下农村收集的一部分。但多数来源于《中国剪报》、《健康报》、《中国医药报》、《大众卫生报》、《老年报》、《科技报》等报纸。现在整理出来,供缺医少药的僻远地区和家庭保健参考。

一、心脑血管神经方面的疾病治疗

　　1. 治脑血管硬化方

　　处方:葛根 300 克,荆芥穗 60 克,豆豉 180 克,将葛根研细粉,加水拌成面团,擀成面饼,切成极细面条,将后两药放入锅中煎透去渣,再把切好的面条入锅内,煮熟加调料即可食用。(主治脑血管硬化、中风、昏迷、手足不遂)

　　2. 治疗健忘症方

　　处方:阿胶 10 克,放入容器内,倒入白酒 10~15 毫升盖紧,蒸至阿胶全部溶化后取出,趁热打入一枚鸡蛋搅匀,再蒸至蛋熟炖服,每日两次。7 日为一疗程。

　　3. 治贫血方

　　处方:新鲜鸭血,加清水适量,食盐少许,隔水蒸熟,然后加入首乌酒 1~2 汤匙温服,每日一次,4~5 日为一疗程,低热者忌用。

　　4. 治低血压方

　　处方:桂圆肉 10 克、红糖 10 克、核桃仁 15 克,共研细面,用开水冲服,每日 3 次,服 15 天血压即可回升。

5. 治老年性心动过速

处方：炙甘草 24 克、红参 12 克、制附子 12 克、寸冬 15 克、生地 15 克、阿胶 15 克(火炖化)、丹参 15 克、桂枝 9 克、薤白 9 克、大枣 5 枚、生姜 3 片,每日一剂,水煎服一次,服时兑白酒 5 毫升。

6. 治清晨偏头痛方

处方：补骨脂 10 克、五味子 5 克、山药 10 克、太子参 10 克、吴芋 5 克、细辛 2 克、半夏 5 克、川芎 5 克,每日一剂,水煎服二次,连服 7 天。

7. 治肋间神经痛方

处方：炒赤芍 20 克、郁金 12 克、金铃子 9 克、元胡 9 克、五灵脂 9 克、枳实 9 克,片姜黄 9 克、川芎 5 克、桂枝 3 克、甘草 6 克,每日一剂,水煎服二次。

8. 治疗高血压方

处方：桃仁 12 克、杏仁 12 克、栀子 3 克、胡椒 7 粒、糯米 14 粒、将上药研细,加入一个鸡蛋清,调成糊状,临睡前取三分之一贴于涌泉穴,两足交换应用。

9. 治疗面瘫小验方

处方一：荆芥 10 克、干鱼鳔 15 克、黄酒 500 毫升、蜜蜡 30 克、将上药共放入一瓷碗中入锅至药物化开,后去渣温服药液。成人一次饮完,续服。

处方二：蜂蜜、生石膏各适量。两者混合均匀,取其澄清液备用。左侧面瘫者取澄清液点右眼角,反之,则点左眼角,每日 2 次,每次 1~2 滴。

10. 治失眠

处方：女贞子 12 克、沙苑子 12 克、枸杞子 12 克、生地 20 克、川黄连 6 克、杭菊花 10 克、枣仁 10 克,每日一剂,水煎早晚各服一次。

11. 治脑血栓方

处方：钩藤 15 克、牡蛎 30 克、生薏米 30 克、决明子 30 克、生川军 4.5 克、枳实 12 克、茯苓 12 克、黄芩 9 克、天竺黄 9 克、丹皮 9

克、炒槐花 9 克,每日一剂,水煎服三次。

12. 治疗外伤性头痛不愈方

处方:丹参 40 克、赤芍 10 克、桃仁 10 克、红花 10 克、白芷 10 克、白菊花 10 克、防风 10 克、川芎 10 克、蔓荆子 10 克、石决明 6 克、甘草 6 克、炒枣仁 15 克、细辛 4 克、山药 30 克。水煎二次,每日一剂。

13. 治疗胸痹心痛方

处方:生地 30 克、熟地 30 克、当归 20 克、白芍 20 克、生龟板 20 克、川牛膝 20 克、龙骨 20 克、牡蛎 20 克、川芎 10 克、淫羊藿 10 克,每日一剂,水煎分三次服。

14. 治疗眩晕方

处方:仙鹤草 20 克、川芎 15 克、菊花 10 克、生地 25 克、白术 12 克、法半夏 10 克、茯苓 12 克、珍珠母 30 克、木香 5 克、竹茹 8 克,每日一剂,水煎服二次。

15. 治面神经肿痛方

处方:白芍 30 克、生牡蛎 30 克、生黄芪 15 克、甘草 15 克、丹参 15 克、葛根 15 克、玄参 15 克,每日一剂,水煎服。

16. 治室性早搏

处方:党参 24 克、白术 15 克、当归 15 克、炙黄芪 20 克、炙甘草 10 克、茯苓 15 克、炒枣仁 24 克、远志 20 克、龙眼肉 20 克、丹参 15 克、鸡内金 15 克、焦三仙各 15 克、大枣 6 枚,每日一剂,水煎服 2 次。

17. 治疗早搏方

处方:炙黄芪 15 克、白芍 15 克、丹参 15 克、炙甘草 20 克、龙骨 30 克、牡蛎 30 克、玉竹参 30 克、桂枝 10 克、苦参 10 克、干姜 6 克、大枣 7 枚、饴糖 2 匙,每日一剂,水煎服。

18. 治疗高脂血症

处方:三七 3 克、山楂 25 克、草决明 15 克、虎杖 15 克、泽泻 18 克,每日一剂,水煎服二次。

19. 治疗各类头痛

处方：川芎 25 克、防风 15 克、白芷 12 克、元胡 10 克、全虫 10 克、薄荷 10 克、荜茇 3 克、甘草 6 克。治疗偏头痛加柴胡 12 克、黄芩 12 克、蔓荆子 10 克，头顶痛加藁本，后头痛加葛根 15 克、羌活 12 克，气虚头痛加黄芪 18 克、人参 6 克，血虚头痛加白芍 15 克、熟地 18 克、当归 12 克，血瘀头痛加乳香 9 克、没药 9 克、生水蛭粉 6 克，高血压头痛加石决明 24 克、牛膝 15 克，目疾头痛加白蒺藜 20 克、菊花 12 克。

20. 治疗老年性眩晕

处方：杜仲 15 克、独活 15 克、川断 10 克、黄连 5 克、白芍 25 克、清半夏 10 克、地龙 10 克、僵蚕 10 克、蔓荆子 15、女贞子 15、葛根 15 克、茯苓 15 克、川芎 10 克、茺蔚子 15 克、石决明 20 克、合欢皮 15 克、钩藤 15 克、鸡血藤 20 克、石斛 10 克、生甘草 10 克，水煎服，分三次服。

21. 治神经衰弱方

处方：太子参 30 克、天冬 20 克、熟地 15 克、香附子 10 克、半夏 10 克、川芎 15 克、胆南星 10 克、远志 6 克，每日一剂，水煎服二次。

22. 治动脉硬化

处方：田三七 30 克、瘦猪肉 150 克，先将田三七放锅内蒸 15 分钟，以便于切片，蒸 1～5 次，喝汤不吃渣，留三分之一的汤再蒸，第六次汤肉全吃。

23. 治疗老年人失眠症

处方：麦地桑石汤：桑椹子 30 克、生地 15 克、丹参 15 克、麦冬 15 克、酸枣仁 15 克、首乌 15 克、灵磁石 15 克，以灯芯一尺为引，水煎分服，每日一剂。

24. 治疗低血压方

处方：人参 10 克、生黄芪 40 克、麦冬 15 克、五味子 6 克、当归 15 克、白芍 15 克、黄精 15 克、桂枝 15 克、鸡血藤 12 克、炙甘草 9 克、大枣 6 枚，水煎服。

25. 治偏头痛方

处方:赤芍 10 克、红花 10 克、地肤子 15 克、文火煎两次,取药液 300 毫升,再将清茶 5 克、红糖 15 克、蜂蜜 15 克加入后浸泡 20 分钟,每次服 150 毫升。

26. 治顽固失眠方

处方:酸枣树根 120 克、丹参 60 克,水煎后代茶饮,多少不限。此方为 1 天量,7 天可见效。

27. 治白细胞减少方

处方:炒补骨脂 500 克,研细末,加蜂蜜 1000 克制丸,每丸重 9 克,每次服 2 丸,淡盐水送服,早晚各服一次,连服 4 周为一疗程。

28. 治老年男性冠心病心绞痛方

处方:仙人舒心汤,人参 10 克、黄芪 30 克、仙灵脾 15 克、鹿角胶 15 克、肉桂 6 克、丹参 15 克、川芎 15 克、桃仁 10 克、檀香 15 克、三七 3 克,功能温肾益心,宣痹通脉,止痛。水煎服,日一剂,分三次服,十剂为一疗程,连用 3 疗程。

29. 治疗风湿头痛方

处方:羌活 10 克、独活 10 克、防风 10 克、藁本 10 克、川芎 10 克、蔓荆子 10 克、甘草 6 克、水煎服二次。本方还可用于感冒头痛,风湿性关节炎,神经性头痛等。

30. 偏头痛缓解方

处方:蚕沙 80 克、川芎 10 克、僵蚕 10 克、水煎后,倒入保温杯内,将毛巾浸入药液,后覆盖头部,使热气对准患侧太阳穴,熏蒸 10 分钟左右,熏后用毛巾擦干,避风。

31. 降低胆固醇方

处方:决明子、生山楂各 30 克、五味子 15 克,共研细末,开水冲服,日三次,每次 10 克。

32. 降糖方

处方:生黄芪 30 克、生地 30 克、苍术 15 克、元参 30 克、葛根 15 克、丹参 30 克,水煎服。

33. 饮酒不醉方

处方：白葛花、茯苓、小豆花、葛根、木香、天冬、缩砂仁、丹皮、人参、官桂、陈皮、枸杞子、泽泻、海盐、甘草各等份，炼蜜为丸，每丸 8 克，细嚼，热酒送下。

34. 醒酒方

处方：葛花、赤小豆花、绿豆花、真柿霜、白蔻仁共为细末，用藕汁和作丸，如弹子大，嚼而咽之，立醒。

35. 治坏死性脉管炎方

处方：水硼砂 3 克，栀子粉、七叶一枝花粉、青黛各 30 克，混合均匀，米泔水调敷患处，每日 1 次。

36. 治口眼歪斜方

方一：细辛 15 克、皂角 15 克、芥穗 15 克、槐花 i5 克，共研细末，以蜜为丸，每次一丸，日三次，每丸 9 克。

方二：马钱子开水泡胀，切薄片贴伤湿膏上，左斜贴右，右斜贴左。内服黄芪 60 克、蜈蚣 4 条，日分三次喝完，三次见效。

方三：鲜鱼血，涂面部，左斜涂右，右斜涂左。

方四：白芷 15 克、木瓜 15 克、茶叶 15 克，用水两碗煎成八分，早晚饭后服之。

方五：党参、黄芪各 30 克、当归、全虫各 15 克、僵蚕 15 克、蜈蚣 4 条，前三味药水煎服，每日一剂，后三味共研细面，分 10 包早晚各服一包。

方六：蓖麻子(去壳)50 克、朱砂 2 克，共研细，充分搅匀后，制成梧桐子大的丸药，将该丸药放于患侧面部听宫和颊车两穴，每穴一丸，再贴胶布固定，每日一换。

决明子粥主治高血压、高血脂症

处方：炒决明子 15 克、粳米 100 克、冰糖 20 克、白菊花 10 克。先把决明子与白菊花同煎取汁，去渣，放入粳米煮粥。粥煮熟后放入冰糖。每天一次，7 天一疗程，本方有清肝、明目、通便之功。

治高血压眩晕病：

处方:生石决明、丹参、刺蒺藜、夏枯草各 30 克,车前子 45 克,每日一剂,分 3 次餐前服用,45 天 1 疗程。

二、呼吸系统单验方

37. 春萝卜治感冒方

处方:进入春天,弄几个白萝卜拴在一起,挂在树上或房檐下,让初春的风吹,雨打,太阳晒,过些日子,取下来切片,晾干,密封保存,称之为春萝卜。家人遇到头痛胀热,或喉咙痒痛,拿上几块春萝卜,切上几段大葱梗,煎服后发汗,立即见效。

38. 主治老年肺气肿方

猪肺一只,洗净后切成条状,取诃子(打烂)6 克、五味子 9 克、葶苈子 2 克,共研细用纱布包好同猪肺放入砂锅内,加水 0.5 公斤,文火煎煮后,食肺喝汤,每 2 日服一剂,一般 3~4 剂见效,制作不加佐料,可加少许香油。

39. 主治气管炎偏方

取野兔一只,选择与野兔重量相当的鲜鲤鱼一条,扒洗干净,将两者切成小块,混合放锅中炖,适时放入调料,熟后即吃,二三日内吃完。炖时放盐少许。服用期间忌烟酒,一次未愈可服 2~3 次。

40. 治过敏性鼻炎方

取无花果 30 克、无花叶 10 克、鹅不食草 15 克、蜂房 15 克,同煎 10 分钟后熏鼻,每次 30 分钟,每日 2 次,7 天为一疗程,连用两个疗程。

41. 主治肺结核盗汗方

处方:生黄花 30 克、生牡蛎 30 克(先煎)、浮小麦 30 克、生地 15 克、熟地 15 克、当归 12 克、炒黄柏 9 克、炒黄芩 9 克、麻黄根 6 克、炒胡黄连 6 克,水煎服 2 次,每日一剂连服三剂见效。

42. 主治支气管哮喘方

处方:银花 15 克、百合 15 克、桑皮 15 克、川母 15 克、红茶 5~10 克,用红皮大萝卜煎汁去渣,再煎上药温服三次,轻者服一剂则愈。重者服三剂则愈。

43. 治疗肺结核咯血方

处方:苦地胆根 100 克、瘦猪肉 200 克,先将药物煎取浓汁后,再与猪肉煎熟,加食盐调味,分 2 次服食,每日一剂。

44. 处方:大黄 10 克、硫磺 6 克、肉桂、冰片各 3 克、大蒜头一个,将上药前四味研末,大蒜去皮捣泥,与药末调和均匀,分别涂于两块纱布,敷于双足"涌泉穴",隔日换药一次。

45. 治疗肺脓肿方

处方:白茅根、芦根各 30 克、浙贝母 12 克、苡仁 20 克、冬瓜仁 15 克、丹皮 9 克,水煎服效果颇佳。

46. 治疗百日咳嗽方

处方:青黛 15 克、海蛤粉 15 克、川贝母 3 克、甘草 3 克,共研细末装瓶备用,每次 0.5 克,每日三次冲服。

47. 醋泡冰糖,止咳化痰方

处方:老陈醋,冰糖等分,将冰糖捣碎,放置容器内,再倒入陈醋,泡 2 天待糖化后,即可服用。有咳喘,多痰的老年人,早饭前、晚饭后各服 10~15 毫升,可长期服用。

48. 戒烟茶方

处方:太子参 15 克、地龙 6 克、鱼腥草、薄荷各 9 克、远志 10 克、小苏打 4 克、茶叶、红糖各适量。将上述 6 味药研细末,用蒸锅将细末蒸熟,每次取细末 3 克,加适量茶叶、红糖,用沸水冲泡后温服,每日饮服一次。

三、运动系统方面的疾病治疗

49. 治疗肩周炎方

方一:川乌 100 克、草乌 100 克、樟脑 90 克、白芷 60 克、共研细末,使用时按痛部位大小,用食醋和药粉敷于痛处,约 5 毫米厚,然后用热水袋外敷 30 分钟,每晚一次,连用 14 天。

方二:枸杞子 50 克,加入度数高的好酒 500 毫升,密封,浸泡

15 天即可,每天早晚各饮一次,每次 25 毫升。

方三:活螃蟹 2 只,先让螃蟹在清水中泡 2 小时,待其将腹中泥污排完,取出捣成肉泥,摊在布上,外敷于患者最痛部位,10 小时旨取掉。如再痛隔日再敷 1~2 次即可获愈。

50. 治肾虚腰痛方

方一:川断 30 克、焦杜仲 30 克、猪尾 1~2 条去毛洗净,加水用砂锅炖至猪尾熟烂,再加入适当调料,食肉喝汤。

方二:茴香籽、红糖各适量,将茴香籽炒熟研成细面,服时取药面 6 克,红糖适量,开水冲服,每日早晚各一次,2 天可见效。

51. 治骨质增生方

方一麦麸 1 公斤,食醋 1 公斤,将麦麸放入铁锅中翻炒,至稍烫手时放入食醋,继续炒至发烫时倒入小布袋中,封口,身体卧床,依次将小毛巾、药袋、热水袋放入患处热敷,每日一至二次,一次 30~40 分钟。

方二:熟地 10 克、鸡血藤 15 克、破故纸 6 克、苁蓉 5 克、鹿衔草 6 克、淫羊藿 5 克、莱菔子 2 克,每日一剂,连服一月。

方三:猪骨头,黄豆适量,文火炖至黄豆烂,加盐、姜等调味品食之。

方四:烤干的牛骨髓粉 300 克,黑芝麻 300 克研末,加白糖适量合拌,每服 9 克,每日二次。

52. 治足跟痛方

方一:核桃一个(不打破)、艾叶 60 克、防己 30 克、皂制 30 克、制草乌 12 克、当归 15 克、苏木 15 克、元胡 15 克,将上药放入砂锅中,加水 1000 毫升,煎沸 20 分钟,将药汤倒入盆内,热熏脚跟,微冷后用足跟踩核桃 5~10 分钟,每日晚间治疗一次,一般 7~10 次治愈。

方二:全虫 15 克、蜈蚣 10 条、桂枝 10 克、没药 10 克、透骨草 50 克、虎杖 30 克、红花 20 克、上药加水 5000 毫升,泡 1 小时后,煎 30 分钟,趁热洗泡患部 30 分钟,每剂连用五天。

53. 治肋间疼痛方

处方：白术 3 克、茯苓 3 克、陈皮 2 克、半夏 2 克、苍术 3 克、当归 2 克、川芎 2 克、大枣 2、甘草 1 克、白芍 1 克，每日一剂，水煎服。

54. 治疗风湿痛方

处方：黑木耳 50 克、桃仁 15 克、蜂蜜 50 克、白酒 50 克，先将木耳泡发，与桃仁共同研烂，加蜂蜜和酒炖食，效佳。

55. 治膝盖痛方

处方：花椒 2 两压碎、鲜姜 10 片、葱白 6 棵，切碎，三者混合，装布袋内，药袋放痛处，药袋上放热水袋，热敷 30~40 分钟，每日两次。

56. 治指关节胀痛方

处方：蜂王浆，蜂蜜以 1：8 的比例兑制搅匀，放入玻璃器皿内，每日早晚各服一次，每次两汤匙，温开水送服。

57. 治颈椎病方

处方：归尾 20 克、炙黄芪 30 克、鸡血藤 60 克、（酒浸）地龙 20 克、蜂蜜 30 克，将归尾、黄芪、鸡血藤、地龙用冷水浸泡半小时，入锅，加水浓煎 1 小时，去渣，兑入蜂蜜，搅匀即成，早晚 2 次分服。此方供脊髓型颈椎病及部分神经性颈椎病人用。

58. 治疗肩臂痛方

方一：秦艽 10 克、桃仁 10 克、羌活 10 克、天麻 10 克、灵仙 10、桂枝 10 克、陈皮 10 克、当归 12 克、川芎 6 克、桑枝 20 克、姜黄 6 克、甘草 3 克、生姜 3 克，气虚加黄芪 45 克，寒湿盛加炙细辛 6 克，水煎服日二次。

方二：黄芪 10 克、桂枝 9 克、防风 9 克、羌活 9 克、姜黄 9 克、苡仁 12 克、鸡血藤 12 克、伸筋草 10 克、细辛 3 克、甘草 6 克、制附片 6 克，每日一剂早晚服二次，服 3~5 剂而愈。

59. 治增生性关节炎方

处方：苍术 20 克、威灵仙 15 克、黄柏 15 克、鸡血藤 15 克、海桐皮 15 克、牛膝 10 克、木瓜 10 克、白芷 10 克、红花 10 克、透骨草 10 克、乳香 10 克、没药 10 克、细辛 8 克、花椒 28 克，用上药煎汁洗熏患处。每日 2 次。

60. 治疗慢性骨髓炎方

处方:甘草 30 克、威灵仙 30 克、茯苓 30 克、川芎 30 克、黄柏 30 克、公英 30 克、蚕休 30 克,水煎二沸,冷却至 40℃~60℃将患处浸入药液中泡 50 分钟,每日 3 次,4 天换药液一次,连续用药 30 天。

61. 治疗类风湿关节炎方

处方:黄芪 30 克、丹参 30 克、枸杞子 10 克、仙灵脾 15 克、当归 10 克、熟地 20 克、五加皮 10 克、蜂房 15 克、穿山甲 10 克、地鳖虫 10 克、蜈蚣一条、海马 30 克,共研细面,炼蜜为丸,每丸 10 克,每次 1 丸,日服三次,一月为一疗程。

62. 治疗下肢溃疡方

处方:大黄 100 克、甘草 20 克、研细面加入动物油制成膏外敷患处。

63. 治落枕方

处方:在颈部肌肉痛处,用手反复推揉,以放松肌肉,缓解痉挛。另外,一手扶住头顶,另一手用拇指按压颈部肌肉和痛点,两手相配合,做颈部屈伸运动数次。

64. 治手足不遂方

处方:荆芥 50 克、豆豉 500 克、加水煮沸,去渣。将葛根粉加水和面,擀成面条状,用药汤煮熟,加调料,空腹食用。

治腰椎骨质增生方

处方:补骨脂,核桃仁各 20 克、狗脊 100 克,共研细,每次服 20 克,每日 1 次。开水冲下。

65. 治足跟骨刺方

处方:取小活络丹一丸,加适量的蜂蜜捣成糊状,后放在一块小纱布上敷患处。每日 1~2 次效佳。

66. 治腰椎间盘突出方

处方:黄芪 20 克、白芍 30 克、当归 5 克、甘草 15 克、炮山甲 15 克、牛膝 15 克、白花蛇 1 条,用米酒 300 毫升,水 300 毫升,煎成

250毫升,取汁饮服二次。

67. 治肢体麻木方

处方:天麻9克、何首乌9克、木瓜9克、钩藤9克、桂枝6克、海螵蛸6克、伸筋草10克、麦芽10克,每日一剂,水煎服二次。半月见效。

68. 治疗老年人手足发麻方

处方:生黄芪30克、丹参15克、丝瓜络20克、鸡血藤15克、当归10克、红花10克、赤芍15克、川芎10克、白芍15克、木瓜30克、片姜黄10克,每日一剂,水煎服二次。

69. 治"小腿转筋"方

方一:"小腿转筋"医学上称腓肠肌痉挛,发作时小腿僵硬,疼痛,不得屈伸,经常发作服"芍桂瓜甘汤"治疗,白芍30克、桂枝15克、木瓜10克、甘草15克,水煎服。每日一剂。服3~5剂。痉挛可全部缓解。

方二:生薏米仁50克,煎汤服,每日一次,连服1周可痊愈。

70. 治足麻足痛熏洗方

处方:桑枝30克、桂枝20克、灵仙脾15克、桃仁15克、当归10克、防风10克、蜈蚣1条,煎汤熏洗双足,每次20分钟,每天2次。

治四肢麻木痛

处方:鲜大葱干30克、生姜15克、花椒5克,防风、天麻、独活各15克,水煎服,日2次,连服半月即可。

四、消化系统方面的疾病治疗

71. 治萎缩性胃炎方

方一:炙黄芪15克、桂枝9克、白芍18克、炙草6克、生姜3片、红枣4枚,纳呆加砂仁3克、麦芽10克,食积加山楂15克,舌红加檀香5克,胃下垂加柴胡6克、升麻6克,便干加柏子仁9克、火麻仁15克,久病加黄精15克,每日一剂,水煎服二次。

方二:徐长卿 3 克、北沙参 3 克、当归 3 克、黄芪 4.5 克、乌梅肉 1.5 克、生甘草 1.5 克、红茶 1.5 克。上药研为粗末沸水冲泡,代茶频饮,适用于虚寒型。

方三:黄芪 30 克、龙葵 145 克、三七 10 克、苏梗 10 克、徐长卿 15 克、鸡内金 10 克、八月花 10 克、乌梅 10 克、生大黄 6 克,每日一剂,水煎服三次。

72. 治疗浅表性胃炎方

处方:党参 10 克、白术 15 克、茯苓 10 克、丹参 15 克、香附子 10 克、高良姜 5 克、甘草 5 克、青黛 1 克,先将前七味药煎至 200 毫升,再入青黛。每日 30 毫升,分 3 次饭前服下。

73. 治慢性阑尾炎方

处方:香附子 20 克、栀子 10 克、枳实 10 克、莪术 10 克、山楂 10 克、麦芽 10 克、木香 7.5 克、桃仁 10 克、鸡内金 15 克、远志 10 克、神曲 10 克、枳壳 7.5 克,临床应用一般一剂痛止,三剂而愈。水煎服,每日一剂。

74. 治食道炎验方

取云南白药 0.5 克,山药粉 20 克,两药混匀或用白开水调成糊状,服用时患者取仰卧位缓缓服下,一日四次,服药期间忌蚕豆、鱼类,及酸冷食物。

75. 治疗食积腹痛方

处方:黄豆 30 粒、花椒 60 粒,水煎服,治疗食积胃痛。

76. 治疗肝硬化方

处方:紫丹参 30 克、柴胡 6 克、生白芍 12 克、炒枳壳 9 克、郁金 15 克、醋鳖甲 15 克、生麦芽 30 克、鸡内金 12 克、太子参 15 克、煅瓦楞 30 克、炮甲珠 6 克,将上药水煎三遍,取药汁混匀,每日一剂,分早中晚饭前空服。此方适应于早期肝硬化或慢性肝炎久治不愈。

77. 治疗上消化道出血方

处方:生大黄 30 克、白芨 30 克、共研细过 100 目筛,冲服每次 5 克,每日 3 次,冷水送下(两药均有泻火、止血、祛瘀的功能),两者合用效佳。

　　78. 治疗神经性呕吐方

　　处方:取石菖蒲 20 克,捣碎,以纱布包好,加水 500 毫升煎 15 分钟,取药液,少量频服。

　　79. 治糖尿病人便秘方

　　处方:北芪 30 克、党参 30 克、枳壳 15 克、火麻仁 30 克、柏子仁 5 克、当归 15 克、大腹皮 15 克、川朴 6 克,水煎服二次,每日一剂,适用于气虚便秘者。

　　80. 治疗痢疾验方

　　治法：冬至天的白萝卜洗净放在屋瓦面上至清明后一天收下。取萝卜 10 克水煎 10 分钟后服汤,每日三次。

　　81. 治消化性溃疡方

　　处方:乌贼骨 60 克、浙贝母 10 克,共研细面,开水冲服,每次 6 克,每日三次。

　　82. 治胃痛属热者方

　　处方:蒲公英 30 克、车前草 30 克、石菖蒲 30 克,每日一剂,水煎服二次。

　　83. 治胃及十二指肠溃疡方

　　处方:鸡蛋壳 90 克、乌贼骨 60 克、白芨 60 克,共研细面,每次 5 克,开水冲服,即日三次。

　　84. 治胃痛上消化道出血方

　　处方一:蒲公英 30 克、青木香 30 克、仙茅根 30 克,每日一剂,水煎服二次。

　　处方二:田三七 60 克、白芨 30 克、青木香 10 克,共研细面,开水兑服每次 5 克,每日 3 次。

　　处方三:松香 30 克、青黛 10 克,共研细面,冲服,每次 0.5 克,一日三次。

　　85. 治胃痛气滞者方

　　处方:佛手 20 克、香附子 10 克,水煎服,每日三次。

86. **治胃痛属寒者服方**

处方:高良姜 18 克、台乌 12 克、白芍 15 克,水煎服。

87. **治疗老年结肠功能紊乱方**

处方:白术 10 克、苍术 10 克、炮姜 10 克、吴萸 6 克、茯苓 10 克、陈皮 10 克、防风 15 克、羌活 15 克、藁本 10 克、白芍 10 克、炙甘草 6 克。治疗腹泻,肠鸣,大便不爽。

88. **治疗慢性结肠炎方**

处方:陈皮 15 克、白芍 30 克、白术 30 克、防风 15 克、甘草 10 克、木香 10 克、黄芩 10 克、仙鹤草 15 克,水煎服。

89. **治腹泻方**

方一:党参 15 克、茯苓 15 克、白术 10 克、陈皮 10 克、粟壳 12 克、山药 15 克、补骨脂 12 克、莲子肉 10 克、薏苡仁 20 克、甘草 6 克,水煎服。

方二:凤凰蜕 9 克、鸡内金 9 克、党参 9 克、白茯苓 15 克、山药 15 克、白扁豆 12 克,水煎服。本方适于慢性结肠疾患引起的腹泻。

90. **治便秘方**

方一:生首乌 30 克、黑芝麻 30 克,蜂蜜。将上药煎服或以蜜为丸,每丸重 9 克,每次 1 丸,日二次。(治老年肠道失润的便秘)

方二:猪胆汁 2 枚,取汁隔汤炼透消毒,用时加开水,以 50%胆汁 50 毫升灌肠,治疗胃腑有热而便秘,又因具有清热润燥作用,有热结便秘者,有效果。

91. **治胃下垂方**

方一:马钱术枳丸,制马钱子 60 克、枳实 80 克、白术 360 克,共细末,早晚各二次,服 3 克,开水冲服。

方二:鲜猪肚一个,洗净,正面向外,装白术 250 克,两头扎紧,入水煎一日,瓦罐底垫些碎瓦片,以免肚黏膜烧黄,肚可食用。白术晒干,焙黄,研末,日三次,次 3 克,开水冲服。

92. **治小儿厌食方**

处方:槟榔 2 份,良姜 1 份,共细末,将药末填脐,胶布固定,一周后更换药末。

93. 治胆结石方

方一：郁金 2 克、白矾 2 克、滑石 10 克、火硝 3 克、甘草 1 克,共为细末,此为一次量,每天 2~3 次,孕妇忌用,小儿减半。

方二：食醋 1000 克、紫草 30 克、木香 30 克、郁金 30 克、黄芪 60 克、鸡内金 60 克、鸡蛋 15 个,共装入有盖玻璃瓶中密封,15 天后可服用,分 15 天服完,为 1 疗程。

94. 妙方消食滞方

处方：牵牛子适量,炒至有爆裂声,鼓起,透出香味,再加入适量红糖,炒拌成糖豆状,成人每次嚼食 80 粒,儿童酌减,每日早晚各一次,连用 2~3 天。

95. 除口臭方

处方：番茄 150 克、青椒 180 克、蜂蜜 10 克、水 300 克。番茄和青椒分别捣碎取汁,水煮沸,兑入菜汁、蜂蜜饮用。本方还可健胃消食,治疗皮肤粗糙及过敏性皮肤病。

96. 治胆绞痛方

处方：柴胡、当归、茯苓、白术、木香、香附子、郁金各 15 克,丹皮、栀子、鸡内金、甘草、煨姜各 10 克,元胡 20 克,党参、白芍、金钱草各 30 克,胆道蛔虫去甘草加乌梅 10 克,黄疸去金钱草加茵陈 30 克,湿重加厚朴 15 克,大黄 9 克,一日一剂,水煎服。

五、内分泌系统的疾病治疗

97. 治糖尿病方

方一：大豆 120 克,煮熟分 2 次服,连服一个月,可见效。

方二：山药 30 克、茯苓 20 克、天花粉 15 克、瞿麦 10 克、制附子 2 克,每日一剂水煎温服,适用于饮一尿一,下消为主。

方三：黑木耳 500 克、白扁豆 500 克,晒干研成细面,吞服每次 9 克,每日 2 次。

方四：用泥鳅 10 条,干荷叶 3 张。将泥鳅阴干,去头尾,烧灰,研细粉,与干荷叶研细同用,每次服 10 克,日 3 次,用凉开水送下。

方五:取西瓜皮 16 克、冬瓜皮 16 克、天花粉 12 克,水煎服。每日三次。

方六:猪脊骨一具切碎,洗净,大枣 150 克,莲子 100 克(去心),将木香 3 克及甘草 10 克用布包,共入锅内煮 4 小时,饮汤食用,其功能滋阴、清热、健脾、益气。

98. 治疗乳糜尿方

处方:贯众 1500 克、白醋 250 克,先用白醋将贯众拌湿,然后放入用木火烧红的铁锅内,将贯众烧至灰白色炭末,然后取出过筛装瓶备用。用时取药粉 2 克,加少许白糖冲服。

99. 处方:取干芹菜下半部分及根茎,每次 10 根加水 500 毫升大火煎至 200 毫升,空腹服用,每日两次。

100. 治疗小便不通方

处方:赤茯苓 4.5 克、猪苓 4.5 克、瞿麦 4 克、萹蓄 4 克、泽泻 4 克、木通 4 克、通草 4 克、灯芯 30 根,每日一剂,水煎服二次。

101. 治尿床验方

处方:破骨脂 30 克(盐炒)、大青叶 30 克、桑螵蛸 10 克、油桂 10 克,共研细粉做成蜜丸,白开水送服,7 天服完。

102. 治尿血方

处方:红参 10 克、黄芪 10 克、大枣 7 枚,水煎口服,日服二次。本方适于尿血色淡,日久不愈,腰膝酸软的患者。

103. 治疗热淋方

处方:黄柏 10 克、十大功劳 30 克、木通 15 克、车前草 15 克、益母草 15 克、茯苓 15 克、薏米仁 15 克、泽泻 20 克,腹痛加木香 10 克,枳壳 12 克,食欲不振加焦三仙各 15 克。水煎服。

104. 治疗阳痿验方

处方:茯苓 24 克、木通 9 克、川黄连 9 克、厚朴 12 克、藿香 12 克、白蔻 12 克、栀子 12 克、石菖蒲 15 克,每日一剂,水煎服,一日二次,连服 15 剂。见效后加苍术 10 克、砂仁 12 克、去栀子、藿香再服

10 剂。

105. 治尿道综合征方

处方：白芍、茯苓、车前子各 15 克，白术 12 克、当归 6 克、甘草 5 克、柴胡 8 克、薄荷 3 克，小儿酌减，每日一剂，水煎服，3~15 剂可愈。

106. 治肾炎水肿无尿方

处方：大蒜 50~100 克，捣烂如泥，患者卧床，用蒜泥外敷患者两足底涌泉穴周围，纱布固定。另用大蒜 50 克和红糖入砂锅内煎熬，以蒜烂熟为度，趁热饮服。

107. 治夜尿多方

处方：早晨煮粥时，取米汤一碗，夜间将碗上的一层白膜取下，加糖饮服，天天如此，不能间隔，连服 1 月。

108. 治睾丸鞘膜积液方

处方：柴胡、白芍、半夏、茯苓、茴香各 15 克，枳壳、白芥子各 12 克，青皮、陈皮各 10 克，橘核、荔枝核各 20 克，甘草 3 克，上药煎 500 毫升药液，分 3~4 次温服，每日一剂。心中烦热，失眠多梦，舌质红，苔黄腻者加黄连、莲子心各 30 克，食欲差加砂仁 6 克，焦三仙各 15 克，嗜睡加薏仁 30 克、菖蒲 10 克。7 天一疗程。

109. 治尿路结石方

处方：鲜萝卜 500 克，洗净，切成条状，放入沸水中煮熟后，取出萝卜，加蜂蜜 150 克，以小火煎煮，收汁冲服。

110. 治遗尿症方

方：生硫黄 10 克、薤葱根 7 个，先将葱根捣烂，同硫黄末拌匀，晚睡前将药敷于脐部，后用绷带绷扎，早晨取下，次日可继用一次。

方：乌矾散，乌贼骨 50 克、枯矾 20 克，研末，和匀，分 30 包，成人每晚睡前空腹服一包，儿童酌减，一般 20 天左右见效。

111. 治血尿方

处方：穿山甲粉 3 克，每晚睡前服，服三次痊愈。该药能治血尿，功能逐瘀血，行滞气。

112. 治前列腺良性肥大合并急性尿潴留

处方:猪苓、茯苓、黄芪、槐花,两头尖大枣,甘草等,小便较利,再加党参、当归,服三剂,小便通畅无阻。本证由脾肺气虚,三焦运化失职所致癃闭。

113. 治盗汗方

处方:五倍子粉 10 克,醋和匀,敷肚脐里,胶布固定,两天换药一次。

114. 治消渴症方

方一:患者口渴引饮,善肌,多尿,消瘦,走路艰难,面晦唇红,舌绛,脉细数,诊为肾阴虚损火旺。用知柏地黄汤加菟丝子 15 克。

方二:猪胰子 7 个为一副,研末,炼蜜为丸,每丸重 9 克,每日晨晚各服一丸,服完后,尿糖阴性,改为六味地黄丸巩固病情。

六、妇科小验方

115. 治儿童流涎方

处方:流涎日久不愈,致使口角及下唇颌浸淫成疮者,以生白术,捣碎,加水和食糖,放锅内蒸汁,分次口服,每次 5 克,服 3~5 天。

116. 治阴道干涩症方

处方:沙参 30 克、天冬 50 克、百合 20 克、乌梅 20 枚、猪皮 1000 克、生姜 5 片、料酒 50 克,将上药共入砂锅,文火炖 3 小时,猪皮烂后放入少许盐,冷却成猪皮冻,3 日内服完,一般 4~5 剂治愈。

117. 治盆腔炎方

处方:生大黄 15 克、鸡蛋 5 只,将大黄研细面,后将鸡蛋开孔,倒出蛋清装入大黄面 3 克,煮熟吃,月经干后,每晚临睡前吃一个。食 5 个为一疗程。

118. 治产后失眠方

处方:大枣 15 枚、人参 6 克、当归 20 克、兔肉 300 克,放入砂锅内加水炖熟,调味食用。

119. 白石散治疗通经方

处方:石菖蒲 30 克、香白芷 30 克、公丁香 9 克、精盐 500 克,先将前三味药研细面,次将食盐用锅炒干燥,再混合药粉热敷脐上,盖上被子静卧片刻即愈。

120. 治赤白带下方

处方:墨肉骨 30 克(烧灰)、白矾 90 克(烧汁尽)、釜底墨 60 克,共研细面,用软饭和丸,梧桐子大小,每次进饭之前用粥送服 30 丸。

121. 治疗产后气喘方

处方:胡桃仁、人参等量,研细,每次 18 克,水煎,频频饮用。内服约 1 周,可治产后气喘。

122. 治疗乳腺增生方

处方:柴胡 10 克、橘叶 10 克、当归 15 克、郁金 15 克、赤芍 13 克、白芍 12 克、瓜蒌 12 克、香附 12 克、枳壳 12 克、王不留行 12 克、橘核 20 克、贝母 20 克,月经前 15 日至经末每日服一剂,服 3 个周期。

123. 治功能性子宫出血方

处方:贯众 12 克、苦参 10 克、萹蓄 15 克,水煎服,每月停经后服 10 剂,连服 2 个月。药渣再加水煎后冲洗阴部。

124. 治宫寒不孕偏方

处方:取鲜生姜 500 克,红糖 500 克,把姜捣成泥,混入红糖,共蒸 1 小时,晒 3 日,九蒸九晒,在月经开始时服,每日 3 次,每次 1 匙,连服一个月见效。

125. 治疗行经风疹方

处方:当归 20 克、川羌活 15 克、防风 15 克、升麻 10 克、猪苓 15 克、泽泻 5 克,经前 10 日开始服用,每日一剂,水煎服三次。

126. 治疗乳腺增生方

处方:柴胡 10 克、白芍 10 克、郁金 10 克、海藻 10 克、当归 20 克、昆布 20 克、夏枯草 6 克,每日一剂,水煎服二次。

127. 治疗经行口糜方

处方:生石膏 30 克、熟地 30 克、白茅根 30 克、麦冬 10 克、山茱黄 10 克、知母 5 克、牛膝 5 克、生甘草 5 克、大黄 3 克、青果 6 克,每日一剂,水煎服二次。

128. 治疗乳腺炎方

处方:柴胡 6 克、白芍 12 克、当归 12 克、丹参 12 克、贝母 12 克、青皮 7 克、橘核 10 克、元胡 10 克、牡蛎 15 克、瓜蒌 12 克、王不留 10 克、丝瓜络 10 克、夏枯草 12 克,每日一剂,水煎服。

七、五官科方面的疾病治疗

129. 治甲状腺手术后失音验方

处方:党参 9 克、黄芪 9 克、白术 9 克、马兜铃 9 克、山药 9 克、升麻 4.5 克、蝉衣 6 克、白芍 6 克、山豆根 6 克、木蝴蝶 6 克,每日一剂,水煎服。效佳。

130. 治急慢性咽炎方

处方:霜槐 40 克、霜桑叶 30 克、喉蛾草 10 克、金银花 10 克、杭菊花 10 克(为一个疗程药量),研碎每日 10 克,用开水冲泡饮服。无色后倒掉。重者 3 个疗程治愈。

131. 治疗沙眼验方

食盐研细面,睡前患者微闭眼,将少许盐面放入眼皮上,再用少许口水滴在盐上,让盐充分浸渗于眼皮,连续用数次,效佳。

132. 治糜烂性唇炎方

处方:麦冬 10 克、茯苓 10 克、生薏米 10 克、生地 15 克、白茅根 15 克、黄连 2 克,每日一剂,水煎服二次,3 日有效。

133. 治疗咽炎方

处方:寸冬 10 克、桔梗 7 克、胖大海 1.5 克、木蝴蝶 5 克、乌梅 5 克、银花 15 克、甘草 3 克,适用于咽炎、喉炎。每日一剂,水煎服三次。

134. 咽喉茶治疗慢性咽炎方

处方:元参 15 克、银花 15 克、麦冬 15 克、桔梗 10 克、木蝴蝶 3 克、胖大海 3 枚、甘草 5 克、蜂蜜适量,用开水冲泡,当茶频服。

135. 治口舌生疮方

处方:细辛 1 克、黄连 2 克、吴萸 1 克,研成粉末,用醋调糊放入脐眼内。胶布固定,每日换一次。连用 5 天。

136. 治咽喉口疮方

处方:五倍子 12 克、青黛 12 克,上药为末。油调好,鸡羽向咽喉流入喉中疮烂,次日便好。

137. 治甲状腺肿瘤方

方一:黄药子 300 克,白酒(65 度)1500 毫升,将黄药子捣烂浸于白酒中,封口,周围用糠火烧 4 小时,将坛子放凉水中泡 10 天,即可过滤饮服,每次 10 毫升,每日两次,再配合下方服用。

方二:黄药子 15 克、川贝母 12 克、夏枯草 18 克、海藻 15 克、昆布 9 克、青皮 12 克、陈皮 12 克、生牡蛎 30 克、香附子 12 克、焦三仙各 9 克、元参 18 克,每日一剂,水煎服二次,一般 9 剂以上。药酒 2000 毫升均能治愈。

138. 治疗甲亢(消瘿汤)

方一:牡蛎 20 克、昆布 25 克、海藻 25 克、当归 10 克、七叶一枝花 15 克、白芍 20 克、柴胡 15 克、香附 15 克、郁金 15 克,每日一剂,水煎服。

方二:龙胆草 12 克、栀子 12 克、柴胡 12 克、黄芩 12 克、夏枯草 15 克、昆布 21 克、牡蛎 21 克、玄参 21 克、麦冬 15 克、生地 21克、枣仁 15 克,四肢颤抖明显加天麻 12 克、钩藤 12 克,每日一剂,水煎服,分二次服。

139. 治牙痛方

方一:取皮蛋的泥,用水调成糊状,敷在牙痛的嘴巴上,3~5 分钟止痛,10 分钟取下,治一切牙痛。

方二:川乌 15 克、鹤虱 30 克、高良姜 30 克、青盐 15 克,上药共为细末,如风火牙痛,加烧盐,同煎药擦。如果是蛀虫牙,白梅肉同煎药擦之。

方三:枯矾、白矾、乳香、没药各等分,共为细面,熔黄蜡中成膏状,塞于蛀牙孔中。

140. 治顽固性口腔溃疡

处方:生甘草6克、防风10克、生石膏15克、栀子10克、藿香10克,升麻、黄芩、半夏、枳壳、木通、竹叶各10克、白芷6克、生地15克、石斛15克,水煎服。每日一剂,7天为一个疗程,12个疗程即可获效。

141. 治口腔溃疡方

处方:吴茱萸研细末,加醋调成糊状,涂纱布上,敷于双侧涌泉穴。

142. 治鹅口疮方

处方:加味清凉散、硼砂、明矾各24克,人中白、黄连各45克,冰片、朱砂各18克,青黛75克、生甘草45克,研细末,先拭清溃疡处分泌物,后用开水浸湿棉棒蘸药粉涂患处,大面积0.9克,小者0.3克,日2~3次。

143. 治口腔炎,齿龈炎方

处方:五倍子5克、青黛5克、冰片7.5克、月石三钱、人中白二钱五分,共研细末,局部外敷,日2~3次。

144. 治溃疡性口腔炎方

处方:冰片0.3克和一个鸡蛋蛋白混合,治疗溃疡性或糜烂性口腔炎,有止痛、消炎,促进愈和的功能。

145. 治牙龈出血方

处方:生石膏50克、升麻15克、黄连10克、生地20克、丹皮15克、当归10克、白茅根30克、车前草20克、茜草15克、淡竹叶10克、生甘草10克,水煎服,日一剂,分三次服,治胃经实火型牙龈出血。

146. 治舌头溃疡方

处方:云南白药粉末适量,用干净棉签沾药末涂于舌头上的溃疡处,日3~4次,一般3~4天即愈。注意上药末后,暂时不宜饮水或吃东西。

147. 治角膜斑翳方

处方:鲜蚂蝗 15 条、蜂蜜 50 克,先将蚂蝗泡在清水中半小时后取出,放在蜂蜜中,2 小时后,取上层澄清液点眼,每天 1 次,每次 1~2 滴,如果眼红有炎症,可加川连 5 克,同配药。

148. 治扁桃腺炎方

处方:黑木耳 10 克,焙干研粉,用一根小细管向喉内吹木耳末,数次可愈,有凉血止血,生肌润燥之效。

149. 治青光眼方

处方:夏枯草 18 克、决明子 15 克、石决明 30 克、黄芩 10 克、栀子 6 克、大黄 6 克(后下)、茵陈 10 克、木通 10 克、猪苓 10 克、泽兰 10 克,水煎服,每日一剂,分 2 次服。若服后大便溏泻,大黄则不必备。

八、皮肤外科及疮疡疾病的治疗

150. 神经性皮炎方

方一:巴豆(去壳)30 克、雄黄 3 克,将二药分别研末混匀,用纱布包后涂擦患处,然后在患处覆盖无菌纱布。每日 2 次,3 天为一疗程。

方二:肉桂 200 克,米醋适量,将肉桂研细,根据皮损大小,用醋调药膏外涂患处,药糊干后,即取掉,一次未愈,连用三次,(每周一次)。

方三:苦参 20 克、蛇床子 20 克、花椒 10 克、明矾 10 克、薄荷 10 克,煎药外擦,每日三次。

方四:0.75 毫克的地塞米松 10 片与清凉油调匀,涂在患处,并揉擦患处,每日 2—3 次,连用两天后,暂停 2 天,下次再按上法用。本方适于慢性神经性皮炎。注意用时不宜过多,溃疡患处慎用,忌酒及辛辣物。

151. 治疗尖锐湿疣

方一:萆薢 30 克、苍术 12 克、苡仁 18 克、土茯苓 30 克、丹皮

12 克、通草 9 克、夏枯草 30 克、大青叶 30 克、马齿苋 30 克、败酱草 30 克、生牡蛎 30 克、代赭石 30 克,每日一剂,水煎服,再用陈醋外涂患处,效佳。

方二:地肤子 30 克、蛇床子 30 克、板蓝根 30 克、大黄 15 克、白鲜皮 15 克、川椒 15 克、明矾 15 克、狼毒 15 克、冰片 15 克,煎汤坐浴熏洗,每次 30 分钟,每日 2 次。

方三:苦参 15 克、马齿苋 15 克、大黄 20 克、明矾 10 克、川椒 12 克、金银花 15 克、蒲公英 15 克、连翘 15 克、白鲜皮 25 克、地肤子 25 克、蛇床子 25 克、甘草 10 克、白花蛇舌草 20 克,用 2000 毫升水煎沸 10 分钟,将患部用热气熏蒸,再煎 20 分钟后坐浴熏洗,每日 2—3 次。

152. 治手足皲裂方

方一:黄精 60 克、蛇床子 30 克、地肤子 30 克、藿香 30 克、白鲜皮 25 克、枯矾 30 克、明矾 25 克、葱白 30 克,将上药放入三斤醋中浸泡两天,加温,洗患处 20 分钟,每一次,洗后涂藤黄膏。

方二:黄豆 100 克,研细,加入凡士林 200 克,调匀备用,药膏敷患处,外用纱布敷盖,每隔 3 日换药一次,一般 3—4 次可愈。

153. 治扁平疣方

处方:桑叶、菊花、黄芩、紫草各 10 克,板蓝根、薏米仁、代赭石各 15 克,珍珠母 15 克、金银花 15 克、生甘草 6 克,每日一剂,水煎服两次,另取部分药液擦患处,连服七剂而愈。

154. 治疗狐臭方

处方:艾叶 20 克,研细,明矾 20 克,研细,食盐 200 克,将上药物拌匀后放锅内加热,取出用布包夹在腋下,以不烫伤皮肤为度,5 分钟可见效,一次可保持 1 个月。

155、治荨麻疹方

方一:大活络丹口服,治疗冷风刺激引起的荨麻疹,每次 2 丸,一日 3 次,服药 1~3 天即愈。

方二:蝉蜕 10 克,黄酒 20 毫升(此量为 3 岁儿用量)取一搪瓷缸,加水 150 毫升置火炉待水沸,加蝉蜕末和黄酒,煎 1~2 分钟即可,待温一次服完,盖被微汗效佳,每晚睡前一次,不可间隔,止愈。此方宜治疗小儿荨麻疹。

156、治皮肤瘙痒方

方一:艾叶 60 克、雄黄 6 克、花椒 6 克、防风 60 克,煎水外洗,日二次,对皮肤瘙痒症,慢性湿疹,泛发性神经性皮炎,过敏性皮炎(无糜烂水泡者),均可用。

方二:党参 30 克、当归 15 克、赤芍 15 克、生地 12 克、丹皮 10 克、紫草 10 克,每日一剂,分二次服。

方三:紫草 15 克、板蓝根 30 克,每日一剂,水煎服。

方四:苍耳子煎汁倒入洗澡水中洗浴。治疗全身性皮肤瘙痒症。

方五:桃仁、红花、杏仁、栀子各 15 克、冰片 7 克,将以上前四位药烘干研末过筛,然后加入冰片,最后用凡士林或蜂蜜调膏,敷脐窝正中处,用纱布包裹,1~2 天换药 1 次,7 天 1 疗程。

方六:红陈皮捣烂,盛杯内,加温开水和少许食盐,成糊状,用药前,先抓皮肤,使皮肤出现小点血球为度。然后用消毒棉球沾药液搽患处 20 分钟,1 日搽两次。第二次后,用药前不必抓伤皮肤,此方适应于小腿皮肤瘙痒。

方七:苦参 12 克、薏米仁 30 克、地肤子 15 克、车前子 15 克、赤茯苓 20 克、夏枯草 10 克,每日一剂,水煎服。此方适应于冬季皮肤瘙痒。

方八:瓜蒌叶 15 克、马齿苋 15 克、野香藿 15 克,每日一剂,水煎服二次。此方适于冬季皮肤瘙痒。

157. 治阴囊湿疹方

处方:马齿苋 120 克、蛇床子 12 克、绿茶 9 克,共研细粉。再用马齿苋 100 克煎汤洗患处,后将药粉撒于患处,每日 1~3 次。

158. 治阴囊肿痛方

处方:荔枝核、山楂等分,烧焦存性,研细末,用小茴香煎成汤,用汤送服药粉 8 克,空腹,连服 5 天。

159. 治脱发秃斑方

方一:松枝 50 克、生姜 100 克、血竭 5 克、白酒 500 克,将三味药浸泡入 500 毫升白酒中,浸泡一周后,用药酒涂擦患处,三周取效。

方二:鸡血接在碗里,用手沾血涂患处,反复用力推擦,至发热为止,一日三次,连用 5 天,不用血时,将其放在阴凉处保存,勿用手摸患处。

160. 治掉发方

处方:半盆温水,放入 150 克食盐,待其溶解后,把头发浸入并揉洗几分钟,每周 1~2 次,经过三周,掉发可明显好转。

161. 治多发性疖肿方

处方:大黄 4 克、黄连 3 克、黄芩 6 克、苦参 10 克、丹皮 8 克、赤芍 8 克、蒲公英 15 克,每日一剂,水煎服。

162. 治痔疮方

处方一:猪苦胆 1 个,切开小口放入 25 克黑豆,用线缝合,放凉水中煮开,经半小时取出备用,每日早晚吃 10~15 粒黑豆,半月可愈。

处方二:花椒 10 克,食盐 1 茶匙,置盆内,用开水冲开,入坐盆上熏洗患部,每日一次,每次 10 分钟左右,重者可早晚各一次,能消肿止痛止血。

163. 治酒糟鼻方

处方:口服灭滴灵片 0.2~0.4 克／次,日服 3 次,另外灭滴灵 2.0 克,地塞米松 7.5 毫克,搅拌配成外用霜剂,每日涂两次,月余可愈。

164. 除鸡眼方

先将患处用淡盐温开水浸泡,小刀削去老皮,后用万年青叶适量,洗净,捣烂涂患处,纱布包渣固定,2 日一换,3 次愈。

165. 治甲沟炎方

处方:绿茶叶 1 克、生黑芝麻 1 克、食盐 0.2 克,加少许生理盐水混合捣烂如泥,将药膏敷患处,每日换药 1 次,连续 2~4 次,其间患处不宜沾水。

166. 茄蒂炭末止血佳

处方:紫色茄蒂,破开晒干,放在锅内炒至棕黄色,存性,研末外敷,将药粉撒于疮面出血处,内服 10~15 克,每天 3 次。

167. 治粉刺方

处方:杏仁 3 粒,早晨加温水浸泡,晚间可用,用时小刀切成平面,用平面擦患处,直到 3 粒擦完,一般 90 粒可愈。

168. 治红丝疗方

方一:鲜蒲公英 250 克,捣烂取汁,1 次口服,日服 2 次。

方二:鲜紫花地丁 250 克,捣烂取汁,1 次口服,日服 2 次。

169. 治蛇头疗方

处方:枸杞子 15 克,白酒、水各 50 毫升,将枸杞子煮烂后,捣成糊状,加入冰片 0.5 克、食醋一盅调匀,装入塑料袋,套于患者指上,包扎固定 12 小时取下,加醋少许,拌匀再敷。3 日可愈。

170. 治蚊虫叮咬方

处方:蒜 10 头、雄黄 10 克、泡入 60V/V 的白酒 200 毫升,于密闭瓶内,泡 10 天左右可局部搽用,千万不可内服。蚊、臭虫、跳蚤,毒虫叮咬后,搽 1~2 次可愈。

171. 治眉毛瘙痒、脱落方

处方:柳叶适量。阴子,研末,用姜汁调匀,涂敷患部。

172. 去痣方

方一:桑柴灰 500 克、风化石灰 500 克、鲜灵仙 180 克,将灵仙煎浓汁,淋桑柴灰,风化石灰取汁,熬膏,点患处,不必挑破,应手而除,可消疣去胬及鸡眼。

方二:糯米 100 粒,石灰(拇指大块),巴豆 3 粒(去壳),共研末。装瓶备用,用时竹签挑米粟许,用碱水点上,自落。

173. 主治耳脓、黄水疮、小疮、风疹、乳头裂

药物组成:黄柏 9 克、陈皮炭 3 克、冰片 0.6 克、共为细末吹入

耳内。日吹 1~2 次。其它病,上药香油调匀,用棉签蘸药涂患处,日 2~4 次而愈。

174. 主治外痔核促使干瘪方

处方:荆芥 10 克、马钱子 6 克,使君子、土茯苓各 10 克,皮硝 120 克,水沸,先熏,后洗,每日 1~2 次。忌鱼、虾、蟹。

九、五倍子在临床上的应用

五倍子,性平,入肺、胃、大肠经,有敛肺、涩肠、止血解毒作用,其临床配伍治疗如下:

175. 摄血

用五倍子末 1.5 克,撒于外伤出血处,可止血。

176. 治疗腹泻

单用五倍子(焙黄)研面,每次 1.5 克,每日服三次,治单纯性腹泻,亦可与干姜等份研面,敷肚脐,治疗婴儿腹泻,疗效较好。

177. 治疗盗汗

用五倍子 5 份,辰砂 1 份研细,水调成糊状,睡时敷脐内,次晨揭去,连用有效。

178. 治疗口腔溃疡或白喉

用五倍子 3 份,冰片 2 份,或枯矾 2 份,研细,取 1.5~3 克喷口腔及咽部可治之。

179. 治胃溃疡

用五倍子 4.5 克、煅瓦楞 12 克、鸡骨香 12 克、白芨 10 克、煨诃子 10 克、鸡内金 15 克、两面针 10 克,水煎服,有止痛、制酸、收敛等作用。

180. 治疗糖尿病

用五倍子 500 克、龙骨 80 克、茯苓 150 克,研细为蜜丸,每次 3~6 克吞服,每日 3 次,3~6 个月见效较好。

181. 治疗小儿遗尿

在治疗基础上,用五倍子粉,外贴膏药连用 5 天有效。

182. 治疗中耳炎

用五倍子、冰片等份研细粉,吹入耳道、每日 3 次,治疗急性中耳炎有脓液者。

183. 治疗宫颈癌

用五倍子 3 份、枯矾 2 份、白花蛇舌草 5 份,研细、水调敷糜烂处。

184. 治皮炎、带状疱疹

用五倍子 1 份、醋 8 份,将五倍子浸于醋中,外涂,防治水田性皮炎,带状疱疹效果较好。五倍子、杏仁等份用白酒泡三天,外涂治疗脂溢性皮炎效果较好。

185. 治脚癣

用五倍子、黄丹各等份或枯矾等份研细,于睡前洗脚后撒于鞋袜中有效。

186. 散瘀肿

用五倍子末和米醋调成糊状外敷,治疗外伤性、局限性瘀肿。处方:白果 20 个、红枣 5 个、白芷 9 克、珠儿粉 15 克、菊花 9 克、猪胰一个,捣烂拌匀,加入蜂蜜拌匀,入煎药锅蒸,用此药每晚搽面患部,第二天清早洗去。

187. 老黄瓜籽治刀伤

根据刀口大小,取适量黄瓜籽,焙干为末,用清水调糊状,直接涂患处,再用纱布包好,1~2 日内见效。

【附】心血管疾病

(1)陈立夫自制心肌阻塞症之药方

①大白芹菜(降血压通血管)半棵,切成小块,用打果机打烂。②黑木耳(美国认为可使血小板凝结)浸水后,一饭碗之量。③冬菇(日本一研究所认为冬菇是血管之清道夫)浸水后去蒂,一饭碗量。④山楂粉(据认为可平血压通血管)二两。⑤丹参粉二两(据认为是治心肌阻塞之有效药)。⑥黄芪粉二两。⑦将上药粉倒在锅中煎滚后,倒在瓶中,放入冰箱,分五六天服,服时用燕窝汤服下。(若无燕

窝,用百合代替),早饭前服之。对心肌梗塞有特效。

(2)仙人舒心汤主治老年冠心病,心绞痛方

处方:人参 10 克、炙黄芪 30 克、仙灵脾 15 克、鹿角胶、丹参、檀香各 15 克、桃仁 10 克、肉桂 6 克、三七 3 克,将人参先煎 20 分钟,取汁,其它药煎 15~20 分钟,取汁 300~400 毫升,兑入人参汁服下。早晚各服一次。10 付为一个疗程,见效。

(3)黄芪三皮汤主治心脏性水肿,或慢性肾炎水肿

处方:黄芪、冬瓜皮、酸枣仁各 30 克,大枣五枚,生姜 10 克,水煎服,每日二次。(摘自上海中医药报)

(4)生脉散止汗,治疗气阴两虚所致冠心病

处方:人参 5 克、麦冬 15 克、五味子 12 克、制附片 6 克,水煎服,日一剂,分二次服。

【附】诸药相反例

甘草反大戟、芫花、甘遂、海藻。乌头反半夏、瓜蒌、贝母、白芨、白蔹。藜芦反细辛、芍药、人参、沙参、苦参、丹参、元参。

【附偏方】

(1)治带状疱疹方

王不留行适量,炒黄,研末,麻油调敷患部。如疮疡已破溃,可将此药粉直接撒于溃烂处,每日 2 次。用药后约 10 分钟即可止痛,3 天痊愈。

(2)治牙痛小验方

茵陈、地骨皮各 50 克,为 1 剂量,加水 600 毫升,煎沸 15~20 分钟,滤渣后,打入 1~3 个鸡蛋,再放入 40~50 克冰糖,口服。服后 5 分钟止痛。1 剂量可煎服 3 次,早晚空腹服 1 次。

(3)治前列腺炎方

用胡桃壳 500 克,用铝锅加水以覆盖为宜,沸后以文火炖两小时,加入 4 个鸡蛋(不去壳)再炖两小时,取渣,每次服一个鸡蛋,一大碗胡桃壳水,1 天 3 次,连服 3 剂。

(4)治便秘方

方一:芝麻油 30 克、蜂蜜 15 克、精盐 4 克,加沸水 250 克,一次饮服,一日一次。

方二:取大枣十个,加红糖煮熟,吃枣喝汤。每天吃 1 次,5—7天可愈。

方三:取大枣 50 克,黑芝麻 25 克,将大枣蒸热去皮核,芝麻炒香,二味共捣为泥状,日二次,每次 1 汤匙。此方用于婴幼儿便秘。

(5)治小儿腹泻

方一:苹果 1 个,切碎,加水 250 毫升和少量白糖或食盐煎煮,当茶喝。适用于 1 岁内婴儿。

方二:绿茶 30 克、红糖 50 克,茶叶浓煎加入红糖,煎至发黑,代茶饮。

(6)治高血压方

昆布 30 克、海藻 30 克、黄豆 150～200 克,将诸药用文火煲汤,白糖调服,每日可服 2 次,长期服用。

(7)治遗尿方五则

①取生龙骨 40 克,加水适量煎 30 分钟后,滤汁,去渣,再用龙骨汁煮鸡蛋 2 只,临睡前吃蛋喝汤,连服 1～2 周。

②米汤 1 碗,待冷却后取米汤表面结成的一层薄膜,加入适量红糖服用。

③鸡肠 4 根,焙干研末,开水冲服,每日 2 次,每次 10 克。

④露蜂房(带蛹者更佳)9 克,焙干,研末,每晚睡前服。

⑤覆盆子 12 克,益智仁 10 克。将这两种药放入茶杯,倒入开水浸泡 30 分钟,每日饮 1 剂。

(8)治足痛良方

取陈皮 50 克(干鲜均可),生姜(新鲜的最好)8～10 片,大葱头 5 个,食醋 30 克,白酒 50 克。前四味与水同煎,后放酒。将煎好的水连同药渣一齐倒入盆中,浸泡痛脚,水要超过脚面,一般 15 分钟,水温降低时,可加热水。每日早晚各一次,尤以早晨疗效更好。

(9)治皲裂小偏方

鲜蜂蜜 100 克,取大活蚂蟥 1 条,先把活蚂蟥放进瓶子内,然后倒进蜂蜜,密封浸泡半个月,待蚂蟥全部溶解在蜜糖时,用 1 根小棒把蚂蟥、蜂蜜搅拌均匀。取此药液涂患处,每日 2~3 次,屡用屡验。

(10)心脏衰弱特效方

黄芪、枣仁、归参、牡蛎、朱砂、茯苓、茯神各三钱,柏子仁、枸杞子、远志、甘草各三钱,龙骨四钱,桂圆十二枚,大枣二枚。以上药物用一碗半的水煎成八分,适合饭前温服。轻者二三剂,重症三五剂可愈。服药期间忌喝浓茶,服药后亦应喝淡茶为宜。并尽量少吃辛辣、油腻之物。烟、酒、咖啡亦应避免。

(11)韭菜可治脚气

将一把韭菜捣成烂泥状,放入盆中,倒进开水半盆,用盖子将盆盖紧。大约过 10 分钟,待水稍凉后,将双脚放于韭菜水中浸泡。半小时后擦净双脚,并更换干净的鞋袜,此种方法一次可治愈脚气。

(12)治乳糜尿单方

糯米适量。将糯米置于铁锅内,加火炒至金黄色,然后以其煮粥。当主餐食用,日食 3 次。主治各种原因(多为丝虫病)引起的乳糜尿,水便混浊,时有凝块,消瘦乏力,舌淡,脉弱无力者。

(13)治腰痛方

橘子核炒干研细末,每日用白酒调服 9 克,治闪腰疼痛。

橘子核、杜仲各二两,炒后研末,每次服 6 克,每日二次,用盐、酒送下,可治疗各种腰痛。

(14)治口腔溃疡方

取适量生姜,洗净切片入锅加水,煎熬 20 分钟左右,用热姜水代茶漱口,每日 2~3 次,一般 6~9 次溃疡面即可收敛。

(15)治咳喘特效方

冬至起买红色萝卜 1500 克,去头尾,洗净。用无油污洁净刀将萝卜切成半厘米厚的均匀片,再以线穿成串,晾干后收藏好。每次取萝卜干 3 片、鸡蛋一个,绿豆一小撮,共放入锅内,加水煮 30 分钟至绿豆熟烂。服时剥去鸡蛋壳,连同萝卜、绿豆及汤一起吃入,从三伏第一天开始服用,每日一剂,连续服用 30 天。

（16）中药治斑秃

首乌 30 克(用米酒蒸后日晒夜露,反复 7 次),人参(焖服),炙黄芪、白芍、当归各 15 克,丹参 12 克,白术、柴胡、川芎各 10 克,蜈蚣 1 条(吞),甘草 5 克。头顶甚加蔓荆子、藁本各 15 克,双侧甚加黄芩 15 克;头枕甚加葛根 15 克;头皮痒加苦参 10 克;烦躁易怒加龙胆草、栀子各 15 克;失眠多梦加炒枣仁、炒柏子各 15 克。2 日 1 剂水煎分 6 次服,并用生姜汁涂患处,日 1 次。

（17）偏方治哮喘

从数九第一天起,将鲜麦苗加水,文火煎 20 分钟左右,(注意别用打过农药的麦苗),每天早晚各服一次,直至九九最后一天,共服 81 天。

（18）治神经衰弱方

取天麻 20 克,用温水浸泡一天。取乌骨鸡一只,洗净后切成小块。将天麻和鸡块一起放入锅内,加足量的冷水用猛火烧开,再改文火慢炖,待天麻和鸡块熟烂后,放少许盐即可吃肉喝汤。

（19）治扁平疣方

取生薏苡仁 500 克,研细末,加入白砂糖 500 克,拌匀,每次服一匙,用温水冲服,每日服 2~3 次,一般连服 7~14 日后扁平疣即可消失。

（20）治低血压方

甘草、肉桂、桂枝各 15 克,五味子 25 克。水煎服,每日 1 剂,分早晚两次服,4~7 天为 1 个疗程。当血压回升到症状消失后,继续服药 4 日,以巩固疗效。

（21）治鼻疮方

麝香 0.1 克,生大黄、黄连各 3 克,生香油适量。前 3 味共研细末,加生香油适量调匀成膏,贮瓶密封。用以上药膏涂搽患部,每日 2 次,直至痊愈。此方适应鼻部包括鼻炎、鼻翼、鼻前庭等处之疔疮疖肿及红肿、糜烂、灼痒者。

（22）治秋季支气管哮喘

蛤蚧数只，冰糖 15 克。蛤蚧焙干研粉，每次 5~6 克，入冰糖炖服。每日 1 次，连续 1 个月左右。

（23）偏方治头痛

1、鲜菠菜 200 克取汁，煮开后服下，每天两次。

2、贫血头痛，用菠菜连根取汁，每天 2~3 次，温水服。

（24）十八反歌

本草明言十八反，半蒌贝蔹及攻乌。藻戟遂芫俱战草，诸参辛芍叛藜芦。

（25）十九畏歌

硫黄原是火中精，朴硝一见便相争。水银莫与砒霜见，狼毒最怕密陀僧。巴豆性烈最为上，偏与牵牛不顺情。丁香莫与郁金见，牙硝难合京三棱。川乌草乌不顺犀，人参最怕五灵脂。官桂善能调冷气，若逢石脂便相欺。大凡修合看顺逆，炮　炙燺莫相依。

（26）六陈歌

枳壳陈皮半夏齐，麻黄狼毒及茱萸。六般之药宜陈久，入药方知奏效奇。诸药泻诸经之火邪。黄连泻心火。栀子、黄芩泻肺火。白芍泻脾火。柴胡、黄连泻胆火。知母泻肾火。木通泻小肠火。黄芩泻大肠火。柴胡、黄芩泻三焦火。黄柏泻膀胱火。

（27）妊娠禁忌药：

巴豆、水蛭、虻虫、大戟、芫花、麝香、三棱、莪术，上药毒性较强，药性猛烈。另有一种药物破气破血，辛热滑利，起沉降作用：如桃仁、红花、大黄、枳实、附子、干姜、肉桂、牛膝、赭石、丹皮、苡仁、茅根之类在妊娠之间慎用禁用。

（28）妊娠服药禁忌歌：

蛎斑水蛭及虻虫。乌头附子配天雄。野葛水银并巴豆。牛膝薏苡与蜈蚣。三棱芫花代赭麝。大戟蝉蜕黄雌雄。牙硝芒硝牡丹桂。槐花牵牛皂角同。半夏南星与通草。瞿麦干姜桃仁通。卤砂干漆蟹爪甲。地胆茅根都失中。

（29）五行五色五味走五脏主禁例：

东方之木，其色青，其味酸，其脏肝。肝主筋，木曰曲直作酸。酸走肝，筋病人无多食酸。

南方之火，其色赤，其味苦，其脏心。心主血，火曰炎上作苦。苦走心，血病人无多食苦。

西方之金，其色白，其味辛，其脏肺。肺主气，金曰从革作辛。辛走肺，气病人无多食辛。

中央之土，其色黄，其味甘，其脏脾。脾主肉，土曰稼土作甘。甘走脾，肉病人无多食甘。

北方之水，其色黑，其味咸，其脏肾。肾主骨，水曰润下作咸。咸走肾，骨病人无多食咸。（录《珍珠囊补遗》）